消化器

循環器

内分泌・代謝

腎臓・泌尿器

呼吸器

血液・造血器・悪性腫瘍

神経

アレルギー・膠原病

感染症

総合内科・救急

目でみるトレーニング

第4集

内科系専門医受験のための必修臨床問題

監修 『medicina』編集委員会
責任編集 岡崎仁昭 自治医科大学医学教育センター・内科学講座アレルギー膠原病学部門

医学書院

目でみるトレーニング 第4集
―内科系専門医受験のための必修臨床問題

発　　　行　2019年4月15日　第1版第1刷Ⓒ

監　　　修　『*medicina*』編集委員会

責任編集　岡崎仁昭
　　　　　　おかざきひとあき

発　行　者　株式会社　医学書院
　　　　　　代表取締役　金原　俊
　　　　　　〒113-8719　東京都文京区本郷1-28-23
　　　　　　電話　03-3817-5600（社内案内）

印刷・製本　三美印刷

本書の複製権・翻訳権・上映権・譲渡権・貸与権・公衆送信権（送信可能化権を含む）は株式会社医学書院が保有します．

ISBN978-4-260-03647-4

本書を無断で複製する行為（複写，スキャン，デジタルデータ化など）は，「私的使用のための複製」など著作権法上の限られた例外を除き禁じられています．大学，病院，診療所，企業などにおいて，業務上使用する目的（診療，研究活動を含む）で上記の行為を行うことは，その使用範囲が内部的であっても，私的使用には該当せず，違法です．また私的使用に該当する場合であっても，代行業者等の第三者に依頼して上記の行為を行うことは違法となります．

|JCOPY|〈出版者著作権管理機構　委託出版物〉
本書の無断複製は著作権法上での例外を除き禁じられています．複製される場合は，そのつど事前に，出版者著作権管理機構（電話 03-5244-5088，FAX 03-5244-5089，info@jcopy.or.jp）の許諾を得てください．

刊行にあたって

　内科臨床誌『***medicina***』に連載中の「目でみるトレーニング」は，最新の画像診断をはじめとする目でみる情報が満載されており，日常実地臨床に必要な診断，治療の実践的な知識を問うように作成されています．そのため内科系専門医試験受験を準備する研修医・専攻医から病院や開業のベテラン医師，さらには医師国家試験を受験する医学生にまで好評を博しています．

　最初に『目でみるトレーニング』の単行本（『***medicina***』臨時増刊号）が発行されたのは1982年に遡ります．四半世紀を経た2008年に，過去5年分の「目でみるトレーニング」問題をさらにブラッシュアップし，解説の部分も新しいガイドラインに即するなどのアップデートを行い，単行本（第1集）として皆様にお届けいたしました．問題の設問形式は現在の資格認定試験や医師国家試験に準じて，A型（1つ選べ）かX-2型（2つ選べ）に改変し，問題文，設問文，選択肢の表現・語句，難易度および均質性なども十分に配慮しました．問題は実地臨床に役立つ，実践的な内容としたこともあり好評で，現在，第8刷まで増刷されております．

　また2013年には，2008年から2012年までに掲載された問題を精選し，計159題の「目でみるトレーニング」問題の単行本（第2集「内科系専門医受験のための臨床実地問題」）が出版され，また2016年には，2013年から2015年までに掲載された問題と新たに作成された問題，計143題の「目でみるトレーニング」問題の単行本（第3集「内科系専門医受験のための必修臨床問題」）が出版されました．第2，3集も好評で，現在，いずれも増刷を重ねております．

　今回は2016年から2018年までに掲載された問題と新作問題，計146題の「目でみるトレーニング」問題の単行本（第4集「内科系専門医受験のための必修臨床問題」）を出版する運びとなりました．

　本書は，医学生の医師国家試験対策や専攻医の内科系専門医試験対策に最適であるばかりでなく，大学病院・一般病院の指導医や開業した医師にとっても，恰好の生涯学習教材として大いに役立つものと思われます．日々の臨床トレーニングに，また日常診療の参考に役立てていただければ幸いに存じます．

2019年3月

責任編集　自治医科大学医学教育センター　岡崎仁昭

執筆者一覧

(五十音順)

消化器

梶原　祐策	芙蓉会村上病院消化器内科
金澤　健司	加古川中央市民病院総合内科
菊池　英純	弘前大学医学部附属病院消化器血液膠原病内科
児玉　和久	東京女子医科大学消化器内科
佐々尾　航	北海道立羽幌病院内科・総合診療
佐藤　健太	勤医協札幌病院内科・総合診療科
三原　　弘	富山大学附属病院第三内科
山田　大志	道東勤医協釧路協立病院内科

循環器

相澤　義泰	国際医療福祉大学医学部循環器内科学
池上　幸憲	国立病院機構東京医療センター循環器内科
栗原　　宏	霞ヶ浦医療センター総合診療科
児玉　隆秀	虎の門病院循環器センター内科
小林　泰士	兵庫県立尼崎総合医療センター循環器内科
柴　　昌行	京都大学医学部附属病院循環器内科
西山崇比古	慶應義塾大学医学部循環器内科
福田　旭伸	聖路加国際病院循環器内科／University of California Los Angeles (UCLA) Ahmanson Adult Congenital Heart Center
藤末昂一郎	熊本大学病院循環器内科
水野　　篤	聖路加国際病院循環器内科
山口　徹雄	武蔵野赤十字病院循環器科

内分泌・代謝

赤堀　　弘	富山県立中央病院内科(内分泌・代謝)
井上　賀元	京都民医連中央病院集中治療科
木下　賢輔	笠間市立病院
鈴木　克典	済生会新潟病院代謝・内分泌内科
村尾　　敏	国家公務員共済組合連合会高松病院糖尿病内分泌内科
吉田　　理	慶應義塾大学医学部血液浄化・透析センター
渡邊奈津子	伊藤病院内科

腎臓・泌尿器

阿久澤暢洋	国立病院機構渋川医療センター総合診療科
石川　英二	済生会松阪総合病院内科(腎臓)
江川　雅博	島根県立中央病院腎臓科
小川　大輔	おかやま内科 糖尿病・健康長寿クリニック
金井　厳太	東海大学医学部腎内分泌代謝内科
隈部　綾子	公立豊岡病院総合診療科
小島　茂樹	聖マリアンナ医科大学腎臓・高血圧内科

呼吸器

窪田　哲也	高知大学医学部血液・呼吸器内科学
児玉　隆秀	虎の門病院循環器センター内科
嶋田　雅俊	兵庫県立尼崎総合医療センター呼吸器内科
谷口　浩和	富山県立中央病院内科(呼吸器)
中村　　造	東京医科大学病院／Liverpool School of Tropical Medicine
羽白　　高	天理よろづ相談所病院呼吸器内科

血液・造血器・悪性腫瘍

金澤　健司	加古川中央市民病院総合内科
奈良　美保	秋田大学医学部附属病院血液・腎臓・膠原病内科
藤巻　克通	藤沢市民病院血液内科

神経

岩崎　　靖	愛知医科大学加齢医科学研究所
後藤　聖司	国立病院機構九州医療センター脳血管・神経内科
竹本　　聖	市立奈良病院総合診療科
十倉　　満	湘南鎌倉総合病院総合内科
難波　雄亮	安房地域医療センター総合診療科
脇坂　達郎	JA愛知厚生連海南病院総合内科

アレルギー・膠原病

小川	栄一	九州大学病院総合診療科
甲斐	基一	三重膠原病リウマチ痛風クリニック
河岸	由紀男	黒部市民病院呼吸器内科
隈部	綾子	公立豊岡病院総合診療科
横江	正道	名古屋第二赤十字病院総合内科
吉見	竜介	横浜市立大学医学部血液・免疫・感染症内科学

感染症

小川	栄一	九州大学病院総合診療科
河口	謙二郎	国立病院機構東京医療センター総合内科
窪田	哲也	高知大学医学部血液・呼吸器内科学
小島	茂樹	聖マリアンナ医科大学腎臓・高血圧内科
高谷	健人	慶應義塾大学医学部大学院
田中	めぐみ	国立病院機構東京医療センター総合内科
中村	造	東京医科大学病院／Liverpool School of Tropical Medicine
原田	壮平	藤田医科大学医学部感染症科
樋口	智也	静岡健生会三島共立病院内科
水野	なずな	健和会大手町病院感染症内科
山口	裕崇	飯塚病院総合診療科
横江	正道	名古屋第二赤十字病院総合内科
脇坂	達郎	JA愛知厚生連海南病院総合内科

総合内科・救急

阿久澤	暢洋	国立病院機構渋川医療センター総合診療科
市來	征仁	慈愛会今村総合病院救急・総合内科
井上	賀元	京都民医連中央病院集中治療科
尾﨑	青芽	新潟市民病院総合診療内科
金井	厳太	東海大学医学部腎内分泌代謝内科
木村	琢磨	北里大学医学部地域総合医療学
隈部	綾子	公立豊岡病院総合診療科
栗原	宏	霞ヶ浦医療センター総合診療科
佐藤	克哉	勤医協中央病院総合診療科
柴田	了	久留米大学医学部内科学講座腎臓内科部門
武井	康悦	東京医科大学循環器内科学分野
竹本	聖	市立奈良病院総合診療科
田中	めぐみ	国立病院機構東京医療センター総合内科
十倉	満	湘南鎌倉総合病院総合内科
鳥飼	圭人	聖マリアンナ医科大学内科学（総合診療内科）
難波	雄亮	安房地域医療センター総合診療科
西山	崇比古	慶應義塾大学医学部循環器内科
萩原	將太郎	東京女子医科大学血液内科学講座
畠中	成己	慈愛会今村総合病院救急・総合内科
村尾	敏	国家公務員共済組合連合会高松病院糖尿病内分泌内科
矢部	正浩	新潟市民病院総合診療内科
山本	祐	自治医科大学地域医療学センター総合診療部門

目でみるトレーニング　目次

刊行にあたって ………… Ⅲ
執筆者一覧 …………… Ⅳ

消化器
問題 001-018 …………………………………… 1

循環器
問題 019-035 …………………………………… 39

内分泌・代謝
問題 036-047 …………………………………… 75

腎臓・泌尿器
問題 048-054 …………………………………… 101

呼吸器
問題 055-064 …………………………………… 117

血液・造血器・悪性腫瘍
問題 065-070 …………………………………… 139

神経
問題 071-096 …………………………………… 153

アレルギー・膠原病
問題 097-104 …………………………………… 207

感染症
問題 105-119 …………………………………… 225

総合内科・救急
問題 120-146 …………………………………… 257

資料 ………………… 314
索引 ………………… 315

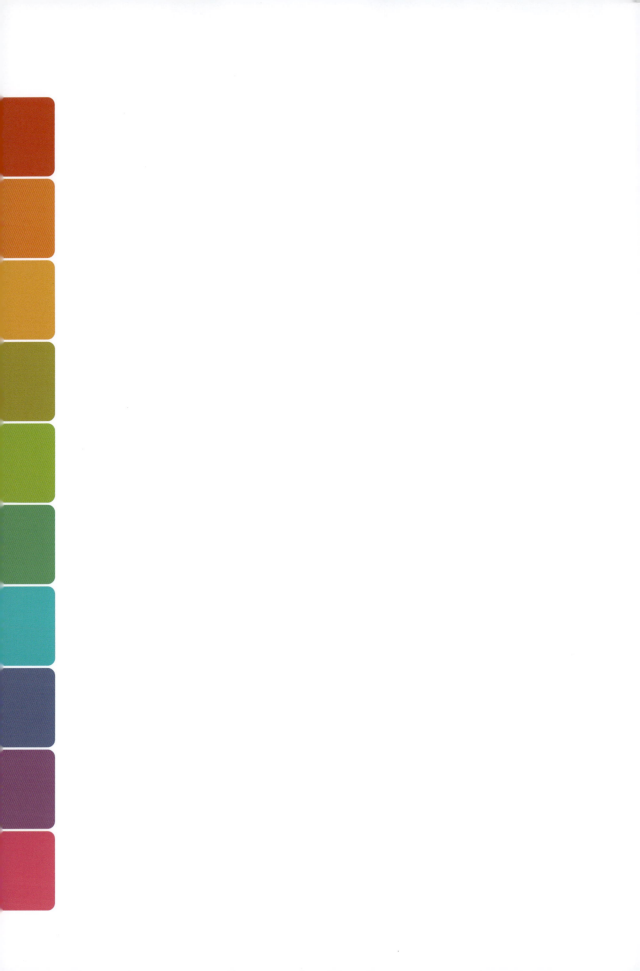

消化器

問題 001-018

消化器

問題 001

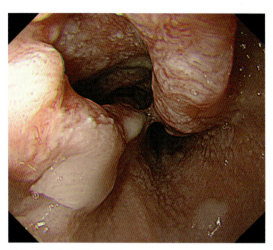

図1 上部消化管内視鏡像

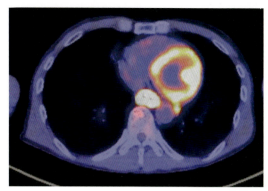

図2 全身FDG-PET

- ●症　例　57歳の男性.
- ●主　訴　食事のつかえ感.
- ●既往歴　40歳時に腰椎椎間板ヘルニア手術.
- ●内服薬　特記すべきことはない.
- ●生活歴　喫煙歴：15本/日×30年間. 飲酒歴：ビール700 mL/日×35年間.
- ●家族歴　母：高血圧症, 弟：痛風.
- ●現病歴　1か月前から食事のつかえ感を自覚し, かかりつけ医で行われた上部消化管内視鏡検査にて腫瘍性病変を認め, 精査目的で来院した. 1年間で6 kgの体重減少がある.
- ●身体所見　意識は清明. Performance Status 1. 身長168 cm, 体重50 kg. 脈拍84/分, 整. 血圧122/74 mmHg. 結膜に貧血と黄疸とはない. 甲状腺腫大はない. 表在リンパ節は触知しない. 心音と呼吸音とに異常はない. 腹部は平坦, 腸蠕動音は生理的, 軟で, 圧痛はない. 下腿浮腫はない. 神経学所見に異常はない.
- ●検査所見　尿所見に異常はない. 血液所見：赤血球379万/μL, Hb 13.1 g/dL, Ht 37%, 白血球6,120/μL, 血小板29万/μL. 血液生化学所見：随時血糖90 mg/dL, TP 7.0 g/dL, Alb 4.0 g/dL, BUN 13.0 mg/dL, Cr 0.7 mg/dL, AST 23 U/L, ALT 15 U/L, LD 199 U/L（基準120～245）, γ-GTP 103 U/L（基準10～50）, CK 70 U/L（基準57～197）, Na 139 mEq/L, K 4.4 mEq/L, Cl 104 mEq/L, Ca 9.8 mg/dL, P 1.8 mg/dL. 腫瘍マーカー：CEA 1.9 ng/mL（基準5以下）, CA19-9 16 U/mL（基準37以下）, SCC 0.8 ng/mL（基準1.5未満）, CYFRA 4.2 ng/mL（基準3.5以下）. CRP 0.3 mg/dL.

上部消化管内視鏡検査で門歯列から36 cmに潰瘍を伴う腫瘍性病変がある. 胸部X線撮影で心拡大はない. 造影CTで下行大動脈周囲に10 mmの類円形の軟部陰影がある. 呼吸機能検査は, %VC 95%, FEV$_1$% 82%である.

上部消化管内視鏡像を図1に, 全身FDG-PETの病変部位を図2に示す.

この患者の治療方針として適切なのはどれか. 1つ選べ.

- a：根治的放射線療法
- b：内視鏡的粘膜下層剝離術
- c：根治的抗癌化学放射線療法
- d：術前抗癌化学療法＋外科切除
- e：外科切除＋術後抗癌化学療法

解答 001

d 術前抗癌化学療法＋外科切除

● 診　断　進行食道癌（臨床病期 Stage Ⅲ）

　本症例は長期の飲酒歴があり，嚥下障害を契機に発見された進行2型食道癌症例（図1）である．組織型は扁平上皮癌であったが，病変は下部食道にあり，CYFRA上昇がある点も一致する．病変により狭窄を伴うものの，隣接臓器への浸潤を示唆する所見はなく（T3），病変周囲に10 mmの類円形の軟部陰影があり，かつFDG集積（図2）を伴うことから所属リンパ節への転移が疑われ，遠隔転移を疑う所見がないことから臨床病期はStage Ⅲと診断された．

　Stage Ⅱ・Ⅲ食道癌の治療方針決定においては，まずは全身状態の評価により耐術能の有無を判断する．本症例はPerformance Status 1，腎・呼吸・心機能と耐糖能とに異常はみられず，耐術能に問題がないと判断される．

　臨床病期Stage Ⅱ・Ⅲ食道癌に対しては，根治的抗癌化学放射線療法も根治可能な治療の1つであり，根治的抗癌化学放射線療法と比較して手術が全生存率を向上させるという根拠は少なく，毒性に関してもいずれの治療も一定の危険性を伴う．しかしながら，術前抗癌化学療法群が術後抗癌化学療法群に比べて全生存期間で有意に良好であることを示したJCOG9907試験において術前抗癌化学療法＋外科手術群の5年生存率が55％であったのに対して[1]，わが国における根治的抗癌化学放射線療法の治療成績を単群第Ⅱ相試験で示したJCOG9906試験においては5年生存率が36.8％であった[2]．また，これまでにわが国で報告された単施設観察研究においても，手術群の成績が良好とするものが多いことから，臨床病期Ⅱ・Ⅲ食道癌には術前抗癌化学療法＋外科手術が弱く推奨されている[3]．治療レジメンとしては，シスプラチン，5-FUが強く推奨され，標準治療として位置付けられている．

　本症例は，腎・心機能は良好で，シスプラチン，5-FUによる術前抗癌化学療法を2コース施行後に，食道亜全摘胸骨後胃管再建が施行され，術後4年間の経過で再発を認めていない．切除可能な進行食道癌患者の治療方針決定においては，正確な臨床病期診断，耐術能評価，内科・外科の協力が肝要である．　　　　　〔三原　弘〕

参考文献

1) Ando N, et al：A randomized trial comparing postoperative adjuvant chemotherapy with cisplatin and 5-fluorouracil versus preoperative chemotherapy for localized advanced squamous cell carcinoma of the thoracic esophagus (JCOG9907). Ann Surg Oncol 19：68-74, 2012
2) Kato K, et al：Phase Ⅱ study of chemoradiotherapy with 5-fluorouracil and cisplatin for Stage Ⅱ-Ⅲ esophageal squamous cell carcinoma：JCOG trial (JCOG 9906). Int J Radiat Oncol Biol Phys 81：684-690, 2011
3) 日本食道学会（編）：食道癌診療ガイドライン，2017年版 第4版．金原出版, 2017

問題 002

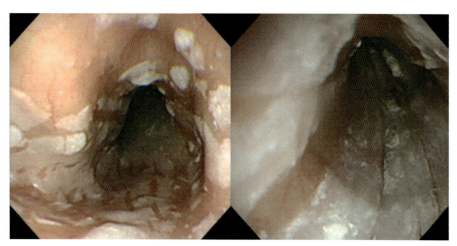

図1 上部消化管内視鏡像(食道)

- ●症　例　78歳の女性.
- ●主　訴　上腹部の違和感.
- ●既往歴　76歳時に心房細動(抗凝固療法中),2型糖尿病および高血圧.
- ●家族歴　特記すべきことはない.
- ●生活歴　喫煙歴と飲酒歴とはない.アレルギーはない.
- ●現病歴　心房細動を指摘され,かかりつけ医からダビガトラン(220 mg/日)が処方されている.1か月前から上腹部のしくしくする感じの違和感があり,精査・加療の目的で来院した.
- ●身体所見　身長 165.0 cm,体重 78.6 kg.脈拍 80/分,整.血圧 118/76 mmHg.眼球結膜に黄染はない.眼瞼結膜に貧血はない.腹部は平坦,軟で,圧痛はない.四肢末梢に異常はない.
- ●検査所見　血液所見:赤血球 477万/μL,Hb 14.5 g/dL,Ht 44%,白血球 6,300/μL,血小板 13万/μL.血液生化学所見:随時血糖 202 mg/dL,HbA1c 6.5%,TP 6.5 g/dL,Alb 4.0 g/dL,BUN 12.7 mg/dL,Cr 0.6 mg/dL,総ビリルビン 0.8 mg/dL,AST 22 U/L,ALT 17 U/L,LD 185 U/L(基準 120〜245).

上部消化管内視鏡像(**図1**)を示す.

考えられるのはどれか.1つ選べ.

- a:食道癌
- b:逆流性食道炎
- c:薬剤性食道炎
- d:腐食性食道炎
- e:カンジダ食道炎

解答 002

C 薬剤性食道炎

● 診　断　ダビガトラン起因性食道炎
　　　　　〈dabigatran-induced esophagitis：DIE〉

　ダビガトランは直接作用型経口抗凝固薬〈direct oral anticoagulant：DOAC〉の一つであり，トロンビンを直接阻害する．非弁膜性心房細動患者を対象に，欧州やアジア（日本を含む），北米・南米，オセアニアなど44か国951施設で実施された第Ⅲ相国際共同試験（非劣性試験）であるRE-LY試験において，有効性・安全性ともにワルファリンと同等以上の成績が示された[1]ことから，わが国では2011年3月から「非弁膜症性心房細動患者における虚血性脳卒中および全身性塞栓症の発症抑制」を効能・効果とする薬剤として承認されている．

　同試験では，ダビガトランはワルファリンと比較してディスペプシア（消化不良，上腹部痛，腹痛および腹部不快感）の発現頻度が有意に高く，その原因として，pHを低下させてダビガトランの吸収率を高めるために添加されている酒石酸の関与が考察されている[1]．そして近年，酒石酸による食道の粘膜傷害が原因と考えられるDIEの報告が増えている．

　典型的なDIEの内視鏡所見は，白色膜様物の付着（図1）とびらん形成である．DIEを発症した場合，ダビガトランからほかの抗凝固薬に切り替えたり，プロトンポンプ阻害薬の服用を行ったりすることにより，ほとんどの症例で症状と内視鏡所見とが速やかに改善する[2]．本症例でも抗凝固薬をダビガトランからアピキサバンに変

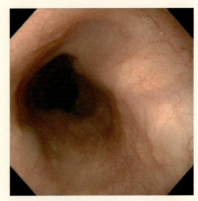

図2　1か月後の上部消化管内視鏡像

更し，ラベプラゾールを服用することで症状は1週以内に消失し，1か月後に行った内視鏡検査では食道炎は治癒していた（図2）．

　Toyaら[3]は，無症状例も含めるとダビガトランを服用している患者の約20％（19/91例）でDIEが認められたと報告している．DIEの予防には薬剤を十分な水で服用し，内服後は少なくとも30分以上は座位を保持するという服薬指導が何よりも重要である．また，内視鏡検査時に食道に白色膜様物の付着を認めた場合は，DIEの可能性を考慮して服薬内容を確認する必要がある．

〔梶原祐策〕

参考文献

1) Connolly SJ, et al：Dabigatran versus warfarin in patients with atrial fibrillation. N Engl J Med 361：1139-1151, 2009
2) 藤田孝義，他：ダビガトラン起因性食道炎．Gastroenterol Endosc 59：456-457, 2017
3) Toya Y, el al：Dabigatran-induced esophagitis；The prevalence and endoscopic characteristics. J Gastroenterol Hepatol 31：610-614, 2016

問題 003

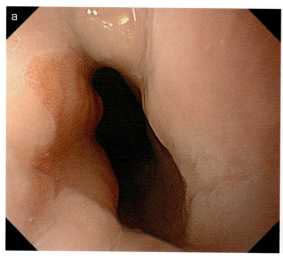 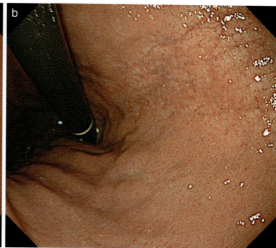

図1　上部消化管内視鏡像
a：食道胃接合部，b：胃体部小彎

- ●**症　例**　83歳の女性．
- ●**主　訴**　上腹部の膨満感．
- ●**既往歴**　高血圧症，脂質異常症．
- ●**内服薬**　カンデサルタン 4 mg/日，フルバスタチン 10 mg/日．
- ●**生活歴**　喫煙歴と飲酒歴とはない．
- ●**家族歴**　父：食道癌．
- ●**現病歴**　高血圧症，脂質異常症でかかりつけ医に通院中であった．1年前から食後に上腹部が張る症状が続き，たびたびかかりつけ医でH_2ブロッカーなどを投薬されてきたが改善しないため，来院した．食思不振，呑酸．体重減少，下痢，うつ症状はない．便秘時は市販薬で調整している．7年前に施行された上部消化管内視鏡検査では慢性胃炎の所見であり，2年前の上部消化管造影検査では異常を指摘されていない．便潜血検査による大腸がん検診を毎年受けて異常を指摘されていない．
- ●**身体所見**　意識は清明．身長149 cm，体重50 kg．脈拍72/分，整．血圧130/80 mmHg．結膜に貧血と黄疸とはない．甲状腺腫大はない．表在リンパ節は触知しない．心音と呼吸音とに異常はない．腹部は平坦，腸蠕動音は生理的，軟で，圧痛はない．下腿浮腫はない．神経学所見に異常はない．
- ●**検査所見**　尿所見に異常はない．血液所見：赤血球365万/μL，Hb 11.2 g/dL，Ht 34％，白血球4,020/μL，血小板21万/μL．血液生化学所見：随時血糖90 mg/dL，TP 6.8 g/dL，Alb 4.0 g/dL，BUN 15.0 mg/dL，Cr 0.6 mg/dL，TC 208 mg/dL，TG 95 mg/dL，LDL-C 91 mg/dL，AST 33 U/L，ALT 20 U/L，LD 250 U/L（基準120〜245），γ-GTP 12 U/L（基準 9〜32），CK 150 U/L（基準32〜180），Na 141 mEq/L，K 4.1 mEq/L，Cl 105 mEq/L，Ca 9.0 mg/dL，P 1.9 mg/dL．CRP 0.1 mg/dL．尿中 *H. pylori* 抗体陽性．腹部超音波検査で異常はない．

上部消化管内視鏡像を**図1**に示す．

この患者の治療方針として最も適切なのはどれか．1つ選べ．

- a：六君子湯
- b：アコチアミド
- c：ボノプラザン
- d：*H. pylori* 除菌
- e：エソメプラゾール

解答 003

d *H. pylori* 除菌

● 診 断　*H. pylori* 関連ディスペプシア

　本症例は慢性の食後の上腹部症状を訴えるものの器質的疾患を認めず，機能性ディスペプシア〈functional dyspepsia：FD〉の診断基準を満たす．FDとは，心窩部痛，心窩部灼熱感，食後のもたれ感および早期飽満感などの上腹部症状が持続するにもかかわらず，上部消化管内視鏡検査などで器質的疾患を認めない病態である．

　本症例の上部消化管内視鏡像では，食道胃接合部には明らかな粘膜傷害を認めず（消化器内科医諸氏のなかでは，ロサンゼルス分類改変におけるminimal change〈白濁化〉と診断される方もおられるかもしれないが），胃体部小彎には噴門にはかからないclosed typeの萎縮性胃炎を認め，尿中 *H. pylori* 抗体陽性と一致する．

　FDの診断基準としてRome基準が汎用されているが，2016年に改訂されたRome Ⅳ基準では *H. pylori* 感染によって生じる *H. pylori* 関連ディスペプシアについての記載が追加された[1]．それは，それまでの臨床試験で， *H. pylori* 除菌は一部の患者でディスペプシア症状改善に有効であることが示唆されていたためである．その効果はnumber needed to treat〈NNT〉で15，アジア地域に絞ると9と，アジア地域でのディスペプシア症状に対する除菌による症状改善効果が高いことを示されている[2]．そのため，機能性ディスペプシア診断時には， *H. pylori* 検査を行い，陽性者に対して *H. pylori* 除菌治療を行うことが推奨されている（推奨の強さ1，エビデンスレベルA）[3]．もちろん，9人中8人では症状が残存するためアコチアミドや六君子湯などの投薬が必要になる場合もあるが，症状が消失すれば患者，医療者また，医療経済的にも大きなメリットがある．なお，本症例は，除菌判定時には無投薬で症状が消失し，1年後の時点で症状再燃を認めていない．

〔三原　弘〕

参考文献

1) Stanghellini V, et al：Gastroduodenal Disorders. Gastroenterology **150**：1380-1392, 2016
2) Zhao B, et al：Efficacy of *Helicobacter pylori* eradication therapy on functional dyspepsia：a meta-analysis of randomized controlled studies with 12-month follow-up. J Clin Gastroenterol **48**：241-247, 2014
3) 日本消化器病学会（編）：機能性消化管疾患診療ガイドライン2014-機能性ディスペプシア（FD）．南江堂, 2014

問題 004

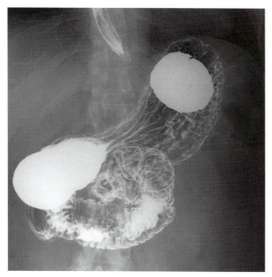

図1 上部消化管造影像

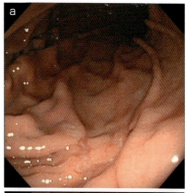
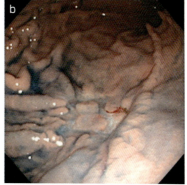

図2 上部消化管内視鏡像
a：通常光観察，b：インジゴカルミン散布像

● 症　例　48歳の男性．
● 主　訴　健康診断の上部消化管造影検査で異常を指摘された．
● 既往歴・家族歴・生活歴　特記すべきことはない．
● 現病歴　健康診断の上部消化管造影検査にて要精査（胃）の指摘を受け，来院した．特記すべき症状はない．
● 身体所見　身長169.8 cm，体重63.6 kg．眼球結膜に黄染はない．眼瞼結膜に貧血はない．腹部は平坦，軟で，圧痛はない．
● 検査所見　血液所見：赤血球460万/μL，Hb 14.3 g/dL，Ht 44%，白血球6,700/μL，血小板33万/μL．血液生化学所見：TP 7.7 g/dL，Alb 4.4 g/dL，BUN 14.8 mg/dL，Cr 0.8 mg/dL，総ビリルビン0.8 mg/dL，AST 33 U/L，ALT 45 U/L，LD 177 U/L（基準120〜245），ALP 203 U/L（基準115〜359），γ-GTP 45 U/L（基準10〜50）．CRP 0.1 mg/dL．腫瘍マーカー：CEAとCA19-9は基準範囲内．

上部消化管造影像（図1）と上部消化管内視鏡像（図2）とを示す．

現時点での対応として適切なのはどれか．1つ選べ．

a：経過観察
b：胃酸分泌抑制薬投与
c：内視鏡的治療
d：抗癌化学療法
e：外科的治療

解答 004

e 外科的治療

● 診　断　　胃癌（未分化型癌）

近年，Helicobacter pylori 感染率の低下に伴って胃癌の罹患率は低下しているものの，いまだにわが国の部位別癌罹患数では第1位である（男性では第1位，女性では乳癌，大腸癌に次いで第3位）[1]．また，画像診断の進歩と普及によって早期発見率が向上し，胃癌による死亡数も減少しているが，わが国の部位別癌死亡数では肺癌に次いで第2位である（男性では肺癌に次いで第2位，女性では大腸癌，肺癌に次いで第3位）[1]．年齢別では60歳台にピークがあり，性別では罹患数・死亡数において男性が女性と比べ多いが，若年（20〜39歳）では女性のほうが罹患数・死亡数において男性を上回っている[1]．

胃癌に特有の症状はなく，進行した場合に癌からの出血，狭窄症状，全身倦怠感，腹水による腹部膨隆などの非特異的な症状を示す．早期発見のためには，症状にかかわらず上部消化管内視鏡検査や上部消化管造影検査などの画像診断が必要である．なお，内視鏡検査において病変を発見した後に，質的診断を行うために主にインジゴカルミン色素散布法を併用する．特に，微小な病変や平坦な病変に対しては，画像強調観察を併用した拡大内視鏡検査も有用である．

胃癌に対する内視鏡的治療が急速な広がりをみせているなか，日本消化器内視鏡学会は日本胃癌学会の協力を得て，『胃癌に対するESD/EMR ガイドライン』[2] を2014年に発表した．同ガイドラインでは，早期胃癌に対する内視鏡的治療の絶対適応病変は，「2 cm 以下の肉眼的粘膜内癌（cT1a）と診断される分化型癌．肉眼型は問わないが潰瘍（瘢痕）所見（−）〔UL（−）〕に限る」と記載されている．

本症例は，胃体上部大彎後壁寄りにヒダの集中を伴う陥凹性病変を認め，内部に島状の正常粘膜の残存がみられることから，明らかに胃癌であることがわかる．さらに陥凹は褪色調で，辺縁は直線的な境界所見を呈していることから，典型的な未分化型癌の所見であり，生検した組織において実際に低分化腺癌〈por〉と印環細胞癌〈sig〉とが認められた．したがって，本症例は内視鏡的治療の絶対的適応病変ではない．

同ガイドラインには適応拡大病変として，未分化型癌であれば「2 cm 以下の UL（−）の cT1a」とも記載されているが，上部消化管造影検査からわかるように病変の陥凹は深く，粘膜下浸潤の可能性が高い．よって，適応拡大病変にも該当しないため外科的治療の方針となった．

〔梶原祐策〕

参考文献

1) 八尾建史，他：胃癌．日本消化器病学会(監)：消化器病診療．第2版．pp 49-55，医学書院，2014
2) 小野裕之，他：胃癌に対する ESD/EMR ガイドライン．Gastroenterol Endosc 56：310-323, 2014

問題 005

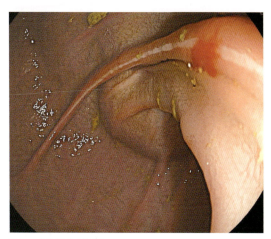

図1 内視鏡像(空腸)

- ●症　例　71歳の男性.
- ●主　訴　貧血.
- ●既往歴　糖尿病で通院中.
- ●現病歴　1年前から腰痛のため整形外科を受診し, 非ステロイド抗炎症薬〈NSAIDs〉を投与されていた. 1か月前から食欲不振があり, 貧血が進行していた. 黒色の下痢を認めたことから消化管出血を疑い, 上部・下部消化管内視鏡検査を施行したが, 明らかな出血源となる病変はなかった. 貧血は持続して進行し, 低栄養状態になったため入院した.
- ●内服薬　リナグリプチン(5mg)1回1錠1日1回朝食後, デュロキセチン(20mg)1回1カプセル1日1回朝食後, ロキソプロフェン(60mg)1回1錠1日3回毎食後, プレガバリン(75mg)1回1カプセル1日2回朝夕食後.
- ●身体所見　意識は清明. 体温36.7℃. 脈拍104/分, 整. 血圧108/64mmHg. 腹部に自発痛と圧痛とを認めない.
- ●検査所見　血液所見：Hb 5.5 g/dL, MCV 75 fL, MCHC 29%, 白血球5,400/μL, 血小板15万/μL. 血液生化学所見：Alb 2.0 g/dL, BUN 17.7 mg/dL, Cr 0.8 mg/dL, CRP 0.3 mg/dL.

小腸内視鏡像を図1に示す.

考えられるのはどれか. 1つ選べ.

- a：腸結核
- b：小腸癌
- c：Crohn病
- d：悪性リンパ腫
- e：NSAIDs起因性小腸潰瘍

解答 005

e NSAIDs 起因性小腸潰瘍

● 診 断　NSAIDs 起因性小腸潰瘍

非ステロイド抗炎症薬〈non-steroidal anti-inflammatory drugs：NSAIDs〉は上部消化管の粘膜傷害を発症し，潰瘍や出血を呈することは知られている．小腸や大腸にも粘膜傷害をきたすことは報告されていたが，近年，バルーン内視鏡やカプセル内視鏡の登場により小腸観察を行う機会が増え，その実態が明らかになりつつある．

Allison ら[1]は，713 例の剖検例における小腸潰瘍の有無について，NSAIDs 非投与群では 3/464 例（0.6%）に対し，NSAIDs 投与群では 21/249 例（8.4%）と高率であったと報告している．バルーン内視鏡やカプセル内視鏡を用いた研究[2〜4]も報告されており，粘膜傷害を対照群では 0〜7% に認めたのに対し，NSAIDs 内服群は 41〜55% に認めたとされている．これらの結果より，NSAIDs を内服することにより，小腸の粘膜傷害を高率に発症することが示唆されている．

NSAIDs 起因性小腸傷害の診断基準として明確なものはない．①発症前の NSAIDs 使用歴があり，中止により画像所見などが改善すること，②抗菌薬の使用がないこと，③感染性腸炎が否定されることなどが挙げられている．小腸潰瘍はさまざまな形態をとることが示唆されているが，特徴的所見[5,6]として，Lang ら[7]により，長期の NSAIDs 内服例において膜様狭窄〈diaphragm-like stricture〉が確認されたことが報告されている．潰瘍は Kerckring 皺襞上に輪状傾向にあり，多発することが多い．

治療は，急性期では絶食と高カロリー輸液投与を考慮する．また，原因と考えられる NSAIDs を休薬する．しかし，併存疾患により休薬できない症例もしばしば経験される．この場合は，レバミピド，ミソプロストール，サラゾスルファピリジンなど，いずれかの併用投与を行う．膜様狭窄を呈して通過障害をきたした場合には，内視鏡的バルーン拡張術も検討される．

NSAIDs 使用者の粘膜傷害の発症頻度が高いことは前述したとおりであるが，小腸病変発症予防を目的とした上述の薬剤の併用は議論が分かれる．NSAIDs による上部消化管の粘膜傷害に対してプロトンポンプ阻害薬を投与することが多いが，腸内細菌叢を乱すことにより NSAIDs 起因性小腸潰瘍の増悪因子であるとする報告もある[8]．そもそも，NSAIDs 使用の適否を十分に考慮すべきであろう．〔佐々尾　航〕

参考文献

1) Allison MC, et al：Gastrointestinal damage associated with use of nonsteroidal anti-inflammatory drugs. N Engl J Med **327**：749-754, 1992
2) Goldstein JL, et al：Video capsule endoscopy to prospectively assess small bowel injury with celecoxib, naproxen plus omeprazole, and placebo. Clin Gastroenterol Hepatol **3**：133-141, 2005
3) Maiden L, et al：A quantitative analysis of NSAID-induced small bowel pathology by capsule enteroscopy. Gatroenterology **128**：1172-1178, 2005
4) Matsumoto T, et al：Prevalence of non-steroidal anti-inflammatory drug-induced enteropathy determined by double-balloon endoscopy；A Japanese multicenter study. Scand J Gastoroenterol **43**：490-496, 2008
5) 松本主之，他：NSAIDs 起因性下部消化管病変の臨床像―腸炎型と潰瘍型の対比．胃と腸 **35**：1147-1158, 2000
6) 本多啓介，他：非ステロイド抗炎症剤（NSAIDs）が原因と考えられた下部消化管病変の臨床的・内視鏡的検討．臨と研 **77**：766-770, 2000
7) Lang J, et al：Diaphragm disease；pathology of disease of the small intestine induced by non-steroidal anti-inflammatory drugs. J Clin Pathol **41**：516-526, 2008
8) Wallace JL, et al：Proton pump inhibitors exacerbate NSAID-induced small intestinal injury by inducing dysbiosis. Gatroenterology **141**：1314-1322, 2011

問題 006

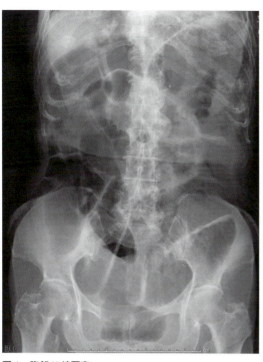

図1　腹部X線写真

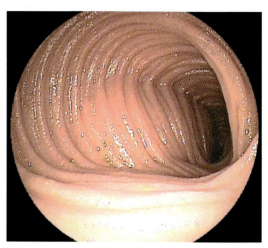

図2　小腸内視鏡像

- ● **症　例**　79歳の女性．
- ● **主　訴**　腹部膨満と腹痛．
- ● **既往歴**　特記すべきことはない．
- ● **内服薬**　ビフィズス菌製剤3錠/日，ブロチゾラム 0.25 mg/眠前．
- ● **生活歴**　喫煙歴と飲酒歴とはない．
- ● **家族歴**　特記すべきことはない．
- ● **現病歴**　5年前から腹部膨満感と間欠的な腹痛とが出現し，かかりつけ医に通院していた．腹痛が増悪したため，精査目的で来院した．
- ● **身体所見**　意識は清明．身長139 cm，体重38 kg．脈拍80/分，整．血圧110/56 mmHg．結膜に貧血と黄疸とはない．甲状腺腫大はない．表在リンパ節は触知しない．心音と呼吸音とに異常はない．腹部は膨隆，腸蠕動音は低下，軟で，圧痛はない．下腿に軽度の圧痕浮腫と手指末端に皮膚硬化とを認める．神経学所見に異常はない．
- ● **検査所見**　尿所見に異常はない．血液所見：赤血球 396万/μL，Hb 11.4 g/dL，Ht 35％，白血球 4,920/μL，血小板 15万/μL．血液生化学所見：随時血糖 80 mg/dL，TP 5.3 g/dL，Alb 2.8 g/dL，BUN 17.0 mg/dL，Cr 0.7 mg/dL，AST 50 U/L，ALT 21 U/L，LD 172 U/L（基準 120〜245），γ-GTP 23 U/L（基準 9〜32），CK 50 U/L（基準 32〜180），Na 137 mEq/L，K 5.1 mEq/L，Cl 104 mEq/L，Ca 9.1 mg/dL，P 3.8 mg/dL，CRP 0.5 mg/dL．

胸部X線所見で心拡大を認めない．腹部造影CTで小腸壁肥厚がある．小腸の病理組織学検査ではリンパ管拡張所見があり，小腸液採取にて小腸細菌異常増殖症と診断された．

腹部X線写真を**図1**に，小腸内視鏡像を**図2**に示す．

次に行う検査として最も適切なのはどれか．1つ選べ．

- a：小腸造影
- b：心エコー
- c：血清 TSH
- d：血清セントロメア抗体
- e：血清抗ミトコンドリア抗体

解答 006

d 血清セントロメア抗体

● 診 断　限局皮膚硬化型全身性強皮症に伴う偽性腸閉塞

　本症例は，慢性の腹部膨満，腹痛で発症した限局皮膚硬化型全身性強皮症に伴う偽性腸閉塞例である．嚥下障害の自覚はなく，上部消化管内視鏡検査では軽度の逆流性食道炎を認めるのみであったが，食道造影検査を施行すると軽度の食道蠕動不全も認めた．手の冷感を確認すると，診断1年前から自覚しており，Raynaud現象と考えられた．消化管蠕動改善薬，抗菌薬，成分栄養剤，フェンタニル貼付剤などの投薬にて外来定期通院が可能となっている．なお，肺線維症，肺高血圧症は認めなかった．

　偽性腸閉塞とは，腸管の蠕動運動が障害されることにより，機械的な閉塞機転がないにもかかわらず腹部膨満，腹痛，嘔吐などの腸閉塞症状を引き起こす疾患である．慢性型は特発性と続発性に分かれ，小腸運動障害が多い．続発性としては全身性強皮症が最多で，糖尿病，薬剤性，悪性腫瘍などが続く[1]．全身性強皮症では消化管平滑筋が萎縮し，線維化が進行するため，典型的には腸管が拡張し，ケルクリング襞間の短縮が特徴とされる (hide-bound appearance)（図2）[2]．

　本疾患は難治性であり根治は困難であるので，治療の目標は症状緩和であり，本症例のような対症療法の他に，在宅中心静脈栄養を必要とする場合もある．

　小腸拡張に伴う腸内細菌異常増殖症候群〈small intestinal bacterial over growth：SIBO〉とは，小腸内細菌培養における細菌数定量による10^5/mL以上の細菌の証明，またはグルコースやラクツロースを用いた呼気試験における水素やメタン濃度の上昇の有無により診断される[3]．

　全身性強皮症は，典型的な症状を示すびまん皮膚硬化型と，比較的軽症型の限局皮膚硬化型に分けられる．前者は発症から5〜6年以内は進行することが多いが，後者では進行は緩徐である．自己抗体としては，前者では抗Scl-70抗体や抗RNAポリメラーゼⅢ抗体が検出され，後者では抗セントロメア抗体が陽性となる．本症例は，抗セントロメア抗体のみが強陽性であり，Raynaud症状，手指末端のみの皮膚硬化，食道から小腸の線維化に伴うと考えられる蠕動低下を認めることから，後者と考えられた[4]．

〔三原　弘〕

参考文献

1) 平成23年度厚生労働科学研究費補助金難治性疾患克服研究事業慢性特発性偽性腸閉塞症の我が国における疫学・診断・治療の実態調査研究班編：慢性偽性腸閉塞症の診療ガイド：Chronic Intestinal Pseudo-obstruction（CIPO）．2012
2) Nishikawa J, et al：Systemic sclerosis in small bowel. Clin Gastroenterol Hepatol **11**：A21, 2013
3) Dukowicz AC, et al：Small intestinal bacterial overgrowth：a comprehensive review. Gastroenterol Hepatol (NY) **3**：112-122, 2007
4) 強皮症・皮膚線維化疾患の診断基準・重症度分類・診療ガイドラインに関する研究班：強皮症における診断基準・重症度分類・治療指針2007改訂版．2007

問題 007

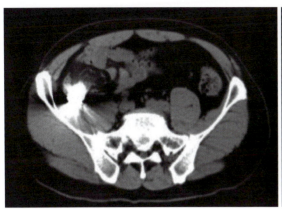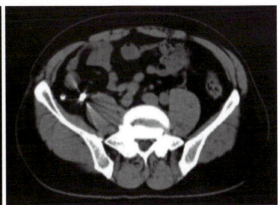

図1 腹部単純CT（初診時）

- **症　例**　42歳の男性.
- **主　訴**　腹痛.
- **既往歴**　特記すべきことはない．職域健康診断を毎年受診しているが指摘された事項はない．半年前に血液・尿検査と上部消化管造影検査とを受けている．
- **家族歴・生活歴**　特記すべきことはない．
- **現病歴**　3時間前に突然，心窩部〜臍周囲にかけて腹痛を発症し，その後，悪心と嘔吐とが出現したためかかりつけ医を受診した．ブチルスコポラミン（ブスコパン®）を筋注されたが改善しないため，紹介され来院した．
- **身体所見**　意識は清明．体温37.8℃．脈拍96/分．腹部全体に自発痛と圧痛とを認める．反跳痛と筋性防御とはない．
- **検査所見**　白血球15,000/μL．CRP 1.5 mg/dL．その他に異常所見はない．

腹部単純CTを**図1**に示す．

> 考えられるのはどれか．1つ選べ．

a：真性腸石
b：尿管結石
c：大腸憩室炎
d：腸管内異物
e：バリウム虫垂炎

解答 007

e　バリウム虫垂炎

● 診　断　バリウム虫垂炎

　バリウムを用いた上部消化管造影検査は，特に胃癌検診を中心に広く行われている．バリウム製剤が腸管では吸収・分解されないため残存しやすく，検査後には刺激性下剤の内服などにより，速やかに腸管から排出を行う．残存バリウムにより稀ながら偶発症が起こることが知られており，虫垂炎，憩室炎，腸管穿孔やそれに伴う腹膜炎が報告されている．

　バリウム虫垂炎は，バリウムが虫垂内に残留することにより発症する病態である．バリウムが虫垂内に遺残することにより糞石を形成し，虫垂内腔を閉塞させ，虫垂炎を発症するとされる[1]．

　上部消化管造影検査から発症までの期間は幅広く，報告では5時間〜5年まで分布している[2]．上部消化管造影検査のリスクについての研究では，上部消化管造影検査を受けた群は，受けていない群に比べ1.46倍多く虫垂炎を発症し，特に検査から2か月では9.72倍，3〜12か月では2.11倍であり，1年経過後は有意差がみられなかったとする報告もある[3]．

　バリウムが腹腔内に漏出した場合，糞便の漏出も伴うことが多く，化学性および細菌性腹膜炎が起こる[4]．これにより，敗血症などを生じ重症化しやすく，致死率も高い．そのため本疾患と診断した場合には，速やかに消化器外科へ紹介し手術を依頼する．

　本症例は，腹部単純CTで虫垂内に一致した高いCT値より，バリウム虫垂炎と診断した．診断後に高次医療機関の消化器外科に紹介し緊急手術となった．虫垂には術前診断のとおりバリウムが残存しており，虫垂全層の壊死を認めていた．

〔佐々尾　航〕

参考文献

1) Young MO：Acute appendicitis following retention of barium in the appendix. Arch Surg 77：1011-1014, 1958
2) 横尾直樹, 他：上部消化管造影5時間後に発症したバリウム虫垂炎の1例. 日臨外会誌 68：1994-1998, 2007
3) Li HM：The association between barium examination and subsequent appendicitis；A nationwide population-based study. Am J Med 130：54-60, 2017
4) Cochran DQ, et al：An experimental study of the effects of barium and intestinal contents on the peritoneal cavity. Am J Roentgenol Radium Ther Nucl Med 89：883-887, 1963

問題 008

- ●症　例　24歳の女性.
- ●主　訴　心窩部痛.
- ●既往歴　若年発症成人型糖尿病〈MODY〉と高トリグリセリド血症.
- ●家族歴　父と弟が糖尿病.
- ●生活歴　喫煙歴はない. 機会飲酒.
- ●現病歴　昨日の昼から発症し徐々に増悪する心窩部痛があり, 市販の胃薬を服用したが改善しなかった. 本日も症状が持続していたため来院した. 痛みの変動は周期性で, 完全には消失しない持続痛であった. 前傾姿勢でやや痛みが和らぎ, 体動で悪化した. 4回胃液を嘔吐し, 2～3回の軟便もあった.
- ●内服薬　メトホルミン500 mg/日が処方されていたが, 最近は内服していなかった.
- ●身体所見　意識は清明. 身長154 cm, 体重43 kg. 体温36.7℃. 脈拍80/分, 整. 血圧136/70 mmHg. 呼吸数18/分. 心音と呼吸音とに異常はない. 心窩部から臍上部にかけてtapping painがあり, 圧痛と筋性防御とがある.
- ●検査所見　血液所見：Hb 11.3 g/dL, 白血球4,600/μL, 血小板15万/μL. 血液生化学所見：空腹時血糖174 mg/dL, TP 5.9 g/dL, Alb 3.4 g/dL, BUN 7.7 mg/dL, Cr 0.4 mg/dL, 総ビリルビン0.9 mg/dL, AST 11 U/L, ALT 12 U/L, LD 165 U/L（基準115～245）, AMY 37 U/L（基準37～125）, CK 17 U/L（基準62～287）, Na 137 mEq/L, K 3.5 mEq/L, Cl 104 mEq/L, Ca 9.5 mg/L. CRP 14.8 mg/dL.

腹部造影CT（**図1**）を示す.

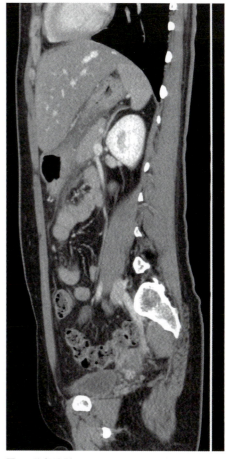

図1　腹部造影CT

考えられるのはどれか. 1つ選べ.

- a：急性膵炎
- b：腹部大動脈解離
- c：腸間膜脂肪織炎
- d：十二指腸潰瘍穿孔
- e：Fitz-Hugh-Curtis症候群

解答 008

C 腸間膜脂肪織炎

● 診　断　　大網の腸間膜脂肪織炎

　腸間膜脂肪織炎は，腸間膜の非特異的な炎症・線維化をきたす病態であり，自己免疫性や感染症，悪性腫瘍などとの関連が示唆されているが，原因不明であることが多い．わが国での報告例では，腸間膜脂肪織炎の発症年齢は40歳以上が72％を占め，性別では男性に多く，部位別ではS状結腸に多いとされている．臨床症状には特異的なものはなく，腹痛，発熱，排便異常および腹部腫瘤などがみられ，不明熱として受診する場合もある．

　診断に関しては，採血上は炎症所見のみで特徴的なものはなく，腹部超音波検査やCTが有用とされている．CTでは，腸管壁の肥厚とその周囲に脂肪織の濃度上昇を認める．腫瘤を形成することがあり，悪性リンパ腫などと鑑別が必要になることもある．

　腸間膜脂肪織炎の治療として，副腎皮質ステロイド，免疫抑制薬および抗菌薬などが報告されているが，ほとんどの症例は自然に改善することが多い．手術適応は，①病状の長期化や再燃，②腸管の高度の狭窄，③悪性腫瘍との鑑別が必要な場合，とされている．

　本症例では，胃から横行結腸につながる大網に一致して脂肪織の濃度上昇を認め，胃と横行結腸の壁肥厚も認めたことから，大網の腸間膜脂肪織炎と診断した．

　CT上，腸管の狭窄を疑う所見を認めず，絶食と輸液，アセトアミノフェンの定期内服で治療を開始した．入院2日目に症状は改善し，採血上もCRPは2.3 mg/dLまで改善した．入院3日目から食事を再開したが症状の再燃を認めず，入院6日目に退院となった．入院時に行われていた上部消化管内視鏡検査では，特に異常所見はなかった．

　腸間膜脂肪織炎は比較的予後良好な疾患であり，早期診断ができれば保存的治療で改善可能であることが多いが，慢性的な経過で手術が行われた症例や高度な線維化で腸閉塞に至った症例も報告されている．腹痛の鑑別疾患の一つとして腸間膜脂肪織炎も念頭に置く必要があると考える．

〔山田大志・佐藤健太〕

参考文献

1) 富士原知史，他：腸間膜脂肪織炎の1例および本邦報告例—49例の文献的考察．日本大腸肛門病会誌 48：1054-1059, 1995
2) Issa I, et al：Mesenteric panniculitis：Various presentations and treatment regimens. World J Gastroenterol 15：3827-3830, 2009
3) van Breda Vriesman AC, et al：Mesenteric panniculitis：US and CT features. Eur Radiol 14：2242-2248, 2004
4) 保田尚邦，他：高度の腸管狭窄を合併した腸間膜脂肪織炎の1例．日臨外会誌 59：1127-1130, 1998

問題 009

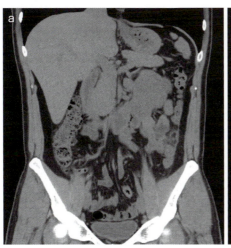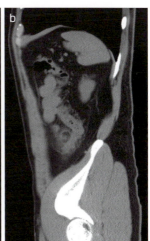

図1 腹部単純CT
a：冠状断像，b：矢状断像

- **症　例**　29歳の男性．
- **主　訴**　左側腹部痛．
- **既往歴**　特記すべきことはない．
- **生活歴**　喫煙歴：15本/日（9年間）．飲酒歴：ビール2～3L/日（9年間）．
- **現病歴**　3年前から年に1度程度，特に誘因なく同様の腹痛が出現していたが，医療機関を受診することなく3日ほどで軽快していた．3日前，昼食前に突然左側腹部痛が出現した．症状の増悪はないものの同部位の疼痛が改善しないため来院した．発熱の自覚はない．食欲は軽度に低下している．下痢と嘔吐とはない．歩行で腹痛が悪化することはなく，疼痛の放散もない．
- **身体所見**　意識は清明．全身状態は良好である．身長170cm，体重73kg．体温36.8℃．脈拍76/分，整．血圧128/82mmHg．呼吸数12/分．SpO₂ 99%（room air）．心音と呼吸音とに異常はない．腹部は平坦，軟で，腸蠕動音は正常である．臍の左側に圧痛を認めるが，腫瘤は触知しない．かかと落とし試験は陰性である．肋骨脊柱角の叩打痛はない．皮疹はない．
- **検査所見**　尿所見：タンパク（−），潜血（−）．血液所見：赤血球498万/μL，Hb 15.3g/dL，Ht 46%，白血球6,960/μL（好中球65%，好酸球9%，単球8%，リンパ球18%），血小板29.2万/μL．血液生化学所見：空腹時血糖105mg/dL，TP 7.4g/dL，Alb 4.5g/dL，BUN 8.6mg/dL，Cr 0.8mg/dL，UA 9.0mg/dL，総ビリルビン0.6mg/dL，AST 22U/L，ALT 26U/L，LD 344U/L（基準120～245），ALP 208U/L（基準80～260），γ-GTP 43U/L（基準10～50），CK 164U/L（基準57～197），Na 140mEq/L，K 4.1mEq/L，Cl 105mEq/L，CRP 0.2mg/dL．

腹部単純CTを**図1**に示す．

この疾患の治療方針として適切なのはどれか．1つ選べ．

a：外科手術
b：高圧浣腸
c：バンコマイシン投与
d：メトロニダゾール投与
e：非ステロイド抗炎症薬〈NSAIDs〉投与

解答 009

e 非ステロイド抗炎症薬〈NSAIDs〉投与

● 診 断　腹膜垂炎

　腹膜垂は直腸を除いた大腸全域の結腸ヒモに沿って認められる直径1〜2cm, 長さ2〜5cm程度の嚢状の構造物で, 表面は漿膜に覆われ, 内部に脂肪組織と血管とが含まれる. 腹膜垂炎とは, この腹膜垂自体の捻転が循環障害を引き起こし, 無菌性脂肪壊死や静脈血栓を生じることによる炎症である. 好発年齢は20〜50歳で, 男性, 肥満者に多く, 肥満に伴う腹膜垂自体の重量や長さの増大により捻転が生じやすくなるためとされる[1]. 症状は急性発症の下腹痛が多いが, 下痢, 嘔吐, 発熱といった症状に乏しく, 腹膜刺激症状である腹壁の硬直は通常認められない. 血液検査も特徴的な異常はなく, 炎症反応は正常〜軽度上昇する程度である.

　診断にはCTが有用とされる. 通常, 腹膜垂はCTにて描出されないが, 炎症を起こした腹膜垂は,「結腸に接した, リング状の高吸収領域が脂肪織濃度を囲んだ楕円形病変」として認められる. リング状の輪郭は腹膜垂を覆う漿膜の炎症を, 脂肪織濃度内に認められる高吸収域は血栓化した静脈をそれぞれ反映しており, 腹膜垂炎に特徴的な所見である[2]. 病変周囲には炎症の波及に伴う脂肪織の濃度上昇, 毛羽立ちも認められる.

　腹膜垂炎は, ほとんどが10日以内に自然軽快する予後良好な疾患である. 治療は非ステロイド抗炎症薬〈NSAIDs〉の投与であり, 入院加療や絶食, 抗菌薬投与は通常不要である. 経過観察中に高熱, 疼痛の悪化および膿瘍形成を生じる場合が稀にあり, その場合に限って外科的処置が必要である[2].

　本疾患の鑑別診断として憩室炎と急性虫垂炎とが挙がるが, これらは腹膜垂炎と異なり, 入院加療, 抗菌薬投与および外科的治療が必要で

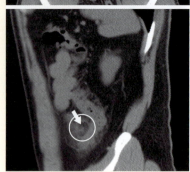

図2　腹部単純CT（図1再掲）

ある. 両者の鑑別を行うことは, 本来不要である治療から患者を守る意味で重要であり, このような臨床像を呈する場合には本疾患を念頭に置く必要がある.

　本症例は, 成人若年男性に生じた急性腹痛であり, 発熱がなく, 全身状態は良好であった. 血液検査で炎症所見に乏しく, 本疾患が疑われたため腹部単純CTが施行された. 腹部単純CTでは下行結腸に接してリング状の薄い高吸収域とその内部に脂肪織濃度を示す結節（図2の囲み部分）と, 内部に線状高吸収域（図2の矢印）を, また, 周囲の脂肪織には濃度上昇を認め, 臨床所見と合わせて腹膜垂炎と診断した. NSAIDsの定期投与を開始, 投与3日目から症状は軽減し, 投与1週後には腹痛は消失し, 治療終了とした.

〔金澤健司〕

参考文献

1) Schnedl WJ, et al：Insights into epiploic appendagitis. Nat Rev Gastroenterol Hepatol **8**：45-49, 2011
2) Rioux M, et al：Primary epiploic appendagitis；Clinical, US, and CT findings in 14 cases. Radiology **191**：523-526, 1994

問題 010

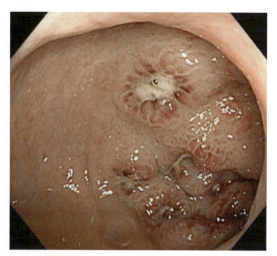

図1 大腸内視鏡像

- ● **症　例**　28歳の男性.
- ● **主　訴**　粘血便と発熱.
- ● **既往歴**　27歳時にB型急性肝炎.
- ● **生活歴**　喫煙歴：15本/日×10年，飲酒歴：焼酎5合を週2日.
- ● **現病歴**　3日前から38℃の発熱と粘血便とが出現し，1日20回以上の排便が続くため来院した.
- ● **身体所見**　体温38.2℃．脈拍84/分，整．血圧120/72 mmHg．眼瞼結膜に貧血はない．眼球結膜に黄疸はない．胸部に異常はない．腹部は平坦，軟で，圧痛はない.
- ● **検査所見**　血液所見：赤血球474万/μL，Hb 14.7 g/dL，Ht 43%，白血球4,080/μL，血小板11万/μL．血液生化学所見：TP 6.5 g/dL，Alb 4.3 g/dL，BUN 10.5 mg/dL，Cr 0.9 mg/dL，総ビリルビン0.6 mg/dL，AST 29 U/L，ALT 31 U/L，LD 170 U/L（基準120〜245），ALP 288 U/L（基準80〜260），γ-GTP 38 U/L（基準10〜50），AMY 70 U/L（基準60〜200），Na 139 mEq/L，K 4.2 mEq/L，Cl 102 mEq/L．便培養（−），便アメーバ（−），血清アメーバ抗体（＋）.

大腸内視鏡像を**図1**に示す.

対応として**適切でない**のはどれか．1つ選べ．

- a：HIV抗体を測定する.
- b：6日後に保健所に届け出る.
- c：海外渡航歴について聴取する.
- d：メトロニダゾールを投与する.
- e：副腎皮質ステロイドを投与する.

解答 010

e 副腎皮質ステロイドを投与する．

● 診 断　アメーバ性大腸炎

　アメーバ性大腸炎はわが国では比較的稀な疾患であったが，近年では年間 1,000 例を超す報告があり，年々増加してきている[1]．最近では海外渡航による感染者は約 10～15％程度で，国内感染者が圧倒的に多く，風俗店での遊興による異性間感染者が多くみられる[2]．梅毒や B 型肝炎を合併する率が高いことも知られており，最近では HIV 陽性者が多いことが問題となっている．

　病変は全大腸に及ぶものと限局型とがあり，周囲に隆起を呈するいわゆるタコイボ様潰瘍・びらんが特徴的とされるが，隆起を認めない例もある．下部消化管内視鏡検査でアメーバ腸炎を疑った場合は生検を行うが，生検での陽性率は 70～80％とされる．直接鏡検の陽性率は 85～90％との報告もあり[3]，有用と考えられるが，温度が低下するとアメーバが運動しなくなり検出が困難となるため，速やかに観察を行うことが肝要である．

　鑑別が必要な疾患としては，潰瘍性大腸炎，Crohn 病，大腸癌，悪性リンパ腫，偽膜性腸炎，サイトメガロウイルス腸炎および腸結核などが挙げられる．

　治療はメトロニダゾールが第 1 選択薬であり，メトロニダゾール 1,000～1,500 mg/日を 10～14 日間投与する．メトロニダゾールの副作用として末梢神経障害，中枢神経障害，無菌性髄膜炎，中毒性表皮壊死融解症〈toxic epidermal necrolysis：TEN〉，皮膚粘膜眼症候群〈Stevens-Johnson 症候群〉，急性膵炎，白血球減少などがみられることがある．また，アメーバ性大腸炎は感染症法における 5 類感染症であり，診断後 7 日以内に最寄りの保健所に届け出ることが義務付けられている．
〔児玉和久〕

参考文献

1) 国立感染症研究所：アメーバ赤痢報告数の増加，2010～2013 年．IASR **35**：223-224, 2014
2) 岸原輝仁, 他：潰瘍性大腸炎とその鑑別―誤診してはいけない感染性腸炎：アメーバ性大腸炎. 消内視鏡 **22**：1214-1219, 2010
3) 大川清孝. 赤痢アメーバ感染症. 大川清孝, 他（編）. 感染性腸炎 A to Z, 2 版. pp 198-203, 医学書院, 2012

問題 011

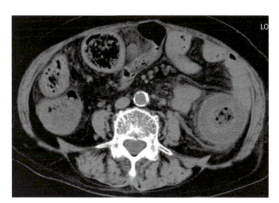

図1　腹部造影CT

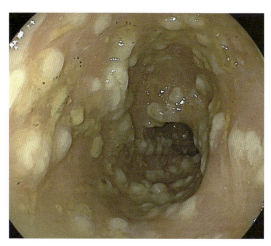

図2　大腸内視鏡像

- ●症　例　78歳の女性.
- ●主　訴　発熱と左下腹部痛.
- ●合併症　糖尿病，高血圧および脂質異常症.
- ●生活歴　特記すべきことはない.
- ●現病歴　2週間前から咳嗽が出現し，かかりつけ医を受診した．抗菌薬を処方され内服していたが，発熱と喀痰とを認めるようになったため来院し，精査加療目的で入院した．入院後，メロペネム1.5 g/日投与を開始し，3日経過したが炎症反応は低下せず，左下腹部に圧痛を認めたため，腹部造影CTを施行し，その後，大腸内視鏡検査を施行した．
- ●身体所見　体温38.4℃．脈拍100回/分，整．血圧88/40 mmHg．眼瞼結膜に貧血はない．眼球結膜に黄疸はない．胸部に異常はない．腹部は平坦，軟で，左下腹部に圧痛がある．筋性防御はない．
- ●検査所見　血液所見：赤血球329万/μL，Hb 9.5 g/dL，Ht 28%，白血球38,360/μL，血小板24万/μL．血液生化学所見：TP 5.1 g/dL，Alb 2.2 g/dL，BUN 41 mg/dL，Cr 2.0 mg/dL，総ビリルビン 0.3 mg/dL，AST 47 U/L，ALT 26 U/L，LD 728 U/L（基準120～245），γ-GTP 24 U/L（基準9～32），Na 126 mEq/L，K 4.4 mEq/L，Cl 94 mEq/L，CRP 15.2 mg/dL．便中 *Clostridium difficile*（CD）毒素は陽性.

腹部造影CTを図1に，大腸内視鏡像を図2に示す.

この疾患について**誤っている**のはどれか．1つ選べ．

- a：治療後の再発は稀である．
- b：メトロニダゾール内服を行う．
- c：再発を繰り返す場合にベズロトクスマブを投与する．
- d：プロトンポンプ阻害薬の使用で発症リスクが増加する．
- e：CD毒素が陰性化していなくても，臨床症状や血液検査が改善したため隔離を解除する．

解答 011

> **a** 治療後の再発は稀である．

● 診 断　*Clostridium difficile* 腸炎

　抗菌薬による菌交代現象が原因で異常増殖した *C. difficile* が産生する毒素により発症する．すべての抗菌薬が原因となりうるが，クリンダマイシン，カルバペネム系抗菌薬，βラクタマーゼ阻害薬配合ペニシリン系抗菌薬，第2，第3世代セフェム系抗菌薬およびキノロン系抗菌薬が高リスクといわれている．また，プロトンポンプ阻害薬による胃酸分泌低下，65歳以上の高齢者，糖尿病，慢性腎不全，炎症性腸疾患，低栄養および免疫不全もリスク要因として挙げられる．

　診断には便の嫌気性培養と迅速検査とを行う．以前の迅速検査はトキシンAのみが測定可能であったが，現在はトキシンA，Bを同時測定できる簡易迅速キットが利用可能となった．特異度の高い有用な検査であるが，感度が高くないため，便培養を併用することが望ましい．内視鏡所見は半球状の黄色隆起を多数認めることが特徴であるが，軽症例では偽膜を伴わない粘膜の発赤，浮腫，びらんのみを認めるものもある[1]．

　治療としては，まず原因となった抗菌薬の中止を考慮する．原因薬剤を中止できない場合は *C. difficile* 腸炎を発症するリスクの低い薬剤に変更するか，原因薬剤と並行して *C. difficile* 腸炎の治療を行う．治療薬はメトロニダゾールまたはバンコマイシン経口投与を行う．臨床的に治癒してもCD毒素が持続的に陽性となることがあるため，治療終了のタイミングは臨床症状や血液検査所見を目安に判断する．

　C. difficile 感染者の20～30％近くの患者が再発するといわれる．初回再発では1回目の治療に用いた同じ薬剤の10～14日間投与が推奨されるが，2回目以降の再発例ではバンコマイシンの長期投与・漸減法[2]やベズロトクスマブ[3]の使用を考慮する．ベズロトクスマブは2017年12月からわが国でも使用可能となった *C. difficile* 感染症の再発抑制薬で，抗 *C. difficile* トキシンB ヒトモノクローナル抗体である． 〔児玉和久〕

参考文献

1) 稲松孝思：抗菌剤投与による下痢症に関する研究— *Clostridium difficile* 腸炎の大腸内視鏡診断を中心に．十全医会誌 **98**：674-685, 1989
2) Kyne L, et al：Recurrent *Clostridium difficile* diarrhoea. Gut **49**：152-153, 2001
3) Wilcox MH, et al：Bezlotoxumab for prevention of recurrent *Clostridium difficile* infection. N Engl J Med **376**：305-317, 2017

問題 012

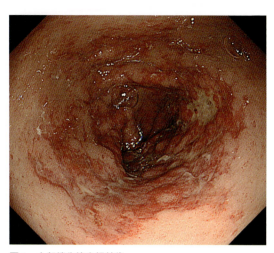

図1　上部消化管内視鏡像

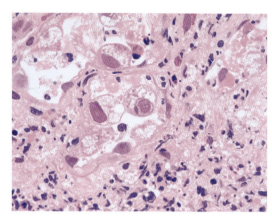

図2　生検のH-E染色標本

- **症　例**　70歳の男性．
- **主　訴**　悪心と嘔吐．
- **既往歴**　特記すべきことはない．
- **現病歴**　1年前に悪性リンパ腫と診断され，CHOP療法8コースを行いCRとなった．しかし翌年にCTで全身リンパ節の再増大を認め再入院し，2次治療としてESHAP療法を施行した．治療後の評価CTでリンパ節は縮小したものの，悪心と嘔吐とが出現した．
- **身体所見**　意識は清明．身長165 cm，体重55.7 kg．体温38.1℃．脈拍96/分，整．血圧118/64 mmHg．眼瞼結膜に貧血がある．表在リンパ節は触知しない．心窩部から上腹部に圧痛がある．下腿浮腫が軽度ある．
- **検査所見**　尿所見に異常はない．血液所見：赤血球249万/μL，Hb 7.0 g/dL，Ht 20％，網赤血球1.2％，白血球12,360/μL（桿状核好中球20％，分葉核好中球74％，単球5％，リンパ球1％），血小板2.5万/μL．血液生化学所見：随時血糖177 mg/dL，TP 3.7 g/dL，Alb 2.5 g/dL，BUN 22.0 mg/dL，Cr 0.8 mg/dL，UA 2.9 mg/dL，AST 62 U/L，ALT 23 U/L，LD 340 U/L（基準120〜240），ALP 219 U/L（基準80〜260），γ-GTP 85 U/L（基準10〜50），Na 133 mEq/L，K 3.2 mEq/L，Cl 102 mEq/L，免疫血清学所見：CRP 3.5 mg/dL，可溶性IL-2受容体5,150 U/mL（基準220〜530）．感染症検査所見：血中抗 *Helicobacter pylori* 抗体 陰性，サイトメガロウイルスアンチゲネミア陽性細胞113/112個（50,000個中）（基準 検出しない）．便中 *Clostridium difficile* 毒素 陰性．腹部X線撮影では腸閉塞の所見はない．

上部消化管内視鏡像を**図1**に，生検のH-E染色標本を**図2**に示す．

> 治療薬として最も適切なのはどれか．1つ選べ．

- **a**：ガンシクロビル
- **b**：バンコマイシン
- **c**：プレドニゾロン
- **d**：ラスブリカーゼ
- **e**：プロトンポンプ阻害薬＋アモキシシリン＋クラリスロマイシン

解答 012

a ガンシクロビル

● 診 断　サイトメガロウイルス〈CMV〉感染症

　悪性リンパ腫の治療中に，発熱と悪心・嘔吐とを認めた．上部消化管内視鏡検査(図1)にて，多発する不整形の潰瘍と発赤がみられる．生検のH-E染色標本(図2)でCMV感染細胞に特徴的な巨細胞封入体が観察される．この巨細胞封入体は，その形態からフクロウの目〈owl eye〉とも呼ばれている．また，血液所見よりCMVアンチゲネミア陽性細胞が著明高値であることからも，胃潰瘍の原因がCMV感染症であると診断できる．CMV感染症の上部消化管病変では，食道には典型的な打ち抜き潰瘍が多い．一方，胃と十二指腸にはnon-punched out ulcer(類円形，不整形，地図状，縦走潰瘍)やerythema・erosionなどの非典型的病変が多いとされる[1]．

　CMV感染症は，CMVの初感染，再感染あるいは再活性化によって起こる病態で，感染と感染症とは異なる．通常，幼小児期に不顕性感染の形で感染し，生涯その宿主に潜伏感染しており，本症例のような免疫抑制状態下で再活性化し感染症を引き起こす．従来，わが国のCMV抗体保有率は欧米諸国に比べて高く，乳幼児期にほとんどの人が感染している状態が続いていた．しかし最近では，妊娠可能年齢の女性におけるCMV抗体保有率は90％台から70％台に減少しているため，初感染にも注意が必要である[2]．

　本症例では，内視鏡検査後から直ちに抗ウイルス薬であるガンシクロビルを開始して，消化器症状は消失した．また2週後に再び上部消化管内視鏡検査を行い，潰瘍の改善を確認した．

　バンコマイシンは，偽膜性腸炎の治療薬である．全身状態不良の患者や抗菌薬使用中の患者において消化器症状が出現した場合には偽膜性腸炎の可能性を考慮する必要があるが，本症例ではその原因となる*Clostridium difficile*毒素は陰性であった．プレドニゾロンは，副腎皮質ステロイドであるが悪性リンパ腫の治療薬としても用いられる．また抗腫瘍薬による悪心に対する制吐薬としても使用されることがある．プレドニゾロンは感染症を悪化させる可能性があるため，注意が必要である．ラスブリカーゼは，高尿酸血症に対する治療薬であるが，腫瘍崩壊症候群に対しても保険適用となっている．プロトンポンプ阻害薬＋アモキシシリン＋クラリスロマイシンは*Helicobacter pylori*の除菌薬である．胃潰瘍の原因として最も多いのが*H. pylori*感染症であり，胃癌の原因ともなりうる．また，胃MALTリンパ腫においても*H. pylori*の除菌が第1選択となっている．

〔菊池英純〕

参考文献

1) 永田尚義, 他：免疫不全患者におけるサイトメガロウイルスの上部消化管病変—内視鏡像と臨床像の検討. Gastroenterol Endosc 51：2414-2425, 2009
2) 干場　勉：妊婦のサイトメガロウイルス抗体保有率の低下. 日本臨牀 56：193-196, 1998

問題 013

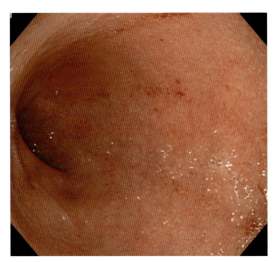

図1 下部消化管内視鏡像（初診時）

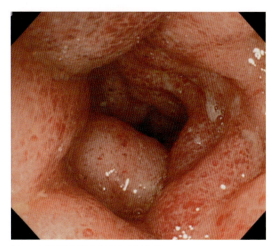

図2 下部消化管内視鏡像（入院時）

- ●**症　例**　61歳の女性．
- ●**主　訴**　血便．
- ●**既往歴**　41歳時に子宮筋腫手術．
- ●**現病歴**　半年前から下痢が出現した．かかりつけ医で整腸薬を処方され，症状は軽減したためそのままにしていた．しかし1日5〜6回の粘血便が出現したため来院した．当院にて下部消化管内視鏡検査を行い左側大腸炎型潰瘍性大腸炎の中等症と診断，メサラジン2,250 mgの内服治療を開始した．内服開始1週後に再受診したが，排便回数と出血の程度とに改善がみられないことから，メサラジン3,000 mgに増量した．その10日後に，血便の増悪，発熱および腹痛を訴え緊急入院した．
- ●**身体所見**　意識は清明．身長149 cm，体重58 kg（1週間で3 kgの減少）．体温39.8℃．脈拍100/分，整．血圧102/64 mmHg．眼瞼結膜に貧血はない．表在リンパ節は触知しない．胸部に異常はない．下腹部を中心に圧痛があるが，筋性防御と反跳痛とはない．排便は7〜8回/日の下痢で血液の混入がある．
- ●**検査所見**　尿所見に異常はない．赤沈70 mm/1時間．血液所見：赤血球440万/μL，Hb 11.7 g/dL，Ht 38%，白血球11,700/μL，血小板27万/μL．血液生化学所見：随時血糖118 mg/dL，TP 6.0 g/dL，Alb 2.5 g/dL，BUN 15.3 mg/dL，Cr 0.7 mg/dL，AST 12 U/L，ALT 11 U/L，LD 162 U/L（基準120〜245），ALP 167 U/L（基準80〜260），γ-GTP 15 U/L（基準9〜32），AMY 21 U/L（基準60〜200），Na 140 mEq/L，K 3.4 mEq/L，Cl 102 mEq/L，CRP 28.4 mg/dL．感染症検査所見：サイトメガロウイルスアンチゲネミア陽性細胞0/0個（50,000個中）（基準検出しない）．便培養：病原菌は検出しない．腹部X線撮影では中毒性巨大結腸症の所見はない．

初診時の下部消化管内視鏡像を**図1**に，入院時の下部消化管内視鏡像を**図2**に示す．

> まず行う治療として最も適切なのはどれか．1つ選べ．

- a：手　術
- b：メサラジンの中止
- c：タクロリムスの開始
- d：アザチオプリンの開始
- e：抗TNFα抗体製剤の開始

解答 013

b メサラジンの中止

● 診　断　メサラジンアレルギー

　潰瘍性大腸炎〈ulcerative colitis：UC〉の初期治療症例である．潰瘍性大腸炎の重症度分類では初診時には中等症であったが，メサラジン内服開始後に増悪し重症化した．本症例では，入院時にメサラジンを直ちに中止して発熱と腹部症状との改善を得た．後に，薬剤リンパ球刺激試験〈DLST〉の陽性が判明している．

　メサラジンアレルギーの頻度は1％前後とされており，その症状は下痢・血便，発熱，関節痛および頭痛である．通常のUC増悪に比べてCRPが高値となりやすく，鑑別の補助となる．発現時期は，投与開始直後から3か月以内のことが多いが，副腎皮質ステロイド投与症例ではアレルギー症状がマスクされ，副腎皮質ステロイド減量に伴い出現することもある．内視鏡的には血管透見消失，細顆粒状粘膜および浮腫状粘膜がみられるが，深い潰瘍を認めることは少ない[1]．

　本症例のようにメサラジンの内服初期や増量時などに症状が増悪した場合には，原疾患であるUCの増悪と薬剤アレルギーとの鑑別を要する．薬剤アレルギーは，その診断が遅れると不必要な免疫抑制治療薬を追加してしまうことが

あるため，常に念頭に置くべき病態である．薬剤アレルギーを疑った場合には，まず薬剤を中止すること，そして病歴の確認とともに下部消化管内視鏡検査を含む全身検索を行ったうえで，必要な治療を検討する必要がある．

　アザチオプリンは，UCの難治例（副腎皮質ステロイド依存例，抵抗例）に使用される．アザチオプリンは寛解導入の効果は期待できず，寛解維持療法に用いられることが多い．タクロリムス，抗TNFα抗体製剤はいずれも中等症以上のUCに対して投与する薬剤であるが，これらが無効であった場合には手術の可能性を念頭に置く必要がある．UCにおける手術の絶対適応は，劇症，中毒性巨大結腸症，穿孔，大出血および癌合併である．手術の相対的適応として内科的治療の抵抗例があるが，特に高齢発症者の場合には過度な免疫抑制療法の継続による有害事象もありうるため，手術時期の判断は難しく外科医との密な連携が重要である．

　メサラジンアレルギーUC患者の長期的な治療方針に一定の基準はなく，個々の症例によって異なる．本症例では抗TNFα抗体製剤に対して投与時反応がみられたため，アザチオプリンによる寛解維持療法を継続している．〔菊池英純〕

参考文献

1）本谷　聡，他：5-ASA不耐（メサラジンアレルギー）の潰瘍性大腸炎．IBD Res 4：127-131, 2010

問題 014

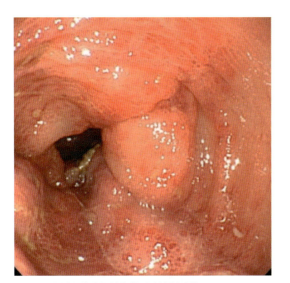

図1 下部消化管内視鏡像（横行結腸左側）

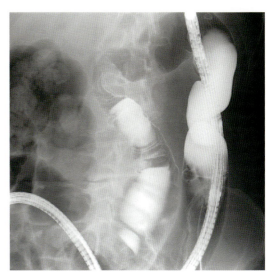

図2 注腸造影像

- ●**症　例**　56歳の女性．
- ●**主　訴**　血便．
- ●**既往歴**　47歳時に慢性肺動脈血栓塞栓症に対する血栓内膜摘除術（以後，抗凝固療法を継続中）．
- ●**家族歴・生活歴**　特記すべきことはない．
- ●**現病歴**　国内旅行中に激しい下痢があり，近くの病院を受診した．対症的に補液がなされ症状は落ち着いたものの，血便がみられ始めた．翌日，旅行先から帰ってきた後も血便が続き，時折腹痛も伴うため来院した．
- ●**身体所見**　身長153 cm，体重56.5 kg．体温35.8℃．脈拍72/分，整．血圧110/70 mmHg．眼瞼結膜に貧血はない．腹部は平坦，軟で，左下腹部に軽度の圧痛がある．四肢末梢に異常はない．
- ●**検査所見**　血液所見：赤血球408万/μL，Hb 13.1 g/dL，Ht 40％，白血球10,100/μL（好中球68％，好酸球1％，単球4％，リンパ球27％），血小板15万/μL．血液生化学所見：TP 6.6 g/dL，Alb 4.0 g/dL，BUN 10.4 mg/dL，Cr 0.6 mg/dL，総ビリルビン0.7 mg/dL，AST 19 U/L，ALT 16 U/L，LD 148 U/L（基準120～245），ALP 195 U/L（基準80～260），γ-GTP 12 U/L（基準9～32）．CRP 0.9 mg/dL．腫瘍マーカー：CEAとCA19-9とは基準範囲内．

下部消化管内視鏡像（図1）と注腸造影像（図2）とを示す．

考えられるのはどれか．1つ選べ．

- a：大腸癌
- b：腸結核
- c：Crohn病
- d：潰瘍性大腸炎
- e：虚血性大腸炎

解答 014

e 虚血性大腸炎

●診　断　虚血性大腸炎

　虚血性大腸炎は，大腸の急な血流障害によって起こる腸管傷害のうち，主幹血管の器質的閉塞を伴わないものである．血流障害をきたす機序としては，腸管内圧の上昇と蠕動亢進による腸壁の張力増強が中心と考えられ，直接の契機としては，便秘，いきみ，強い下剤や浣腸の使用，下部消化管内視鏡検査および感染性腸炎などが挙げられる[1]．発症前に便秘や下痢などの腸管に強い緊張を起こすエピソードが先行していることが多く，大半は突発する腹痛とそれに引き続き数時間のうちに発症する下痢，血便といった特徴的な経過をとるため，医療面接のみで容易に診断できることが多い．

　近年増加しており，最も多いのは60歳台であるが，動脈硬化のない30〜40歳台に発症することも少なくない．Marstonの臨床分類では重症度に従って，「一過性型」「狭窄型」「壊疽型」に分けられていたが，現在では可逆性の一過性型と狭窄型とを狭義の虚血性大腸炎とし，壊疽型はnon-occlusive mesenteric ischemia〈NOMI〉と近縁の概念として別疾患とする．虚血性大腸炎のほとんど(80〜90％)が一過性型であり[2]，食事制限や補液管理といった保存的治療で軽快するが，狭窄型で高度の狭窄が残存した場合にはバルーン拡張や手術が必要になることがある．また，壊疽型では手術を含めた緊急の処置が不可欠である．なお，再発は5〜10％程度にみられ，便秘傾向を有する女性に多い[2]．

　鑑別疾患として，大腸癌や出血をきたす腸炎（感染性腸炎，抗生物質起因性腸炎，大腸憩室炎，潰瘍性大腸炎，Crohn病など）があり，診断には薬剤や食物摂取歴の聴取，便の細菌培養などに加えて内視鏡検査が重要である．内視鏡所見は

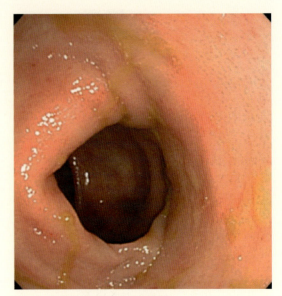

図3　1週後の下部消化管内視鏡像

急性期には粘膜の蒼白，浮腫，うっ血，次いでびまん性出血，汚い偽膜様所見，潰瘍，さらに急速な瘢痕化へと，数日単位で急速に変化するが，重症例ほど粘膜が暗赤色調を呈する．ただし，検査およびその前処置が苦痛を伴ったり，病状を再増悪させたりすることに注意が必要である．

　本症例は下部消化管内視鏡検査で横行結腸左側，約10cmにわたる全周性の浮腫とうっ血変化とを認めた．さらに，注腸造影検査における二重造影像でも典型的な拇指圧痕像にみられる粘膜の隆起を認めたことから，虚血性大腸炎と診断した．

　入院して1週間の絶食・補液管理後に行った下部消化管内視鏡検査にて炎症像が著明に改善している（図3）ことを確認し，食事を再開して速やかに退院した．　　〔梶原祐策〕

参考文献

1) 松橋信行：虚血性大腸炎. 日本消化器病学会（監）：消化器病診療，第2版. pp 112-114，医学書院，2014
2) 小林清典：虚血性大腸炎. 高久史麿，他（監）：新臨床内科学，第9版. pp 465-466，医学書院，2009

問題 015

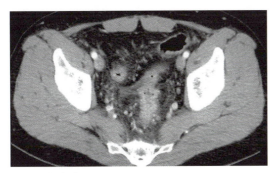

図1　腹部造影CT

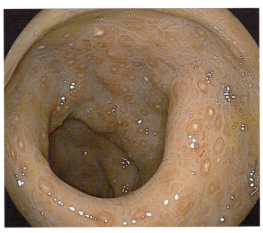

図2　大腸内視鏡像

- **症　例**　38歳の男性.
- **主　訴**　軟便，発熱および下腹部痛.
- **既往歴・内服薬**　特記すべきことはない.
- **生活歴**　喫煙歴：20本/日×18年．機会飲酒.
- **現病歴**　4日前から下腹部痛が出現し，3日前から軟便と39℃台の発熱とを認めるようになったため，かかりつけ医を受診した．造影CTで直腸周囲の脂肪織濃度の上昇と多発リンパ節腫大とを認め，直腸周囲炎を疑われ，精査目的で紹介されて入院した.
- **身体所見**　体温38.9℃．脈拍80/分，整．血圧110/70 mmHg．眼瞼結膜に貧血はない．眼球結膜に黄疸はない．胸部に異常はない．腹部は平坦，軟で，下腹部に圧痛がある．筋性防御はない．肛門周囲に明らかな異常はない.
- **検査所見**　血液所見：赤血球350万/μL，Hb 11.4 g/dL，Ht 35%，白血球4,100/μL，血小板29万/μL．血液生化学所見：TP 6.1 g/dL，Alb 3.7 g/dL，BUN 14.1 mg/dL，Cr 0.5 mg/dL，総ビリルビン0.5 mg/dL，AST 14 U/L，ALT 11 U/L，LD 142 U/L（基準120〜245），ALP 157 U/L（基準80〜260），γ-GTP 22 U/L（基準10〜50），AMY 98 U/L（基準60〜200），Na 140 mEq/L，K 3.9 mEq/L，Cl 108 mEq/L．免疫血清学所見：CRP 0.4 mg/dL，*Chlamydia trachomatis* IgG（-），*Chlamydia trachomatis* IgA（+）．直腸擦過診によるPCR法：*Chlamydia trachomatis* DNA（+）.

かかりつけ医で実施した腹部造影CTを図1に，大腸内視鏡像を図2に示す.

まず投与する治療薬はどれか．1つ選べ.

a：ガンシクロビル
b：バンコマイシン
c：アジスロマイシン
d：メトロニダゾール
e：副腎皮質ステロイド

解答 015

C アジスロマイシン

● 診 断 　クラミジア直腸炎

Chlamydia trachomatis 感染は日本で最も多い性行為感染症であるが，直腸炎に関する報告は少なく不明な点が多い．クラミジア直腸炎は男性同性愛者や女性異性愛者に発生し[1]，わが国では若年に多いとされる．クラミジア直腸炎典型例の内視鏡像の特徴は直腸下部の円形〜類円形の多発小隆起病変の集簇で，病理学的にはリンパ濾胞の増生と炎症細胞浸潤である．非典型的な内視鏡像を呈する症例もみられ，隆起病変がなく，アフタ様病変，発赤のみを認める症例もある[2]．鑑別診断としてMALTリンパ腫やlymphoid hyperplasia などのリンパ濾胞増殖症をきたす疾患，炎症性腸疾患および感染性腸炎が挙げられる．症状が軽いことや直腸擦過診などの特殊な検査を要することから，診断確定されていない症例が多数存在する可能性がある．

本症例は直腸粘膜に限局するアフタ様病変を認め，直腸粘膜擦過診で *Chlamydia trachomatis* DNAが検出されたことより，クラミジア直腸炎と診断される．クラミジア直腸炎の治療はテトラサイクリン系抗菌薬が第1選択であり，マクロライド系抗菌薬やニューキノロン系抗菌薬が有効である．

〔児玉和久〕

参考文献

1）大川清孝，他：STDによる腸炎の画像診断．胃と腸 **32**：941-948, 1997
2）松井佐織，他：最近注目される腸管感染症―クラミジア直腸炎．胃と腸 **53**：441-445, 2018

問題 016

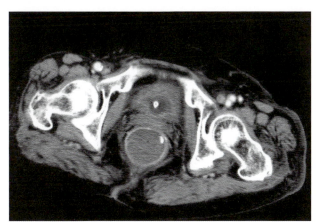

図1　血便直後の腹部造影CT

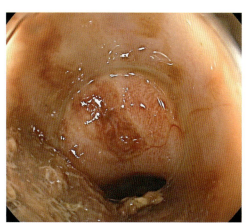

図2　下部消化管内視鏡像

- ● **症　例**　79歳の女性．
- ● **主　訴**　鮮血便．
- ● **既往歴**　特記すべきことはない．
- ● **家族歴・生活歴**　特記すべきことはない．
- ● **現病歴**　20日前から体動時の呼吸困難を自覚した．10日前に両下肢浮腫が進行し，食事摂取不良となったため来院した．精査により急性心不全の診断で入院となった．入院後，カルペリチド（ハンプ®）の持続静注による加療を開始した．頻脈性不整脈がみられたため，ベラパミル（ワソラン®）とカルベジロール（アーチスト®）との投与も開始した．2日前には利尿が不十分であり，フロセミド（ラシックス®）の静注も併用した．心不全の治療に難渋したため離床が進まず，本日早朝に再び頻脈を呈し，多量の鮮血便を認めた．
- ● **身体所見**　意識レベルはJCS I-1．体温36.7℃．脈拍124/分，整．血圧82/58 mmHg．呼吸数20/分．腹部に自発痛と圧痛とは認めない．
- ● **検査所見**　血液所見：Hb 13.4 g/dL，白血球7,500/μL．血液生化学所見：BUN 34.5 mg/dL，Cr 0.6 mg/dL．CRP 0.3 mg/dL．

緊急で腹部造影CTを施行し，直腸に造影剤の腸管内漏出を認める．

腹部造影CT（**図1**）と，直腸からの出血を疑い施行した下部消化管内視鏡像（**図2**）とを示す．

> 考えられるのはどれか．1つ選べ．

- **a**：内痔核
- **b**：宿便性潰瘍
- **c**：直腸静脈瘤
- **d**：急性出血性直腸潰瘍
- **e**：サイトメガロウイルス直腸潰瘍

解答 016

d 急性出血性直腸潰瘍

● **診　断**　急性出血性直腸潰瘍〈acute hemorrhagic rectal ulcer：AHRU〉

AHRUは，1980年に河野ら[1]により報告された疾患である．広岡ら[2]は，重篤な基礎疾患，特に脳血管障害を有する高齢者に，突然無痛性の大量新鮮下血にて発症するとしており，成因としてストレス説が挙げられた．中村ら[3]は，仰臥位寝たきり状態にある患者に多く発症するとし，側臥位から仰臥位への体位変換に伴って有意な下部直腸粘膜血流量の減少を認めたことを報告しており，下部直腸粘膜血流障害が誘因であるとしている．

高齢者，女性に多く，発症は急性期に比べて安定期に多いと報告されている．初期の報告のように，脳血管疾患が原疾患であるという報告が多いが，骨折などの整形外科疾患や悪性腫瘍などの長期臥床を余儀なくされた患者での発症の報告も多いとされている[4]．潰瘍の形態としては，不整形，類円形，Dieulafoy型，輪状に分けて検討する報告が多い．ただし，微小な浅い粘膜下層の異常血管が破綻して出血する直腸Dieulafoy潰瘍という疾患概念もあり，急性出血性直腸潰瘍のDieulafoy型との鑑別は不明確である[5]．

治療は内視鏡的止血術となり，クリップ法や高張ナトリウム・エピネフリン〈hypersaline epinephrine：HSE〉局注などが行われることが多い．再出血することが多いとされており，正確な処置が要求される．山口ら[4]は，予後は当該疾患自体では止血が得られれば死亡に至らないものの，基礎疾患の増悪により短期間で予後不良となることが多いとしており，また，基礎疾患の治療や全身管理が重要であるとしている．

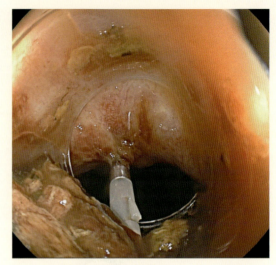

図3　下部消化管内視鏡像（内視鏡的クリッピング術後）

本症例は心不全による入院から臥床が続き，入院10日目に発症した．鮮血便がみられた当日に下部消化管内視鏡検査を施行し，直腸（Rb）に潰瘍底を伴わないDieulafoy型潰瘍を認め，露出血管に対してクリッピング止血を行った（図3）．止血術後は側臥位をとるよう指導した．再出血はみられず経過し，リハビリテーションを行い早期の離床を促すこととした．

〔佐々尾　航〕

参考文献

1) 河野裕利，他：脳疾患患者にみられた急性出血性直腸潰瘍の2症例．日大腸肛門病会誌 33：222-227, 1980
2) 広岡大司，他：急性出血性直腸潰瘍―臨床像を中心に．Gatroenterol Endosc 26：1344-1350, 1984
3) 中村志郎，他：急性出血性直腸潰瘍の成因に関する研究―側臥位と仰臥位における直腸粘膜血流の検討．Gatroenterol Endosc 38：1481-1487, 1996
4) 山口　琢，他：急性出血性直腸潰瘍の臨床的・内視鏡的特徴の検討―自験例18例を中心に，過去の報告との比較検討．日腹部救急医会誌 34：941-947, 2014
5) 大川清孝，他：急性出血性直腸潰瘍の病態と内視鏡診断．Gatroenterol Endosc 40：1271-1275, 1998

問題 017

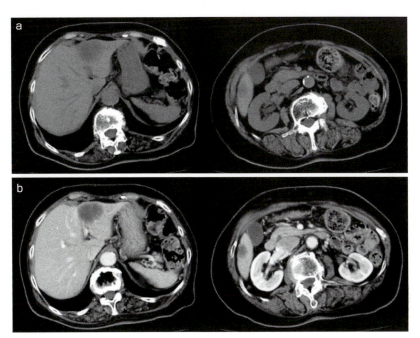

図1 腹部CT
a：単純，b：造影

- **症　例**　77歳の女性．
- **主　訴**　易疲労感．
- **既往歴**　73歳時：老人性うつ病，75歳時：上行結腸癌に対する右半結腸切除術．
- **家族歴・生活歴**　特記すべきことはない．
- **現病歴**　2年前，老人性うつ病にて他院に入院中のところ，鉄欠乏性貧血が明らかとなり，精査目的で来院した．上行結腸の肝彎寄りに3cmほどの2型腫瘍が明らかとなり，右半結腸切除術が行われた．術後1年8か月が経過して，少し疲れやすくなったとのことで再診した．
- **身体所見**　身長152cm，体重58.5kg．体温35.8℃．脈拍72/分，整．血圧130/64mmHg．眼球結膜に黄染はない．眼瞼結膜に貧血はない．表在リンパ節は触知しない．心音と呼吸音とに異常はない．腹部は平坦，軟で，圧痛はない．四肢末梢に異常はない．
- **検査所見**　血液所見：赤血球383万/μL，Hb 11.9g/dL，Ht 33%，白血球4,700/μL，血小板17万/μL．血液生化学所見：随時血糖96mg/dL，TP 6.9g/dL，Alb 4.0g/dL，BUN 17.5mg/dL，Cr 0.8mg/dL，総ビリルビン0.4mg/dL，AST 24U/L，ALT 15U/L，LD 221U/L（基準120～245），ALP 302U/L（基準80～260），γ-GTP 13U/L（基準9～32）．免疫血清学所見：CRP 0.1mg/dL，HBs抗原 陽性，HCV抗体 陰性．腫瘍マーカー：CEA 650.7ng/mL（基準5以下），CA19-9 220.3U/mL（基準37以下），PIVKA-II 18mAU/mL（基準40以下），AFP 0.9ng/mL（基準10以下），AFP-L3分画0.5%未満（基準10未満）．

腹部単純CTと造影CTとを**図1**に示す．

考えられるのはどれか．1つ選べ．

a：肝嚢胞
b：肝膿瘍
c：肝血管腫
d：原発性肝癌
e：転移性肝癌

解答 017

e 転移性肝癌

● **診　断**　転移性肝癌

　転移性肝癌とは，他臓器の癌が血行性あるいはリンパ行性，浸潤性に肝臓へ転移した病巣をいう．各悪性腫瘍の生物学的特性によって発生頻度にばらつきがみられるが，臨床的に頻度が高いとされる大腸癌では全罹患患者の10%に同時性の肝転移が，15%に異時性の肝転移がみられるという報告がある[1]．遠隔転移であり，基本的には各原発巣の治療指針に沿った緩和的治療が主体となる．

　無症状で発見されることが多いが，病勢の進行とともに，肝機能異常，発熱，全身倦怠感，食思不振，臓器症状としての右季肋部〜上腹部痛や腹部膨隆，黄疸などの出現が発見契機となることもある．原発性肝癌との鑑別のために，ウイルス性肝炎の有無，慢性肝疾患の既往および背景因子などのチェックが重要である．さらに，詳細な病歴聴取と診察，過去の悪性腫瘍の既往歴ならびに原発巣の悪性度の評価が必要であり，既往がない場合には想起される原発巣の探索も必要である．多くの場合で原発巣由来の腫瘍マーカーが上昇しており，大腸癌をはじめとする腺癌の転移ではCEAやCA19-9が高値を示す．

　画像診断のモダリティとしては，造影CTやガドキセト酸ナトリウム（EOB・プリモビスト®）を用いた造影MRI，ペルフルブタン（ソナゾイド®）を用いた造影超音波検査など多岐にわたるが，一般的な画像所見の特徴として，腫瘍径が小さい時点においても多発性であることが多い点が挙げられる．なお，造影CTの動脈相では，単純CTで低吸収域を示す病変が軽度のリング状濃染（辺縁部のみの濃染）を呈することが多い[2]．

　本症例はCEA，CA19-9の上昇と造影CTにおける軽度のリング状濃染から，転移性肝癌と診断した．画像所見からは肝膿瘍が鑑別に挙がるが，炎症所見を伴わない点が矛盾する．B型肝炎ウイルスキャリアであることから原発性肝癌の除外も重要になるが，AFP-L3分画やPIVKA-Ⅱが正常範囲内であることから否定的である．また，本症例は大腸癌術後に切除標本の病理検査で脈管侵襲が判明したものの，年齢や併存疾患の関係から本人・家族と相談のうえで術後補助抗癌化学療法は行われていなかった．したがって，大腸癌からの肝転移と考えられた．

〔梶原祐策〕

参考文献

1) 大場　大，他：転移性肝癌. 日本消化器病学会（監）：消化器病診療, 第2版. pp 200-203, 医学書院, 2014
2) 工藤正俊：転移性肝癌. 高久史麿, 他（監）：新臨床内科学, 第9版. pp 609-611, 医学書院, 2009

問題 018

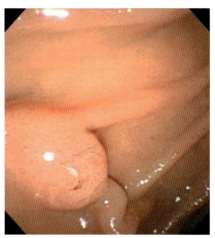

図1 上部消化管内視鏡像(十二指腸乳頭部)

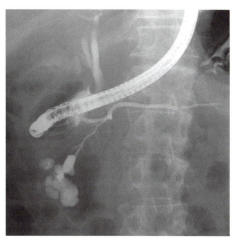

図2 内視鏡的逆行性胆管膵管造影像

● **症　例**　65歳の男性.
● **主　訴**　健康診断の腹部超音波検査で異常を指摘された.
● **既往歴**　脳梗塞(41歳時)と2型糖尿病.
● **家族歴**　特記すべきことはない.
● **生活歴**　喫煙歴はない．機会飲酒.
● **現病歴**　健康診断の腹部超音波検査で膵頭部に多房性嚢胞性病変を指摘され，精査目的で来院した．特記すべき症状はない.
● **身体所見**　身長167 cm，体重77 kg．眼球結膜に黄染はない．眼瞼結膜に貧血はない．腹部は平坦，軟で，圧痛はない.
● **検査所見**　血液所見：赤血球469万/μL，Hb 14.7 g/dL，Ht 45％，白血球6,200/μL，血小板22万/μL．血液生化学所見：空腹時血糖173 mg/dL，HbA1c 6.8％，TP 6.8 g/dL，Alb 4.0 g/dL，BUN 13.5 mg/dL，Cr 0.8 mg/dL，総ビリルビン0.9 mg/dL，AST 14 U/L，ALT 12 U/L，LD 163 U/L（基準120〜245），ALP 262 U/L（基準80〜260），γ-GTP 36 U/L（基準10〜50），AMY 57 U/L（基準60〜200）．CRP 0.9 mg/dL．腫瘍マーカー：CEA，CA19-9は基準範囲内.

上部消化管内視鏡像(十二指腸乳頭部)(**図1**)と内視鏡的逆行性胆管膵管造影像(**図2**)とを示す.

> この疾患で手術適応となる悪性指標はどれか．2つ選べ．

- **a**：膵腫大
- **b**：急性膵炎の既往
- **c**：嚢胞径30 mm以上
- **d**：主膵管径10 mm以上
- **e**：造影される5 mm以上の壁在結節

解答 018

d 主膵管径 10 mm 以上

e 造影される 5 mm 以上の壁在結節

● 診 断　膵管内乳頭粘液性腫瘍〈intraductal papillary mucinous neoplasm：IPMN〉

　IPMN は高齢の男性に多く（平均年齢約 65 歳，男女比 2：1），膵頭部に好発する[1]．しばしば急性膵炎を起こし腹痛を契機に発見されることが多いが，本症例のように無症状で経過し，腹部超音波検査や CT などの画像診断から偶然発見されることも少なくない．

　病理学的には粘液産生性の膵管内乳頭腫瘍であり，粘液の貯留により特徴的な乳頭口の開大（図1）を伴う．主膵管の拡張を主体とする「主膵管型」と分枝膵管の拡張を主体とする「分枝型」に大別されるが，双方の特徴を併せもつ混合型もある．分枝型は多房性嚢胞が特徴的であり，各嚢胞は拡張した分枝膵管が外腔に向かって凸の形態をとり（図2），「ぶどうの房様」（cyst by cyst）と表現される．

　IPMN は膵癌危険因子の一つであり，全国調査（多施設経過観察349例，観察期間中央値3.7年）の結果，膵管内乳頭粘液性腺癌〈intraductal papillary mucinous carcinoma：IPMC〉への進展率は 2.6% であったが[1]，分枝型は主膵管型や混合型と比較して悪性例が少ない．

　膵臓において，嚢胞上皮の生検は主膵管型以外では難しく，IPMN は画像検査を主体とした診断で良悪性を推定し，切除の指標としている．『IPMN/MCN 国際ガイドライン』[2]では，「膵管拡張」と「壁在結節」の 2 項目が特に悪性指標として重視されており，"high risk stigmata"（手術の適応となる悪性の確定診断所見）として，「主膵管径≧10 mm」「造影される 5 mm 以上の壁在結節の存在」「閉塞性黄疸」が挙げられている．また，"worrysome feature"（慎重な精査および経過観察が必要となる悪性の疑診所見）としては，「主膵管径 5～9 mm」「造影される 5 mm 未満の壁在結節の存在」「造影される肥厚した嚢胞壁」「嚢胞径≧30 mm」「尾側膵萎縮を伴う主膵管径の急峻な変化」「リンパ節腫脹」「血清 CA19-9 の高値」「2 年間で 5 mm 以上の嚢胞径の増大」が挙げられている．なお，IPMN 切除例の 5 年生存率は，非浸潤癌〈high grade dysplasia〉で 98～100%，浸潤癌で 27～60% とされ，浸潤癌以外の予後は良好である[1]．

　本症例は嚢胞径が 47 mm で内部に 5 mm の結節を認めたが，その後の精査で結節に造影効果はないことが判明した．主膵管径は 2～3 mm で拡張はなく，ガイドラインの指標に従うと "worrysome feature" に分類された．膵液細胞診は class Ⅱ であり，慎重な経過観察を行っている．

〔梶原祐策〕

参考文献

1) 原　太郎：膵管内乳頭粘液性腫瘍(IPMN)．日本消化器病学会(監)：消化器病診療，第 2 版，pp 254-255, 医学書院, 2014
2) 田中雅夫(訳)：IPMN 国際診療ガイドライン 2017 年版（日本語版）．医学書院, 2018

循環器

循環器

問題
019-035

問題 019

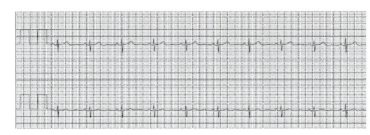

図1 Holter 心電図所見（平常時）

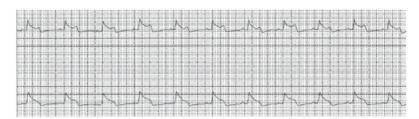

図2 Holter 心電図所見（症状出現時）

● **症　例**　73歳の女性．
● **主　訴**　胸痛．
● **既往歴・内服薬**　特記すべきことはない．
● **生活歴**　喫煙歴はない．機会飲酒．
● **現病歴**　1か月前から1日数回，数分で消失する冷汗を伴う前胸部圧迫感を自覚するようになった．症状は夜間安静時に出現することが多く，運動や食事との関連性はなかった．かかりつけ医を受診し胸部X線検査，心電図検査，心エコー検査，冠動脈CT，上部消化管内視鏡検査を施行したが，異常は指摘されなかった．精査目的で来院した．
● **身体所見**　身長158cm，体重59kg．体温36.1℃．脈拍72/分，整．血圧150/90mmHg．SpO_2 99％（room air），心音に異常はない．下腿浮腫はない．
● **検査所見**　血液所見：赤血球442万/μL，白血球6,300/μL，血小板18万/μL．血液生化学所見：TP 6.8g/dL，BUN 15.6mg/dL，Cr 0.9mg/dL，eGFR 44.4mL/分/1.73 m^2（基準90以上），総ビリルビン 0.7mg/dL，AST 36U/L，ALT 25U/L，LD 252U/L（基準120〜245），CK 54U/L（基準32〜180），Na 143mEq/L，K 4.5mEq/L，CRP 0.2mg/dL，BNP 39.9pg/mL（基準18.4以下）．X線所見に異常はない．心電図所見に異常はない．

追加で施行したHolter心電図検査の平常時所見を**図1**に，胸痛時所見を**図2**に示す．

最も適切な治療薬はどれか．1つ選べ．

a：硝酸薬
b：スタチン
c：β遮断薬
d：アスピリン
e：カルシウム拮抗薬

解答 019

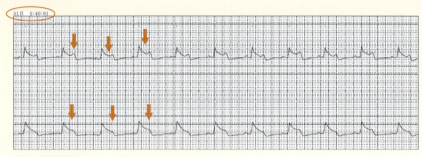

図3　図2再掲
胸痛(矢印)の出現時間は5時40分

e　カルシウム拮抗薬

● 診　断　冠攣縮性狭心症

　運動や食事に関連性のない安静時の冷汗を伴う胸部症状であり，すでに前医で冠動脈CTや心エコー検査を施行され器質的心疾患が除外されているため，冠攣縮性狭心症を疑いHolter心電図検査を施行した．

　心電図では平常時(**図1**)ではST-T変化は認めないが，症状出現時(**図3**)にSTの著明な上昇を認める．器質的冠動脈狭窄がない患者における一過性の胸痛を伴うST上昇を認めており，冠攣縮性狭心症の診断確定となる．実は胸痛出現時間は早朝5時40分であり，朝方の発症であることも本疾患を想起させる．

　冠攣縮性狭心症は欧米に比べて日本人で多いと報告されており，決して稀な疾患ではない[1]．治療方針はリスク要因の是正(禁煙，血圧管理，脂質異常の是正，過労・精神ストレスの回避，節酒など)に加え，薬物治療がある．選択肢のうちスタチン・硝酸薬・カルシウム拮抗薬は治療薬となりえるが，第1選択薬はカルシウム拮抗薬(Class I 推奨)である[2]．一方で，器質的冠動脈狭窄のない冠攣縮性狭心症に対するβ遮断薬の単独投与は攣縮を増悪させる可能性があり，Class III である[2]．

〔山口徹雄〕

参考文献

1) Pristipino C, et al：Major racial differences in coronary constrictor response between japanese and caucasians with recent myocardial infarction. Circulation **101**：1102-1108, 2000
2) 日本循環器学会，他(2012年度合同研究班報告)：冠攣縮性狭心症の診断と治療に関するガイドライン，2013年改訂版．

問題 020

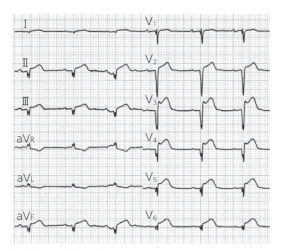

図1 来院時心電図

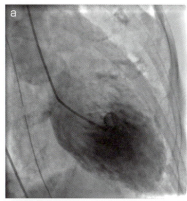
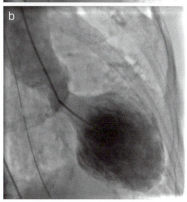

図2 左室造影像
a：拡張期，b：収縮期

- ● **症　例**　55歳の男性．
- ● **主　訴**　胸痛．
- ● **既往歴・内服薬**　特記すべきことはない．
- ● **生活歴**　喫煙歴と飲酒歴とはない．
- ● **現病歴**　3日前に母親が他界し，葬儀を終えて自宅に帰った際に前胸部痛が出現した．安静にて軽快しないため搬入された．
- ● **身体所見**　身長155 cm，体重56 kg．体温36.9℃．脈拍52/分，整．血圧100/66 mmHg．SpO_2 96%（room air）．呼吸音に異常はない．胸骨左縁第3肋間に最強点を有するⅡ/Ⅵの収縮期雑音を聴取する．下腿浮腫はない．
- ● **検査所見**　血液所見：赤血球410万/μL，白血球18,000/μL，血小板26万/μL．血液生化学所見：TP 6.6 g/dL，BUN 19.1 mg/dL，Cr 0.8 mg/dL，CK-MB 27.4 IU/L（基準25以下），eGFR 71.2 mL/分/1.73 m²（基準90以上）．総ビリルビン0.9 mg/dL，AST 40 U/L，ALT 18 U/L，LD 419 U/L（基準120～245），CK 246 U/L（基準57～197），Na 139 mEq/L，K 4.3 mEq/L，CRP 4.7 mg/dL．BNP 218 pg/mL（基準18.4以下）．X線所見：心拡大を認める．CTR 55%．軽度の肺うっ血を認める．

来院時の12誘導心電図を**図1**に示す．緊急で施行した冠動脈造影検査では冠動脈に狭窄を認めない．左室造影像を**図2**に示す．

この疾患について正しいのはどれか．2つ選べ．

a：致死的不整脈をきたす．
b：中年男性の発症率が高い．
c：ストレスが発症前にみられやすい．
d：胸痛に対してニトログリセリンが有効である．
e：一過性の疾患で院内死亡率は心筋梗塞と比べ低い．

解答 020

a 致死的不整脈をきたす．

c ストレスが発症前にみられやすい．

● 診　断　　たこつぼ型心筋症（たこつぼ症候群）

　冠動脈疾患のリスクの低い中年男性に発症した，精神的ストレス後の持続胸痛であり，心筋梗塞類似のST上昇および心筋逸脱酵素の上昇を認める．急性心筋梗塞との鑑別は困難であることが多く，緊急冠動脈造影検査を施行し冠動脈の器質的狭窄の否定および特徴的な左室壁運動の低下所見より，たこつぼ型心筋症と診断した．

　たこつぼ型心筋症は中年から高齢女性に好発する疾患であり，男女比はおよそ2対8と報告されている．精神的ストレスが発症前にみられることが多いが，手術や感染症などの身体的ストレス後に発症することもあり，また明確なストレスが前駆しない場合もある[1]．以前は良性の疾患と考えられていたが，近年の研究からは急性心筋梗塞と同様の院内死亡率（2010年から2012年の東京CCUネットワークのデータでは6％程度[2]）であることが報告されている．主な死亡原因は心不全・致死的不整脈・心破裂などである．本患者では収縮期雑音を聴取しており，左室流出路の狭窄が示唆されることから，胸痛に対するニトログリセリンの投与は流出路狭窄を助長する恐れがあり，投与すべきではないと考えられる．

〔山口徹雄〕

参考文献

1）Templin C, et al：Clinical features and outcomes of takotsubo (stress) cardiomyopathy. N Engl J Med 373：929-938, 2015
2）Yamaguchi T, et al：Predictive value of QRS duration at admission for in-hospital clinical outcome of takotsubo cardiomyopathy. Circ J 81：62-68, 2016

問題 021

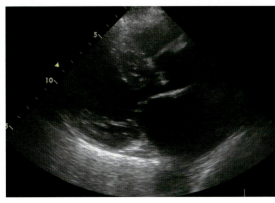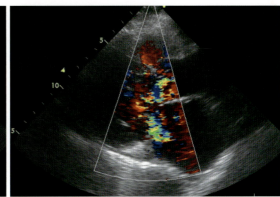

図1 心エコー図

- **症　例**　51歳の女性.
- **主　訴**　労作時呼吸困難.
- **既往歴**　関節リウマチ.
- **家族歴**　特記すべきことはない.
- **現病歴**　2か月前から5分程度の歩行で息切れを認めるようになった. 徐々に症状の増悪と胸部絞扼感を自覚するようになり来院した.
- **身体所見**　身長164 cm, 体重73 kg. 体温36.5℃. 脈拍100/分, 整. 血圧136/86 mmHg. 眼球結膜に貧血はない. 眼瞼結膜に黄染はない. 頸部リンパ節腫脹はない. 甲状腺腫大はない. 頸静脈の怒張はない. 肝頸静脈逆流はない. 呼吸音に異常はない. 心雑音は第4肋間胸骨左縁～心尖部にLevein Ⅲ/Ⅵの駆出性収縮期雑音を聴取する. 心尖拍動を抬起性に触知する. 腹部は平坦, 軟で, 圧痛はない. 軽度の両側下腿浮腫を認める.
- **検査所見**　血液所見：赤血球561万/μL, Hb 13.7 g/dL, Ht 43%, 白血球8,500/μL, 血小板20万/μL. 凝固・線溶所見：PT-INR 0.95（基準0.9～1.1）, APTT 30.1秒（基準25～40）, Dダイマー 0.4 μg/mL（基準0.5以下）. 血液生化学所見：TP 7.7 g/dL, BUN 11.0 mg/dL, Cr 0.7 mg/dL, AST 38 U/L, ALT 50 U/L, LD 264 U/L（基準120～245）, CK 72 U/L（基準32～180）, CK-MB 13 ng/mL（基準5以下）, Na 139 mEq/L, K 3.9 mEq/L, Cl 104 mEq/L. ホルモン検査所見：BNP 384.7 pg/mL（基準18.4以下）, 心筋トロポニンT＜0.1 ng/mL（基準0.1未満）. CRP 0.5 mg/dL. 心電図所見：洞調律, 心拍数100/分, ST-T変化を伴う左室肥大がある.

心エコー図を**図1**に示す.

> この疾患で収縮期雑音を減弱させるのはどれか. 2つ選べ.

a：脱　水
b：β遮断薬
c：血管拡張薬
d：シベンゾリン
e：ジギタリス製剤

解答 021

b β遮断薬

d シベンゾリン

● 診 断　閉塞性肥大型心筋症
〈hypertrophic obstructive cardiomyopathy：HOCM〉

　肥大型心筋症は「左心室ないし右心室の不均一壁肥厚を呈する病態」と定義される．留意すべき病態生理は，左室流出路狭窄，左室拡張障害，左室収縮障害，心筋虚血，不整脈基盤である．特にHOCMでは，一般的な薬物治療でさえ，時に急激な血行動態の増悪が起こることがあり，注意が必要である．また，薬剤抵抗性の患者では外科的治療を含めた非薬物治療を考慮しなければならない[1]．

　HOCMにおける心エコー所見として，左室流出路狭窄による加速血流，僧帽弁前尖前方運動〈systolic anterior movement：SAM〉と大動脈弁収縮期半閉鎖などが特徴的である．SAMは狭くなった左室から駆出される血流速が大きくなり，Venturi効果により僧帽弁前尖が心室中隔側に引き寄せられることにより生じる[2]．また，結果として僧帽弁逆流症を呈する．本症例の心エコー図(**図1**)でも左室流出路狭窄による乱流およびSAMによる僧帽弁逆流症を認めている．大動脈弁収縮期半閉鎖は収縮中期の大動脈弁通過血流の急激な減少を反映している．

　左室流出路狭窄による呼吸困難などの症状は，血管拡張薬，利尿薬，ジギタリス製剤による治療で増悪する．また，血管内ボリュームの低下している脱水状態，昇圧薬や強心薬の使用により増悪する．

　β遮断薬は左室内圧較差を減少させ血行動態を改善し，症状を改善させる．また，不整脈の出現を予防する効果も期待できる．陰性変力作用を有するⅠ群抗不整脈薬を使用することにより左室内圧較差を減少させることも，日常臨床では行われる．

　非薬剤治療としては，手術による心室中隔切除術が古くから行われ，New York Heart Association〈NYHA〉分類Ⅲ度以上，薬剤抵抗性，安静時圧較差50 mmHg以上がよい適応である．心房同期心室ペースメーカ療法は選択肢の一つであるが，生存率の改善を示すデータには乏しい．近年，カテーテルで心室中隔を灌流する冠動脈中隔枝へのエタノール注入を行う経皮的中隔心筋焼灼術〈percutaneous transluminal septal myocardial ablation：PTSMA〉が可能となった．

　本症例も薬剤治療抵抗性であり，その後PTSMAを施行し，圧較差と症状とは著明に改善した．

〔西山崇比古〕

参考文献
1) 小板橋俊美, 他：病態生理. 今泉　勉(監)：肥大型心筋症ハンドブック. pp 72-78, 日本医事新報社, 2007
2) 田辺一明, 他：特発性心筋症. 吉川純一(編)：臨床心エコー図学. pp 420-438, 文光堂, 2008

問題 022

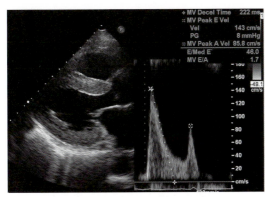

図1　心エコー図（左室長軸像）とDoppler法所見（trans mitral flow）

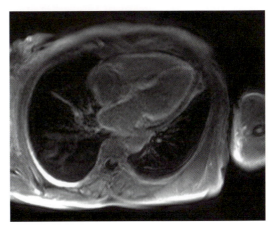

図2　Gd遅延造影心臓MRI

- ●症　例　65歳の女性．
- ●主　訴　呼吸困難と立ちくらみ．
- ●既往歴　特記すべきことはない．
- ●家族歴　母親：心肥大（85歳で死去）．
- ●生活歴　喫煙歴と飲酒歴とはない．
- ●現病歴　4か月前から食思不振，倦怠感および体重減少を自覚するようになった．かかりつけ医で胸水貯留を指摘され，心不全の診断で利尿薬，カルベジロール，ペリンドプリルを処方されたが，内服を始めてから立位でのふらつきが出現するようになり利尿薬以外を中止していた．1週前から尿量減少，倦怠感の増悪および下腿浮腫を自覚するようになった．本日，外出中にふらつきを自覚し，しゃがみこんだものの数秒意識を消失したため搬入された．
- ●身体所見　意識は清明．身長152cm，体重66.4kg．体温36.7℃．脈拍80/分．整．血圧102/54mmHg．SpO₂ 98％（酸素2L/分，吸入下）．頸静脈怒張を認める．呼吸音に異常はない．心音はIV音を聴取するが心雑音はない．腹部は平坦，軟で，右肋骨弓下に肝臓を3cm触知する．両下腿に著明な圧痕浮腫を認める．
- ●検査所見　尿所見：色調 黄色，濁度1+，比重1.013，pH 7.0，タンパク3+，糖（-），ウロビリノゲン1+，ケトン体（-），ビリルビン（-），潜血1+，亜硝酸塩（-），沈渣；白血球定性（±）．

血液所見に異常はない．血液生化学所見：TP 6.2 g/dL，Alb 2.5 g/dL，BUN 16 mg/dL，Cr 0.8 mg/dL，UA 7.0 mg/dL，AST 27 U/L，ALT 20 U/L，LD 253 U/L（基準120〜245），ALP 306 U/L（基準80〜260），γ-GTP 129 U/L（基準9〜32），Na 142 mEq/L，K 3.4 mEq/L，Cl 105 mEq/L．BNP 275.2 pg/mL（基準18.4以下）．CRP 0.3 mg/dL．心エコー所見：左室拡張末期径/収縮末期径〈LVDd/Ds〉48/40 mm，心室中隔厚/左室後壁厚〈IVST/PWT〉12/11 mm，左室駆出率〈EF〉33％，僧帽弁流入速度/中隔移動速度〈E/e'〉46.1，軽度の僧帽弁逆流〈MR〉を認める．

経胸壁心エコー検査における左室長軸像とDoppler法によるtrans mitral flowを**図1**に，ガドリニウム〈Gd〉遅延造影心臓MRIを**図2**に示す．

この疾患について正しいのはどれか．2つ選べ．

- a：拘束型心筋症を呈する．
- b：予後は比較的良好である．
- c：心電図で左室高電位差を認める．
- d：診断確定には心筋生検が有用である．
- e：心不全の治療にはβ遮断薬が有効である．

解答 022

a 拘束型心筋症を呈する．

d 診断確定には心筋生検が有用である．

● 診 断　心アミロイドーシス

アミロイドーシスは不溶性タンパクであるアミロイドが細胞外に沈着することにより臓器障害を呈する疾患の総称である．

全身諸臓器にアミロイドが沈着する全身性アミロイドーシスと，限局した臓器に沈着する限局性アミロイドーシスとに大別される．そのなかでも特に原発性アミロイドーシスは，単クローン性に産生される免疫グロブリンL鎖がアミロイド〈AL〉として全身諸臓器に沈着する全身性アミロイドーシスであり，難治性かつ予後不良の疾患である[1]．この原発性アミロイドーシスは約50％に心アミロイドーシスを合併することが知られており，20〜30％の症例で心不全症状が主症状である[2]．ひとたび心不全を発症すると無治療での予後はきわめて不良である．

アミロイドーシスの診断における最も大切な点は，患者の症候からアミロイドーシスを疑うことである．初発症状は全身倦怠感や体重減少などの非特異的な症状に加え，最もアミロイドの沈着が進行している臓器の症状を呈していることが多い．本症例では全身倦怠感と体重減少に始まり，心不全症状が特異的な臓器症状として顕在化した．救急外来での心エコー検査では，左室壁の肥厚とエコー輝度の上昇を認めた．心電図では V_1〜V_3 で QS パターンを認め肢誘導は低電位であった．肥大型心筋症などでは通常左室高電位となることが多いが，AL 型心アミロイドーシスでは low voltage and pseudoinfarct pattern が一般的である．心エコーにおけるエコー輝度の上昇は "granular sparkling" と呼ばれ[1]，進行した心アミロイドーシスの約30％にみられ，特異度は70〜80％とそれほど高くはないものの，図1に示すような trans mitral flow が拘束型を呈することや，その他の臨床検査の所見と合致すれば，診断的価値は高いと考える．心臓MRIも診断的価値は高く，図2に示すように左室壁全体に late gadolinium enhancement〈LGE〉を認め，右室心筋や心房筋にも LGE を認めた．この所見はその他の心筋症ではきわめて稀で，心アミロイドーシスに独特の所見である[3]．

筆者らはこの所見に基づき心筋生検を施行し，心アミロイドーシスの診断確定に至った．その他，血清Mタンパク陽性，尿中 Bence-Jones タンパク陽性の所見も得られており，多発性骨髄腫は骨髄穿刺などから否定されている．

治療は原発性アミロイドーシスそのものの治療と，心不全に対する治療を行うが，前者では適応があれば自家末梢血幹細胞移植を行い，適応のない症例ではメルファラン/デキサメタゾン〈DEX〉療法，あるいは減量 DEX が推奨される[1]．

心不全に対してはループ利尿薬やスピロノラクトンが症状の軽減に有用であるが，心アミロイドーシスに対する β 遮断薬投与は有効性が証明されていないばかりでなく，心拍数の減少から心拍出量を低下させ心不全を悪化させる可能性がある．アンジオテンシン変換酵素〈ACE〉阻害薬やアンジオテンシンⅡ受容体拮抗薬〈ARB〉も安全性や効果が証明されておらず，低血圧を顕在化させる可能性もあり推奨されない．

〔児玉隆秀〕

参考文献

1) 厚生労働科学研究費補助金 難治性疾患克服研究事業 アミロイドーシスに関する調査研究班：アミロイドーシス診療ガイドライン 2010
http://amyloidosis-research-committee.jp/wp-content/uploads/2018/02/guideline2010.pdf（2019年2月閲覧）
2) Falk RH, et al：The systemic amyloidosis；An overview. Adv Intern Med 45：107-137, 2000
3) Syed IS, et al：Role of cardiac magnetic resonance imaging in the detection of cardiac amyloidosis. JACC Cardiovasc Imaging 3：155-164, 2010

問題 023

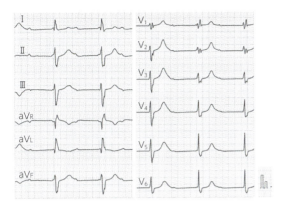

図1　12誘導心電図

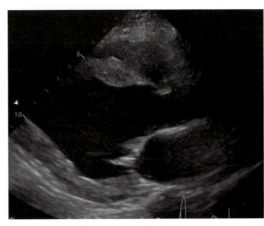

図2　心エコー図（傍胸骨長軸像）

● 症　例　50歳の女性.
● 主　訴　ふらつき.
● 既往歴・家族歴　特記すべきことはない.
● 現病歴　4か月前に数回にわたり起床時の立ちくらみを自覚していたがそのままにしていた．3日前の買い物中に突然目の前が真っ暗となりしゃがみ込んだ．その後も頻繁にふらつきを認め，労作時の呼吸困難も出現したため来院した．
● 身体所見　身長160 cm，体重60 kg．体温36.3℃．脈拍40/分，整．血圧120/72 mmHg．眼球結膜に貧血はない．眼瞼結膜に黄染はない．頸部リンパ節腫脹はない．甲状腺腫大はない．頸静脈の怒張はない．呼吸音に異常はない．心音はcannon sound（大砲音）を聴取する．心雑音はない．腹部は平坦，軟で，圧痛はない．軽度の両側下腿浮腫を認める．
● 検査所見　血液所見：赤血球529万/μL，Hb 10.9 g/dL，Ht 39%，白血球5,800/μL，血小板34万/μL．血液生化学所見：TP 8.5 g/dL，BUN 19.4 mg/dL，Cr 0.7 mg/dL，AST 33 U/L，ALT 35 U/L，LD 199 U/L（基準120〜245），CK 58 U/L（基準32〜180），Na 142 mEq/L，K 4.6 mEq/L，Cl 104 mEq/L．ホルモン検査所見：BNP 113.3 pg/mL（基準18.4以下），心筋トロポニンT＜0.1 ng/mL（基準0.1未満）．CRP 0.2 mg/dL．冠動脈CT所見：冠動脈に有意な狭窄はない．

12誘導心電図を**図1**に，心エコー図（傍胸骨長軸像）を**図2**に示す．

治療薬として適切なのはどれか．1つ選べ．

a：β遮断薬
b：カルシウム拮抗薬
c：副腎皮質ステロイド
d：カリウムチャネル遮断薬
e：ナトリウムチャネル遮断薬

解答 023

C 副腎皮質ステロイド

● 診 断　心サルコイドーシス

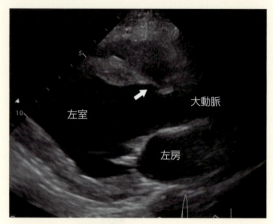

図3　心エコー図(図2再掲)

　中年女性であり,心電図(図1)では完全房室ブロックによる徐脈,脈拍40/分程度の心室性補充調律を認め,心エコー図(図3)では典型的な心室中隔菲薄化を認めており,本症例では心サルコイドーシスが鑑別に挙がる.

　サルコイドーシスは中年女性に比較的多く認められるが,有病率,罹患臓器には人種差があり,心病変は特にわが国に多く認められている.心サルコイドーシスでは,心病変の部位,範囲により非常に多彩な臨床症状を示す.初期段階では,ST変化などの心電図異常を指摘され,診断されることもある.病変の進行とともに,刺激伝導障害や心室頻拍などの心室性不整脈による動悸・失神発作を契機に診断される[1].完全房室ブロックは本疾患の主要徴候の一つであり,病変が中隔基部に好発することと関連がある.また,心機能低下に伴い,息切れ,浮腫など心不全症状を認める場合もある.

　心エコー図では,本症例で認めるような心室中隔菲薄化が典型的であるが,病期の進行によって所見が変化することに注意を要する.炎症活動期には,浮腫を伴うリンパ球浸潤,類上皮細胞肉芽腫による病変部の心室壁肥厚と壁運動低下を生じる.線維化へと移行すると,病変部に限局した心室壁菲薄化とエコー輝度の上昇が認められる.治療法として,特に早期の心病変には副腎皮質ステロイドが有効である.心サルコイドーシスの診断がなされ,①房室ブロック,②心室頻拍などの重症心室不整脈,③局所壁運動異常あるいは心機能低下,のいずれかが認められ活動性が高いと判断された場合には,副腎皮質ステロイドの適応となる[2].

　本症例でも,FDG-PET検査で左室心筋に集積を認め活動性があると判断した.永久ペースメーカ植込みを実施し,副腎皮質ステロイドを使用した.
〔西山崇比古〕

参考文献

1) 加藤靖周,他:サルコイドーシス心病変の診断と治療.日サ会誌 28:15-24, 2008
2) Nabeel Hamzeh, et al : Pathophysiology and clinical management of cardiac sarcoidosis. Nat Rev Cardiol 12:278-288, 2015

問題 024

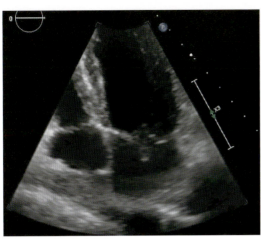
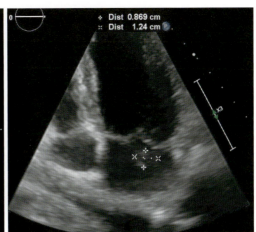

図1 心エコー図

- ●症　例　74歳の男性.
- ●主　訴　発　熱.
- ●既往歴　70歳時に胆嚢摘出術.高血圧症,高尿酸血症で加療中.
- ●生活歴　喫煙歴：20〜54歳まで30本/日.機会飲酒.
- ●家族歴　特記すべきことはない.
- ●現病歴　1週前に発熱と悪寒とが出現したため,かかりつけ医を受診した.インフルエンザは陰性であったため,3日間抗菌薬を処方され帰宅した.抗菌薬内服でいったん解熱したがその後も発熱が持続するため,夜間救急外来を受診したところ,CRP 19.4 mg/dLと高値であったため,精査加療のために入院した.
- ●身体所見　意識は清明.身長154 cm.体重50 kg.体温38.8℃.脈拍88/分,整.血圧124/58 mmHg.眼瞼結膜に貧血はない.眼球結膜に黄疸はない.心音では胸骨左縁第4肋間に汎収縮期雑音を聴取する.呼吸音に異常はない.腹部は平坦,軟である.手掌に無痛性紅斑を認める.下腿浮腫はない.神経学所見に異常はない.
- ●検査所見　血液所見：赤血球376万/μL,Hb 11.0 g/dL,Ht 32%,白血球9,700/μL,血小板15万/μL.血液生化学所見：随時血糖109 mg/dL,TP 6.1 g/dL,Alb 3.0 g/dL,BUN 16.3 mg/dL,Cr 0.8 mg/dL,総ビリルビン0.7 mg/dL,AST 21 U/L,ALT 23 U/L,LD 193 U/L(基準120〜245),CK 23 U/L(基準57〜197),Na 135 mEq/L,K 3.9 mEq/L,Cl 101 mEq/L.免疫血清学所見：CRP 19.4 mg/dL,プロカルシトニン2.79 ng/mL(基準0.05未満).BNP 32.2 pg/mL(基準18.4以下).入院時および入院翌日の血液培養で *Staphylococcus aureus* が検出された.

心エコー図を**図1**に示す.

この疾患について正しいのはどれか.2つ選べ.

- a：原因菌はグラム陰性球菌が多い.
- b：塞栓症としては脳塞栓症の頻度が高い.
- c：細菌性脳動脈瘤は後大脳動脈領域に好発する.
- d：弁周囲膿瘍は大動脈弁輪部と比べて僧帽弁輪部に多い.
- e：心不全は僧帽弁病変と比べて大動脈弁病変が重篤化しやすい.

解答 024

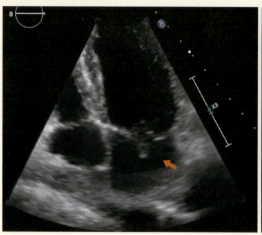 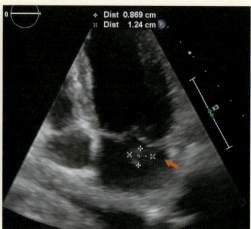

図2　図1再掲

b 塞栓症としては脳塞栓症の頻度が高い.

e 心不全は僧帽弁病変と比べて大動脈弁病変が重篤化しやすい.

● 診　断　感染性心内膜炎

本症例は血液培養から黄色ブドウ球菌〈*Staphylococcus aureus*〉が検出され，僧帽弁の疣贅を認めることから（図2），Duke 臨床診断基準の大項目2項目を満たし感染性心内膜炎と診断される．その他，手掌の無痛性紅斑（Janeway 疹）といった特徴的な所見も認める．

感染性心内膜炎では疣贅による塞栓症と心不全が問題となる．塞栓症は脳をはじめとしさまざまな臓器に起こり，心エコー図で可動性のあるものは塞栓症のリスクとなり，直径10 mm 以上の疣贅は予後不良因子となる[1]．

抗菌薬がすでに開始されている場合は血液培養に原因菌が検出されないことがあるため，原因菌の特定のためには抗菌薬をいったん休薬して血液培養を行うことを考慮する．ただし，重症の心不全，循環動態が不安定な場合および塞栓症を合併している場合は，抗菌薬は中止しない．この場合，エンピリックに治療を開始する必要性があるが，感染性心内膜炎の原因菌としてはグラム陽性球菌であるブドウ球菌，緑色レンサ球菌が多いため[1]，なんらかの抗菌薬が投与されている場合の血液培養陰性例ではブドウ球菌，レンサ球菌をカバーする抗菌薬を選択する．医療関連の発症や MRSA の保菌歴がある場合は，抗 MRSA 薬の選択を考慮する．人工弁の場合はブドウ球菌が40％以上を占める．この場合，*S. aureus* と比べて *Staphylococcus epidermidis* に代表されるコアグラーゼ陰性ブドウ球菌が優位であり，多くはメチシリン耐性である．エンピリックな抗菌薬の選択は MRSA に準ずる．

感染性心内膜炎の50％の症例で脳梗塞が認められるが，多くは無症候性である．細菌性脳動脈瘤は1～5％に合併すると報告されており，中大脳動脈領域に多い[1]．

膿瘍は大動脈弁や人工弁に合併することが多い．心不全は僧帽弁病変と比べて大動脈弁病変に多く，大動脈弁や周囲組織の破壊による大動脈弁閉鎖不全の急速な増悪により心不全が重症化しやすい[1]．このため感染性心内膜炎では弁破壊が進行していないか慎重に経過観察する必要がある．

〔藤末昂一郎〕

参考文献
1）日本循環器学会，他：感染性心内膜炎の予防と治療に関するガイドライン（2017年改訂版）．2018

問題 025

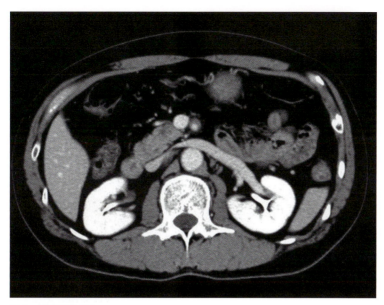

図1　腹部造影CT

- ●症　例　44歳の男性.
- ●主　訴　腹痛.
- ●既往歴　特記すべきことはない.
- ●生活歴　喫煙歴：20本/日. 機会飲酒.
- ●現病歴　朝食後に突然激しい腹痛が出現したため来院した. 腹痛は間欠的であるが, 消失することはない. 痛みは心窩部中心で,「背部に抜けるような感じ」と訴える. 側臥位で少し軽減する. 嘔吐, 下痢および血便はない.
- ●身体所見　身長174 cm, 体重70 kg. 体温36.7℃. 脈拍80/分, 整. 血圧132/80 mmHg. 呼吸数14/分. SpO₂ 98%（room air）. 腸蠕動音に異常はない. 心窩部に圧痛を認めるが, 筋性防御はない. 背部の叩打痛はない.
- ●検査所見　尿所見：潜血（−）. 血液所見：赤血球450万/μL, Hb 13.6 g/dL, 白血球6,300/μL, 血小板19万/μL. 血液生化学所見：TP 8.2 g/dL, Alb 4.4 g/dL, BUN 16 mg/dL, Cr 0.9 mg/dL, AST 26 U/L, ALT 14 U/L, LD 206 U/L（基準120〜245）, ALP 280 U/L（基準80〜260）, γ-GTP 27 U/L（基準10〜50）, CK 164 U/L（基準57〜197）, CK-MB 8 U/L（基準25以下）, Na 139 mEq/L, K 4.5 mEq/L, Cl 105 mEq/L. 免疫血清学所見：CRP 0.2 mg/dL. トロポニンT定性 陰性. 心電図所見：明らかな異常はない.

腹部造影CTを図1に示す.

考えられるのはどれか. 1つ選べ.

- a：心筋梗塞
- b：尿管結石
- c：大動脈解離
- d：上腸間膜動脈解離
- e：上腸間膜動脈血栓症

解答 025

d 上腸間膜動脈解離

● 診　断　孤立性上腸間膜動脈解離

孤立性上腸間膜動脈解離は，大動脈解離を伴わない上腸間膜動脈〈superior mesenteric artery：SMA〉のみに生じた解離をいう．これまで本疾患は比較的稀であるとされてきたが，画像診断の進歩に伴い，近年は軽症例も含めて報告数が増えている．心窩部痛，急性腹症の鑑別診断にあたり忘れてはならない疾患である．

好発年齢は 55 歳前後で，発症患者の 8 割以上が男性であったと報告されている[1]．突然の腹痛，心窩部痛として発症し，腰背部痛を伴うこともある．また，随伴症状として悪心・嘔吐，腹部アンギーナ，イレウスを伴う症例もある[1]．

診断には腹部造影 CT が非常に有用である．CT 所見としては SMA に二腔構造が明らかなものと，壁内血腫を形成しているものとがある．このうち，後者では血腫が薄い場合には見落とす可能性があるため，注意が必要である．CT 画像を再構成し，冠状断や矢状断も確認すると診断の参考になるかもしれない．

治療方針は，状態によって大きく異なる．孤立性 SMA 解離の多くは抗凝固療法，抗血小板療法など保存的治療により改善するが，腸管壊死，解離部位の破裂，塞栓の危険があれば血管内治療や試験開腹も含めて侵襲的治療の適応となる[2]．

本症例は，身体診察上，腹膜炎や尿管結石は否定的である．心電図，血液検査でも明らかな異常はなかったが，検査所見のわりに腹痛の重篤感が強く，また突然発症であったことから腸間膜血栓症，腹部大動脈解離などの血管性病変を否定できなかったため，腹部造影 CT を実施し，孤立性 SMA 解離と診断した．画像検査上，腸管の血流は保たれており，血液検査でも明らかな異常がないことから保存的治療を選択した．

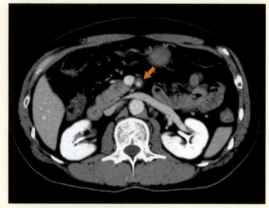

図2　腹部造影 CT（図1再掲）

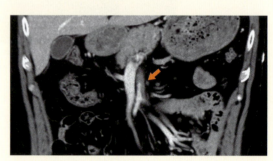

図3　腹部造影 CT（冠状断）

腹部造影 CT では SMA 内部の高吸収域周囲に三日月状の非造影域がみられ（図2矢印），上腸間膜動脈壁内血腫と考えられる．腸管には虚血所見はみられない．冠状断では上腸間膜動脈が数 cm にわたり乖離しているのがわかる（図3矢印）．

〔栗原　宏〕

参考文献
1) 郷原正臣, 他：突然発症の心窩部痛で来院した孤立性上腸間膜動脈解離の1例―孤立性上腸間膜動脈解離109例の検討．日心臓病会誌 7：108-117, 2012
2) 佐戸川弘之, 他：腹部内臓動脈解離―とくに孤立性上腸間膜動脈解離の治療戦略．日血外会誌 22：695-701, 2013

問題 026

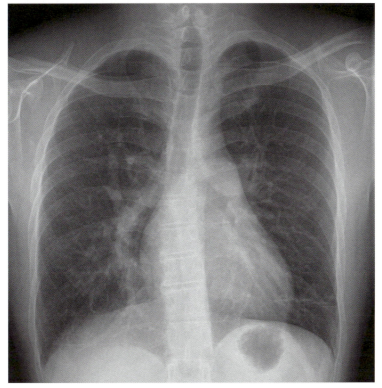

図1 胸部X線写真

- ●**症　例**　39歳の男性．
- ●**主　訴**　脈の欠滞．
- ●**既往歴**　小児期に「心臓に穴が空いているかも」と指摘され検査したことがある．特に診断された病名はない．その後の学校生活では特に問題がなかった．
- ●**家族歴**　特記すべきことはない．
- ●**現病歴**　数か月前に脈の欠滞を自覚し経過観察していたが，「最近，また脈が飛ぶ感じがした」と不安になり来院した．労作時に少し呼吸困難を自覚する．
- ●**身体所見**　意識は清明．体温36.4℃．脈拍68/分，整．血圧126/82 mmHg．頸静脈怒張はない．心音はⅡ音の分裂がある．心雑音はない．腹部は平坦である．下腿浮腫はない．

胸部X線写真を**図1**に示す．

考えられるのはどれか．1つ選べ．

- a：気　胸
- b：肺塞栓症
- c：拡張型心筋症
- d：Fallot四徴症
- e：部分肺静脈還流異常症

解答 026

e 部分肺静脈還流異常症

● 診　断　シミター（scimitar）症候群

　シミター症候群は，Neillら[1]により1960年に報告された部分肺静脈還流異常症の一亜型であり，約5万人に1人の発症率とされている．解剖学的特徴としては，肺静脈が左心房ではなく下大静脈に還流している（図2）．

　シミターとは三日月刀の意味で，胸部X線写真上，異常肺静脈が垂直に下がって横隔膜を越えて下大静脈に還流する陰影が，刀身と柄，つまりアルファベットの"t"のように見えることに由来する[3]．本症例においても，胸部造影CTの再構成画像（図3）を見れば，部分肺静脈還流異常が同定できる．本症例の胸部X線写真では，この肺静脈還流が明らかに観察できる．一度所見を目にしておけば，次にこの疾患に出合った際に診断が容易になると思われる．

　還流異常に伴う右心系の拡大や呼吸困難などの症状が現れたら手術での修復術の適応も考慮するが，経過観察で十分であることも多い[4]．

〔水野　篤〕

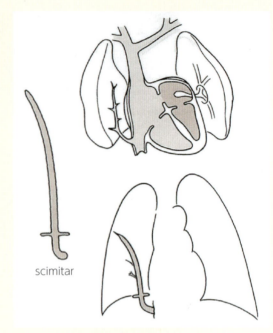

図2　シミター症候群とシミター徴候（文献2より）
右肺静脈が1本になって下大静脈に還流するさまが胸部X線写真上，scimitarの刀身と柄に似ている．右肺低形成，心臓の右方移動もみられる．

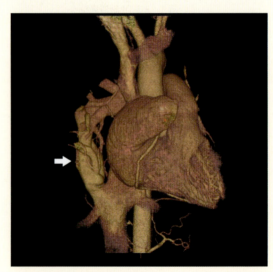

図3　胸部造影CT（再構成画像）
矢印は部分肺静脈還流異常を示す．

参考文献

1) Neill CA, et al：The familial occurrence of hypoplastic right lung with systemic arterial supply and venous drainage "scimitar syndrome". Bull Johns Hopkins Hosp **107**：1-21, 1960
2) 川田志明：部分肺静脈還流異常症．小柳　仁，他（編）：標準外科学．第9版, p357, 医学書院, 2001
3) 日本心臓財団：心臓病用語集「シミター症候群」
http://www.jhf.or.jp/check/term/word_s/cimitar/
（2019年2月閲覧）
4) Korkmaz AA, et al：Scimitar syndrome；A complex form of anomalous pulmonary venous return. J Card Surg **26**：529-534, 2011

問題 027

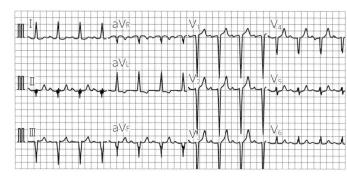

図1　12誘導心電図

- ●**症　例**　22歳の男性．
- ●**主　訴**　心電図異常の精査．
- ●**既往歴・家族歴**　特記すべきことはない．
- ●**生活歴**　職業：会社員．喫煙歴：10本/日×2年．機会飲酒．
- ●**現病歴**　在胎39週，2,934gで出生した．就学時健康診断の心電図で異常を指摘され，かかりつけ医に生まれつきの心臓病を指摘された．その際に継続的な経過観察を指示されたが，成長や発達に問題なかったため通院を自己中断していた．職場健康診断で心電図異常を再度指摘され，紹介されて来院した．
- ●**身体所見**　意識は清明．身長168cm，体重58kg．体温36.5℃．脈拍76/分，整．血圧94/66mmHg．SpO₂ 98%（room air）．眼瞼結膜に貧血はない．眼球結膜に黄染はない．呼吸音に異常はない．心音は心雑音を聴取しないが，単一Ⅱ音でⅢ音は聴取しない．腹部所見に異常はない．下腿浮腫はない．
- ●**検査所見**　血液所見：赤血球475万/μL，Hb 13.9g/dL，Ht 43%，白血球4,000/μL，血小板19.1万/μL．血液生化学所見：BUN 13.3mg/dL，Cr 0.7mg/dL，AST 16U/L，ALT 17U/L，γ-GTP 77U/L（基準10〜50）．NT-proBNP 76.2pg/mL（基準125未満）．胸部X線写真：両側肺野に異常はない．心陰影は正中位でCTR 43%．

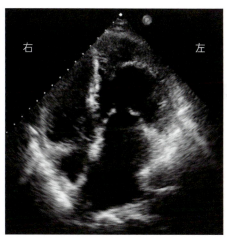

図2　心エコー図（四腔断面像）

12誘導心電図を**図1**に，心エコー図を**図2**に示す．

考えられるのはどれか．1つ選べ．

- a：Fallot四徴症
- b：鏡像型右胸心
- c：陳旧性心筋梗塞
- d：修正大血管転位症
- e：左室心筋緻密化障害

解答 027

d 修正大血管転位症

● 診 断　修正大血管転位症
〈congenitally corrected transition of the great arteries：ccTGA〉

ccTGAは，心房-心室関係と心室-大血管関係のいずれもが，正常と逆の関係を示す先天性心疾患である．単純に構造を例えると，右室と左室が入れ替わった状態である（**図3**）．体循環を担う体心室は形態学的右室であり，長期にわたる体動脈の圧負荷により形態学的右室機能が低下し，心不全を発症しやすい．

本症例は，就学時健康診断で異常を指摘されたが無症状であったため，通院を自己中断していたケースである．成人先天性心疾患患者は疾患や病状の理解が乏しいあまり，通院を自己中断することが多い．

来院時の酸素飽和度は保たれており，チアノーゼ性の先天性心疾患であるFallot四徴症は否定される．チアノーゼを有する複雑先天性心疾患患者が未修復のまま成人に達することはきわめて稀ではあるが，体血流と肺血流のバランスが保たれていれば成人期まで生存することもある．

12誘導心電図では，心房の電気的興奮を示すP波がⅠ，Ⅱ，aV_F誘導で陽性，aV_R誘導で陰性であることから，心房では右側上方→左側に向けて興奮が伝導していることを意味し，心房の位置関係は右側に右房が存在すると判断できる．鏡像型右胸心では左側に右房があるため，Ⅰ，aV_L誘導で陰性のP波となる．心室の電気的興奮を示すQRS波形は，心室逆位を反映してV_1や右胸部誘導で高電位となる．また，中隔電位の向きもやはり逆となるため，右側→左側の向きとなり，V_1や右胸部誘導でQ波を認め，$V_{5～6}$でsmall q波が消失する．その他，下壁誘導でQ波を示し，陳旧性下壁梗塞と間違われやすい[1]．

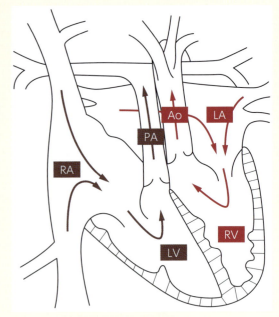

図3　修正大血管転位症の血行動態
RA：右心房，LV：左心室，PA：肺動脈
LA：左心房，RV：右心室，Ao：大動脈

心エコー図では，左側の心筋は粗で，房室弁の中隔の付着部位が左側心室のほうが右側心室に比べ心尖部に位置している．心尖部寄りに位置する弁が三尖弁であることから，左側心室が形態学的右室となっている．長期の圧負荷により三尖弁閉鎖不全を呈し，形態学的右室機能をいっそう悪化させる[2]．

左室心筋緻密化障害とは，左室心筋心内膜面が右室のように粗くなっており，最終的に心機能が低下する拡張型心筋症の一種であるが，弁の付着位置などの所見からccTGAと鑑別可能である．

〔福田旭伸〕

参考文献
1) Warnes CA：Transposition of the great arteries. Circulation **114**：2699-2709, 2006
2) Filippov AA, et al：Management of systemic right ventricular failure in patients with congenitally corrected transposition of the great arteries. Circulation **134**：1293-1302, 2016

問題 028

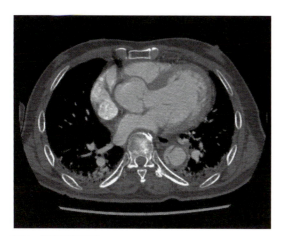

図1 胸部造影CT

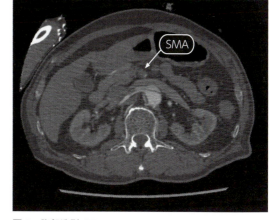

図2 腹部造影CT
SMA：superior mesenteric artery，上腸間膜動脈

● **症　例**　85歳の男性．
● **主　訴**　背部痛と腹痛．
● **既往歴**　高血圧を指摘されていたがそのままにしている．
● **生活歴**　喫煙歴：20本/日×60年以上．大酒家．
● **家族歴**　特記すべきことはない．
● **現病歴**　突然の背部痛を自覚し腹痛も伴うようになってきた．冷汗も著明であり，30分経過してもまったく改善しないため，搬入された．
● **身体所見**　意識は清明．体温36.1℃．脈拍88/分，整．血圧180/104 mmHg（右上肢），184/94 mmHg（左上肢），186/100 mmHg（右下肢），188/102 mmHg（左下肢）．心音と呼吸音とに異常はない．腹部は平坦，やや硬で，自発痛がある．上腹部は触診による反跳痛はないが圧痛があり，腸蠕動音はわずかに聴取する．四肢に浮腫はない．両側の足背動脈を触知する．
● **検査所見**　血液所見：赤血球464万/μL，Hb 14.9 g/dL，白血球11,000/μL，血小板18万/μL．凝固・線溶所見：PT 76%（基準80〜120），PT-INR 1.14（基準0.9〜1.1），APTT 25.4秒（基準25〜40），血漿フィブリノゲン319 mg/dL（基準200〜400），Dダイマー3.2 μg/mL（基準0.5以下）．血液生化学所見：TP 7.3 g/dL，Alb 4.2 g/dL，BUN 14.1 mg/dL，Cr 0.9 mg/dL，総ビリルビン0.7 mg/dL，AST 22 U/L，ALT 16 U/L，LD 251 U/L（基準120〜245），CK 108 U/L（基準57〜197），心筋トロポニンI 0.01 ng/mL未満（基準0.09以下），BNP 86.9 pg/mL（基準18.4以下），CRP 0.2 mg/dL．心電図所見：正常洞調律で有意なST変化はない．心エコー所見：収縮力は良好で明らかな壁運動異常はない．軽度の僧帽弁逆流がある．可視範囲では上行大動脈に解離所見はない．

緊急で撮影した胸・腹部造影CTを**図1**と**図2**に示す．

この患者への対応として適切なのはどれか．2つ選べ．

a：上部消化管内視鏡検査
b：冠動脈造影検査
c：ステントグラフト内挿術
d：試験開腹
e：大動脈外科治療

解答 028

c ステントグラフト内挿術

e 大動脈外科治療

● 診 断　Stanford B 型急性大動脈解離

　大動脈解離は現代においても致死率は高く，通常は tear と呼ばれる内膜裂孔をエントリーとして長軸方向に中膜を切り裂くように血流が流入し，大動脈が真腔と偽腔とに分離されてしまう疾患である．造影 CT などの画像上，真腔と偽腔との交通を認めるものを「偽腔開存型大動脈解離」と呼び，交通を認めないものを「偽腔閉塞型大動脈解離」と呼ぶ．臨床上で最も重要となる分類は Stanford 分類であり，上行大動脈に解離が及ぶか否かで A 型/B 型に分けられる．

　合併症を有さない Stanford B 型解離の場合，偽腔の開存や ulcer like projection〈ULP〉の有無にかかわらず，基本的には保存的治療が適応となる．しかし，本症例のように重症合併症を伴う Stanford B 型解離の場合は，侵襲的治療の検討が必要である．合併症には，偽腔の破裂，急速拡大，主要分枝血管の血流低下〈malperfusion〉が挙げられる．本症例は，上腸間膜動脈〈superior mesenteric artery：SMA〉の malperfusion を合併した Stanford B 型の偽腔開存型急性大動脈解離である．

　腹部主要分枝血管の malperfusion のなかでも，本症例のように SMA の血流低下が認められる場合は，侵襲的な緊急治療を検討しなければならない．広範囲の腸管壊死により救命できないケースも存在するからである．そのような症例において，わが国のガイドライン[1]では大動脈外科治療が Class I で推奨されているが，一方で血管内治療の項では Class I でステントグラフトによるエントリー閉鎖も明記されている．より低侵襲かつ迅速に対応可能なステントグラフト治療は本病態には非常に有効であり，今後は第一選択となることが予想される．本症例においても局所麻酔下にステントグラフト内挿術を施行し，エントリー封鎖を行って偽腔の減圧を図るとともに，SMA に対してベアメタルステントを留置し，救命に成功した．

　急性大動脈解離は，Stanford A 型であったとしても偽腔閉塞型でかつ心タンポナーデや大動脈弁閉鎖不全症を伴わず，一定の条件を満たす場合（上行大動脈 50 mm 以上，偽腔径 11 mm 以上はハイリスク群とされ，手術を考慮する必要がある）は，まずは保存的治療が選択されることもあり，一方で本症例のように Stanford B 型であったとしても侵襲的治療を急ぐ場合もある．そのため，CT や超音波検査など画像の読影・判断においては，Stanford 分類だけではなく，偽腔の開存・閉塞，エントリーの位置，malperfusion をはじめとした合併症の有無の検索など，正確かつ迅速な判断と対応が求められる．

〔小林泰士〕

参考文献

1) 循環器病の診断と治療に関するガイドライン 2010 年度合同研究班：大動脈瘤・大動脈解離診療ガイドライン（2011 年改訂版）
http://www.j-circ.or.jp/guideline/pdf/JCS2011_takamoto_h.pdf（2019 年 2 月閲覧）

2) Dake MD, et al：Endovascular stent-graft placement for the treatment of acute aortic dissection. N Engl J Med **340**：1546-1552, 1999

問題 029

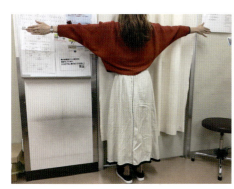

図1 患者の体型写真

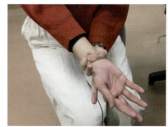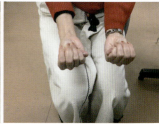
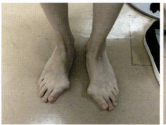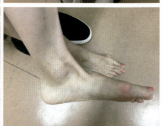

図2 四肢の写真

- **症　例**　40歳の女性．
- **主　訴**　動悸．
- **既往歴**　緑内障で眼科に通院中．
- **家族歴**　弟・父：上行大動脈置換術．
- **現病歴**　階段を上る際などに動悸と息苦しさとが出現するため来院した．めまいはあるが失神はない．
- **身体所見**　身長158 cm，翼幅169 cm，体重48 kg．脈拍52/分，整．血圧114/64 mmHg．心音と呼吸音とに異常はない．下腿浮腫はない．漏斗胸を認める．腰殿部に皮膚線条を認める．
- **検査所見**　胸部X線所見：心拡大はない．肺血管陰影は正常で，両側肋骨横隔膜角は鋭である．心エコー所見：左室収縮機能は正常で，壁運動異常はない．有意な弁膜症はない．胸部骨盤腔造影CT所見：大動脈の明らかな拡張と拡大とはない．脊柱管の明らかな拡張を認めない．

体型写真（図1）と四肢の写真（図2）とを示す．

> この疾患について**誤っている**のはどれか．1つ選べ．

- a：平均寿命は約70歳である．
- b：常染色体優性遺伝形式を示す．
- c：*TGFβ1*遺伝子変異を有する例が多い．
- d：心血管合併症の有無が生命予後に重要である．
- e：β遮断薬やアンジオテンシンⅡ受容体拮抗薬〈ARB〉が有効である．

解答 029

C *TGFβ1* 遺伝子変異を有する例が多い．

● 診　断　Marfan 症候群

　本症例は，手術を要しない中等度の漏斗胸があり，翼幅（両手を張り広げたときの長さ）と身長の比が＞1.05 と増大している（図1），Walker-Murdoch 徴候（手首を握った際に親指が小指の第1関節を越える），Steinberg 母指徴候（親指を中にして手を握った際に小指の側から親指の爪がすべて出る），肘の伸展制限（170°以下），扁平足に伴う内踝の内側偏位（図2），明確な原因のない線状皮膚萎縮症に加えて，Marfan 症候群〈Marfan syndrome：MFS〉と診断された父と弟とがいることから診断基準に該当する．

　MFS は視覚器系，骨格系および循環器系に表現型を有する全身性の結合組織障害である．頻度は 1/5,000 人である．MFS の診断は，1996年の Ghent 基準に基づいて，2010 年に改訂された基準が用いられ，①骨格系，②眼，③心血管系，④肺，⑤皮膚，⑥硬膜，⑦家族性・遺伝性の 7 つの項目を評価し，診断を得る．細胞外マトリックス糖タンパク質であるフィブリリン 1 をコードする *FBN1* 遺伝子の変異が原因である[1]．75％の患者は両親のいずれかから変異遺伝子を受け継ぎ，約 25％の患者は新生変異により発症する．①骨格系異常としては，不均衡な高身長，クモ状指趾，胸郭変形，脊柱側彎および関節弛緩などがある．②眼科的異常としては，近視，水晶体偏位および扁平角膜などがある．また，生命予後を規定する③心血管系異常としては，僧帽弁逸脱，大動脈弁閉鎖不全症，大動脈瘤および大動脈解離がある．

　根治的治療法は存在せず，合併症の予防と対症療法とが中心となる．歴史的に血圧と心拍数との管理目的とに β 遮断薬が用いられるが，動物実験の結果からアンジオテンシン II 受容体拮抗薬〈ARB〉が大動脈瘤と大動脈解離とを予防することが示されている．大動脈基部径の拡大を伴う場合は自己弁温存大動脈弁置換術が行われる．薬物療法や外科的治療の進歩により，MFS 患者の平均寿命は劇的に延長し，1972 年は 48 歳であったものが 1993 年は 72 歳となっている[2]．

　本症例に対し遺伝子解析を行い，*FBN1* 遺伝子にミスセンス変異を認めた．同変異は父と弟も有していた．なお，*TGFβ1* 遺伝子変異は Loeys-Dietz 症候群の原因遺伝子で，MFS 様の身体所見や家族性大動脈瘤などを呈する．本症例には循環器系合併症は生じていないが有症候性心室期外収縮があり，β 遮断薬を投与しながら経過観察を行っている[2]．

〔相澤義泰〕

参考文献
1）櫻井晃洋，他：GeneReviews Japan http://grj.umin.jp/grj/marfan.htm（2019 年 2 月閲覧）
2）Silverman DI, et al：Life expectancy in the Marfan syndrome. Am J Cardiol **75**：157-160, 1995

問題 030

- **症　例**　51歳の女性.
- **主　訴**　意識障害, 全身性の間代性痙攣, 右半身麻痺.
- **既往歴**　アルコール依存症, 不安神経症, 不眠症, 頭蓋内出血・第2腰椎破裂骨折・右上腕骨頸部骨折(交通事故).
- **家族歴**　失神および突然死も含めて特記すべきことはない.
- **生活歴**　喫煙歴：15本/日. 飲酒歴：焼酎2～3合/日.
- **内服薬**　ミアンセリン(テトラミド®), スルピリド(ドグマチール®), クエチアピン(セロクエル®), その他ベンゾジアゼピン系薬(数種類), 抗酒癖薬など.
- **現病歴**　アルコール依存症での入院歴があるが, 断酒できていなかった. 朝, 自宅近くのコンビニエンスストアのトイレに入ったところを目撃されていた. 昼過ぎにそのトイレの中からうなり声が聞こえるのでコンビニエンスストアの店員がトイレの中を確認したところ, 全身性の痙攣を起こしているところを発見され, 搬入された. 意識障害, 繰り返す全身性の間代性痙攣があったためレベチラセタム(イーケプラ®)を開始し, 挿管管理下でICUに入室となった. ICUに入室後, 非持続性心室頻拍をしばしば認めアミオダロン(アンカロン®)が開始となった. その後, 難治性心室頻拍と心室細動とが出現, 急変し繰り返して電気的除細動を行った.
- **身体所見**　意識レベルはGCS E2V1M4. 身長156 cm, 体重49 kg. 脈拍110/分. 血圧174/110 mmHg. 呼吸数18/分. SpO₂ 100%(O₂ 10 L/分). 瞳孔不同がある.
- **検査所見**　尿所見：タンパク3+, 糖(-), ケトン体(-), 潜血+. 脳脊髄液所見：初圧65 mmH₂O, 無色透明, 細胞数1/μL, タンパク158.5 mg/dL, 糖76 mg/dL, IgG 20 mg/dL. 血液所見：赤血球365万/μL, Hb 12.8 g/dL, Ht 36%, 白血球12,000/μL(好中球88%, 好塩基球1%, 単球4%, リンパ球7%), 血小板24

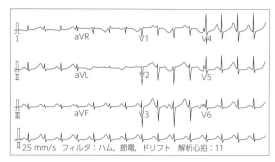

図1　12誘導心電図(入院時)

万/μL. 血液生化学所見：空腹時血糖127 mg/dL, TP 7.8 g/dL, Alb 4.1 g/dL, BUN 7.4 mg/dL, Cr 0.4 mg/dL, UA 5.1 mg/dL, 総ビリルビン 0.9 mg/dL, AST 99 U/L, ALT 15 U/L, LD 571 U/L(基準120～245), ALP 474 U/L(基準80～260), γ-GTP 393 U/L(基準9～32), ChE 318 U/L(基準214～384), AMY 86 U/L(基準60～200), アンモニア 85 μg/dL, ビタミンB₁ 52 ng/mL(基準20～50), CK 619 U/L(基準32～180), CK-MB 6.3 ng/mL(基準5以下), 心筋トロポニンI 223.8 pg/mL, Na 138 mEq/L, K 2.3 mEq/L, Cl 91 mEq/L, Ca 8.6 mg/dL, P 4.5 mg/dL, Mg 1.2 mg/dL(基準1.7～2.6), CRP 0.1 mg/dL. 頭部単純CT所見：頭蓋内に明らかな出血・占拠性病変・脳室拡大はない. 頭部単純MRI所見：DWIで左優位に両側海馬・扁桃体に高信号がある. 心エコー所見で特記すべきことはない.

心電図(入院時)を**図1**に示す.

治療として適切でないのはどれか. 1つ選べ.

- a：硫酸Mg
- b：β遮断薬
- c：リドカイン
- d：一時ペーシング
- e：アミオダロンの中止

解答 030

b β遮断薬

● 診　断　後天性（二次性）QT延長症候群

本症例は繰り返す痙攣発作（原因疾患としては中枢神経感染症，低Mg血症，アルコール中毒などが鑑別に挙がる）を認め，辺縁系脳炎疑いとしてICUに入室となった．アルコール依存の既往があり低K血症，低Mg血症を認め，また複数の精神科領域の薬剤を定期内服していた．これらに加えて抗てんかん薬であるレベチラセタムを開始した．入院時心電図では補正QT間隔（QTc）が620 msecと著明に延長していた．ICU入室後，すぐさま電解質の補正が開始されたが，非持続性心室頻拍を頻回に認めたのでアミオダロンが開始された．これら電解質異常，薬剤や中枢神経疾患（脳炎）がQT延長を顕在化させ，torsade de pointesを合併したと考えられた．

補正QT間隔が440 msec以上の場合をQT延長とする．なお，QT間隔が500 msec以上になるとtorsade de pointesの高リスクとされる[1]．QT延長症候群は先天性（Romano-Ward症候群，Jervell and Lange-Nielsen症候群）と後天性に大別される．先天性QT延長症候群はK，Na，Caイオンチャネルをコードしている原因遺伝子の変異の関与が明らかにされており，初回心イベントは学童期から思春期が多い．一方，後天性QT延長症候群は，通常時のQT間隔は正常であるが，QT延長をきたす要因の存在下でQT延長が存在する場合に診断される．中高齢に多く，男性と比べて女性に多い．また複合的な要因により発症するが，薬剤性が多い．**表1**にQT延長の主な原因を列挙する．

後天性QT延長症候群に対する治療は，被疑

表1　QT延長の主な要因

①薬剤性
- 抗不整脈薬：Ⅰa群　シベンゾリン（シベノール®）
　　　　　　　 Ⅰc群　フレカイニド（タンボコール®）
　　　　　　　 Ⅲ群　アミオダロン（アンカロン®）などその他多数
- 抗菌薬：マクロライド系，ニューキノロン系抗菌薬，アゾール系抗真菌薬，ST合剤など
- 抗アレルギー薬：関連する薬剤は既に販売中止
- 抗脂質異常症薬：プロブコール（シンレスタール®）
- 抗精神病薬：ハロペリドール（セレネース®），クロルプロマジン（コントミン®）
- 非定型抗精神病薬：スルピリド（ドグマチール®），クエチアピン（セロクエル®）などその他多数
- 抗うつ薬：三環系，四環系で多数

②徐脈
③電解質異常：低K血症，低Mg血症，低Ca血症
④心疾患：急性心筋梗塞，左室肥大，たこつぼ型心筋症
⑤中枢神経疾患：脳梗塞，くも膜下出血・頭蓋内出血など
⑥代謝性疾患：甲状腺機能低下症，神経性食欲不振症など
⑦その他：女性，高齢

薬の中止，電解質の補正，硫酸Mgの静注，リドカインの静注，一時ペーシングによるoverdrive pacing（pacing rate 70/分以上），イソプロテレノール（プロタノール®，β刺激薬）の静注（目標脈拍100/分）などが挙げられる．β遮断薬は徐脈させるためQTがさらに延長する可能性があり不適である．なお，先天性QT延長症候群ではβ遮断薬が有効な治療薬なので留意する．

〔柴　昌行〕

参考文献

1) Drew BJ, et al：Prevention of torsade de pointes in hospital settings：a scientific statement from the American Heart Association and the American College of Cardiology Foundation. Circulation **121**：1047-1060, 2010

問題 031

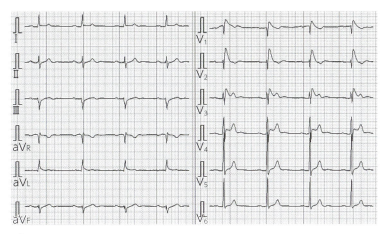

図1　12誘導心電図

- ● 症　例　35歳の男性．
- ● 主　訴　意識消失．
- ● 既往歴　特記すべきことはない．
- ● 生活歴　喫煙歴：40本/日を20歳から現在まで．機会飲酒．
- ● 家族歴　父親が52歳で突然死している．
- ● 現病歴　午前3時40分インターネットカフェの椅子に座った状態で痙攣様の発作を起こしているところを発見され，店員が救急要請し，胸骨圧迫が開始された．救急隊到着時は意識と脈がなく心肺蘇生法を継続してAEDが使用された．3回目のAED作動で心拍が再開した．救急外来到着時は自己心拍と自発呼吸とが認められた．後に来院した母親によると，以前心電図異常を指摘されていたが，そのままにしていた．治療中の疾患はなく，現在服用中の薬剤はない．
- ● 身体所見　意識レベルはJCS Ⅲ-300．身長160 cm，体重55 kg．脈拍88/分，整．血圧94/58 mmHg．眼瞼結膜に貧血はない．眼球結膜に黄疸はない．心音と呼吸音とに異常はない．腹部は平坦，軟である．下腿浮腫はない．頸動脈，大腿動脈および橈骨動脈の触知は良好である．
- ● 検査所見　血液所見：赤血球473万/μL，Hb 15.6 g/dL，Ht 45%，白血球9,300/μL，血小板16万/μL．血液生化学所見：随時血糖117 mg/dL，TP 6.2 g/dL，Alb 4.2 g/dL，BUN 9.2 mg/dL，Cr 0.8 mg/dL，総ビリルビン0.6 mg/dL，AST 49 U/L，ALT 53 U/L，LD 198 U/L（基準120～245），CK 225 U/L（基準57～197），CK-MB 33 U/L（基準25以下），Na 141 mEq/L，K 3.5 mEq/L，Cl 104 mEq/L．CRP 0.1 mg/dL．BNP 58.0 pg/mL（基準18.4以下）．緊急冠動脈造影検査で冠動脈に有意狭窄は認められない．

12誘導心電図を**図1**に示す．

この疾患について正しいのはどれか．**2つ選べ**．

- a：発作は心房細動が多い．
- b：男性と比べて女性に多い．
- c：*SCN5A*の関与が報告されている．
- d：心電図波形は日差変動がみられやすい．
- e：発作の抑制にはIc群抗不整脈薬が有効である．

解答 031

c *SCN5A* の関与が報告されている．

d 心電図波形は日差変動がみられやすい．

● 診 断　Brugada 症候群

V1，V2 の coved 型 ST 上昇と AED の作動のエピソードから Brugada 症候群に伴う致死性不整脈（心室細動/心室頻拍）が出現していたことがわかる．Brugada 症候群は女性と比べて男性に多く発症することが知られており[1,2]，血縁者に突然死を認める人が 2 割程度いることが報告されている[1,2]．心筋ナトリウムチャネル遺伝子である *SCN5A* をはじめ，いくつかの原因遺伝子の関与が報告されているが[3]，最近の研究からでは単一遺伝子疾患の特徴だけではなく，多因子疾患の側面があることがわかってきている．心電図の ST 部分の形態から Type 1〜3 に分類される．Type 1 には coved 型（弓状型）が，Type 2 と Type 3 とには saddle back 型（馬鞍型）が含まれる．この ST 部分は経時的に変化することが報告されており，また抗不整脈薬であるナトリウムチャネル遮断薬の使用により，Type 1 が顕在化する場合がある．突然死予防のために唯一有効な治療法は植込み型除細動器であるが，心室細動を繰り返す症例には Ia 群のキニジン，Ⅳ群のベプリジル及びシロスタゾールといった内服薬が考慮される．Ic 群抗不整脈薬は Brugada 症候群の薬剤負荷試験として用いられる薬剤であり，心室細動や多形性心室頻拍が誘発されることがある．予防薬として使用することはできない．

〔藤末昂一郎〕

参考文献

1) Takagi M, et al：The prognostic value of early repolarization (J wave) and ST-segment morphology after J wave in Brugada syndrome：multicenter study in Japan. Heart Rhythm **10**：533-539, 2013
2) Kamakura S, et al：Long-term prognosis of probands with Brugada-pattern ST-elevation in leads V1-V3. Circ Arrhythm Electrophysiol **2**：495-503, 2009
3) Gray B, et al：New insights into the genetic basis of inherited arrhythmia syndromes. Circ Cardiovasc Genet **9**：569-577, 2016

問題 032

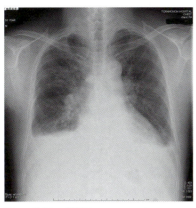

図1 胸部X線写真

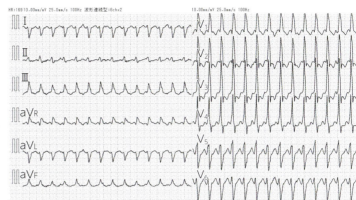

図2 12誘導心電図

- **症　例**　59歳の男性.
- **主　訴**　呼吸困難.
- **生活歴**　喫煙歴：20本/日×35年. 機会飲酒. アレルギー歴はない.
- **既往歴**　未破裂脳動脈瘤, 高血圧症により降圧薬を内服している. 毎年職場の健康診断を受診しており, その他の異常を指摘されたことはない.
- **現病歴**　2週前から咳嗽があり, 職場の診療所で感冒として鎮咳薬を処方され, 咳嗽は軽快したが, そのころから呼吸困難と下腿浮腫とも出現した. 徐々に食欲も低下し, 夜間呼吸困難で眠れないと訴え, 来院した.
- **身体所見**　意識は清明. 身長161 cm, 体重69.5 kg. 体温36.5℃. 脈拍124/分. 血圧116/90 mmHg. SpO_2 93%（room air）. 眼瞼結膜に貧血はない. 眼球結膜に黄染はない. 頸部リンパ節腫脹はない. 甲状腺腫大はない. 心音に異常はない. 両肺にcoarse cracklesを聴取する. 腹部は平坦, 軟で, 圧痛と自発痛とはない. 両下腿に圧痕浮腫を認める.
- **検査所見**　血液所見：白血球8,700/μL, Hb 15.2 g/dL, 血小板27万/μL. 血液生化学所見：TP 6.6 g/dL, Alb 3.5 g/dL, BUN 35 mg/dL, Cr 1.3 mg/dL, UA 6.5 mg/dL, AST 70 U/L, ALT 172 U/L, LD 373 U/L（基準120〜245）, ALP 305 U/L（基準80〜260）, γ-GTP 84 U/L（基準10〜50）, Na 144 mEq/L, K 4.2 mEq/L, Cl 108 mEq/L. BNP 644.5 pg/mL（基準18.4以下）. CRP 1.3 mg/dL. 心エコー検査ではびまん性に軽度収縮低下（EF>40%）を認める.

胸部X線写真を**図1**に, 12誘導心電図を**図2**に示す.

この疾患の治療として適切なのはどれか. 2つ選べ.

- **a**：強心薬投与
- **b**：電気的除細動
- **c**：ベラパミル（ワソラン®）投与
- **d**：ピルシカイニド（サンリズム®）投与
- **e**：プロプラノロール（インデラル®）投与

解答 032

b 電気的除細動

c ベラパミル（ワソラン®）投与

● 診　断　特発性心室頻拍に伴う心不全

　心室頻拍〈ventricular tachycardia：VT〉のなかでも器質的心疾患を伴わない特発性 VT は約 20％存在するといわれ，器質的心疾患に伴う VT がさまざまな QRS 波形を有するのに対し，特発性 VT では特徴的な QRS 波形を呈することが多い[1,2]．なかでも Purkinje 組織がその機序にかかわっている特発性左室起源 VT は心電図上右脚ブロックを呈し，比較的 QRS 幅が狭く発作時も血行動態が保たれていることも少なくない．このため，変行伝導や脚ブロックを伴う上室性頻拍との鑑別が難しいこともしばしば経験する．また，左室起源の特発性 VT のなかにはベラパミル感受性を認めることが多く，典型的には VT 中の QRS 波形が右脚ブロック・左軸偏位型を示し，左脚後枝領域を起源とする（約 90％）[1,3]．また，ベラパミル感受性 VT には右脚ブロック・右軸偏位型を示し，左脚前枝領域を起源とする VT もあることが報告されている（約 10％）[1,3]．このベラパミル感受性 VT では，通常 VT には無効とされているベラパミル投与により，VT を徐拍化あるいは停止させることが可能である．また長期的治療法は根治率が高いカテーテルアブレーションであるが，そのためにはベラパミル感受性 VT の診断をより確実にしたい．先述した変行伝導を伴う上室性頻拍においても，ベラパミルは有効であるため，これを VT との鑑別に用いることは難しい．1 つの解決策として 12 誘導心電図を注意深く読み，wide QRS tachycardia の際にはまず VT を疑って房室解離の有無を確認するとよい．

　本症例の心電図（図 2）を再度注意深く見てもらいたい．肢誘導の 3 拍目と 4 拍目の間および 5 拍目と 6 拍目の間に P 波と考えられるノッチが存在することに気付くだろうか．デバイダーを用いてこれを心電図上でトレースすると，房室解離の存在に気付くであろう．以上から本症例は右脚ブロック・右軸偏位型のベラパミル感受性心室頻拍が最も疑われる．

　本症例は患者が動悸症状を自覚しなかったため，心不全症状が顕在化するまで長時間にわたり VT が続いていたと考えられ，頻拍起因性心不全となり，呼吸困難を主訴に来院した．頻拍が心不全の原因となっているため，治療は VT を停止させることである．幸い，血圧は保たれており，心エコー上も軽度びまん性収縮低下を認めるが EF が 40％以上は保たれていたため，治療の選択肢としてベラパミル投与を試みるのがよいと思われる．一方で，起坐呼吸，肝障害を伴う心不全を呈していることから，陰性変力作用のあるベラパミル投与を躊躇することも実際にはありうる．この場合には電気的除細動が行われるべきである．

〔児玉隆秀〕

参考文献
1) 野上昭彦，他：プルキンエ不整脈．医学書院，2009
2) 五十嵐正男，他：不整脈の診かたと治療．医学書院，1997
3) 循環器病の診断と治療に関するガイドライン（2008 年度合同研究班報告）：不整脈薬物治療に関するガイドライン（2009 年改訂版）
　http://www.j-circ.or.jp/guideline/pdf/JCS2009_kodama_h.pdf（2019 年 2 月閲覧）

問題 033

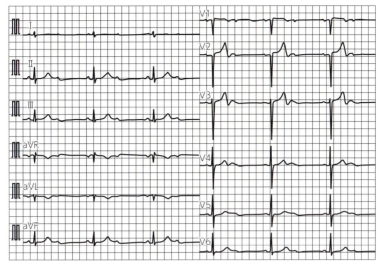

図1　12誘導心電図

● **症　例**　60歳の女性.
● **主　訴**　労作時の息切れ.
● **既往歴**　10年前から高血圧症に対して降圧薬を内服中.
● **家族歴**　特記すべきことはない.
● **現病歴**　今年の健康診断で心電図異常を指摘され，かかりつけ医を受診した．階段を上がったり，早足で歩いたりするときに息切れを認め，精査・加療目的で紹介され来院した．
● **身体所見**　身長156 cm，体重45 kg．体温36.2℃．脈拍44/分，整．血圧170/80 mmHg．心音はⅢ音またはⅣ音を聴取しない．呼吸音に異常はない．下腿浮腫はない．
● **検査所見**　心臓単純CT：左右冠動脈に有意狭窄はない．胸部単純CT：縦隔と肺門とに有意なリンパ節腫大はない．肺野に異常はない．心エコー所見：左室収縮機能と壁運動とに異常はない．局所的な心筋の菲薄化を認めない．

来院時の12誘導心電図（**図1**）と胸部X線写真（**図2**）とを示す．

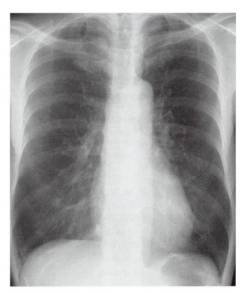

図2　胸部X線写真

対応として最も適切なのはどれか．1つ選べ．

a：β遮断薬を投与する．
b：ジギタリス製剤を投与する．
c：植込み型除細動器を考慮する．
d：ペースメーカ植込みを考慮する．
e：両室ペーシング機能付き植込み型除細動器を考慮する．

解答 033

d ペースメーカ植込みを考慮する．

● 診 断　2：1房室ブロック

　来院時の心電図(図1)は心拍数36/分と徐脈を呈し，P波に引き続くQRS波が2回に1回脱落しており，2：1房室ブロックによるものと診断できる．P波は，Ⅱ，ⅢおよびaV$_F$誘導で明瞭に判別されるが，胸部誘導ではT波に埋没し判別しにくい場合があるために全誘導でP波を観察することが重要である．本症例は受診時にはうっ血性心不全は呈していなかったが(図2)，心エコー検査にて左室収縮能が正常で，心臓単純CTにて冠動脈に有意狭窄がないことを確認して，入院中にペースメーカ植込み術を施行した．また，ガリウム(Ga)シンチグラフィ，心臓単純MRIおよびFDG-PETを施行したが，サルコイドーシスは否定された．本症例のように徐脈による明らかな症状を有するⅡ度以上の房室ブロックはペースメーカの適応となる．

　房室ブロックは心房から心室への伝導が障害された状態で，一時的にも，永続的にも起こりうる．Ⅰ度房室ブロックは，PR時間が200 ms以上に延長した場合でQRS波の脱落を伴わない．Ⅱ度房室ブロックは，間欠的なQRS波の脱落を伴い徐々にPR時間が延長してQRS波が脱落するWenckebach型(またはMobitzⅠ型)と，PR時間は不変で突然QRS波が脱落するMobitzⅡ型に分類される．Ⅲ度房室ブロックは心室への伝導は完全に障害された状態である．2つ以上のQRS波が続けて脱落するものを高度房室ブロックと呼ぶ[1]．

　生理的な房室ブロックは，副交感神経活動の亢進や迷走神経過緊張(アスリート，睡眠，痛み，頸動脈洞マッサージ)などで出現する[2]．一方，病的な房室ブロックは刺激伝導系の線維化や硬化が原因で，房室ブロックの原因の約半数を占める．そのうち最も多いものは，明らかな原因のない特発性である．何らかの基礎疾患を有するものとしては，虚血性心疾患，心筋症，心筋炎および先天性心疾患などがある．その他，低カリウム血症，甲状腺疾患，筋緊張性ジストロフィー，心臓腫瘍，皮膚筋炎などがある．薬剤では，β遮断薬，カルシウム拮抗薬，ジギタリス製剤，アデノシン及び抗不整脈薬が原因となる．また，開心術，経カテーテル的大動脈弁置換術〈transcatheter aortic valve implantation：TAVI〉，カテーテルアブレーション，経皮的中隔心筋焼灼術〈percutaneous transluminal septal myocardial ablation：PTSMA〉などの侵襲的手技における合併症としても発生することがある．

　徐脈による臨床症状を呈する房室ブロックや洞不全症候群はペースメーカ植込みの一般的な適応である[3]．β遮断薬やジギタリス製剤の投与は，房室伝導をさらに悪化させる恐れがあるため禁忌である．植込み型除細動器は，通常，心室頻拍や心室細動の頻脈性不整脈の既往のある例に対する二次予防や低心機能に対する突然死の一次予防に適応となる．両室ペーシング機能付き植込み型除細動器は重症心不全に対するデバイス治療であるため，本症例には適応とはならない．

〔相澤義泰〕

参考文献

1) 香坂　俊：もしも心電図が小学校の必修科目だったら. 医学書院, 2013
2) Sauer WH：Etiology of atrioventricular block. UpToDate, Wolters Kluwer, last update Nov 21, 2018 https://www.uptodate.com/contents/etiology-of-atrioventricular-block (2019年2月閲覧)
3) 奥村　謙, 他(編)：不整脈の非薬物治療ガイドライン, 2011年改訂版. 日本循環器学会, 2011

問題 034

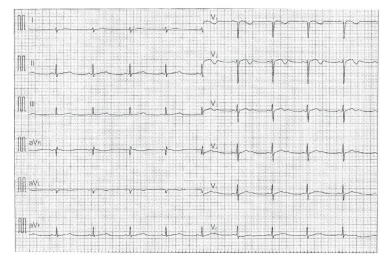

図1　12誘導心電図

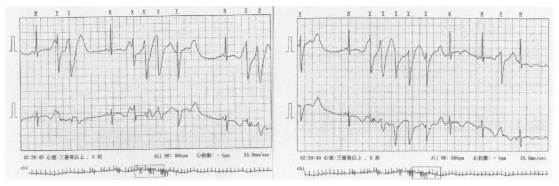

図2　Holter心電図（午前2時39分）

- ●**症　例**　21歳の女性．
- ●**主　訴**　睡眠中の痙攣発作．
- ●**既往歴**　特記すべきことはない．
- ●**家族歴**　母方の親族：複数の若年性突然死がある．妹（19歳）：複数回の失神歴がある．
- ●**現病歴**　15歳時に睡眠中の痙攣発作が出現した．他院でてんかんと診断され，抗てんかん薬を処方されるも2～3か月に1回の頻度で睡眠中の痙攣発作が出現していた．20歳時に健康診断で心電図異常を指摘され，かかりつけ医が施行したHolter心電図で夜間睡眠中の不整脈を認めたため紹介され来院した．
- ●**身体所見**　身長160 cm，体重47 kg．体温36.3℃．脈拍68/分，整．血圧100/66 mmHg．心音と呼吸音とに異常はない．下腿浮腫を認めない．
- ●**検査所見**　心エコー所見：左室収縮機能は正常である．壁運動に異常はない．

　来院時の12誘導心電図（**図1**）とかかりつけ医が施行したHolter心電図（**図2**）とを示す．

診断に**有用でない**のはどれか．1つ選べ．

- a：遺伝子解析
- b：家族歴の聴取
- c：運動負荷試験
- d：アドレナリン負荷試験
- e：ピルシカイニド負荷試験

解答 034

e ピルシカイニド負荷試験

● 診 断　先天性QT延長症候群

　来院時の12誘導心電図(図1)は心拍数60/分で，PQ時間とQRSとに異常はない．T波は平低化しているが二相性を呈しており，QT時間は520 msと延長している．二相性T波とU波との鑑別が問題となるが，Ⅱ誘導でT波の後半部分のほうが振幅が高いこと，$V_{4〜6}$ にも明瞭に二相性T波がみられることがU波との鑑別となる．実際，心電図の自動計測ではQT時間は360 msと計測されており注意が必要である．また，かかりつけ医で施行したHolter心電図(図2)でも夜間の痙攣発作に一致してtorsade de pointes〈TdP〉が認められた．以上より本症例では，学童期からの睡眠中の痙攣発作(＝失神)の既往，心電図でのQT延長およびHolter心電図でのTdPから先天性QT延長症候群と診断できる．

　QT延長症候群は心電図上のQT時間が延長し，早期後脱分極〈early afterdepolarization：EAD〉によってTdPなどの多形性心室頻拍が発生し，失神や突然死をきたす遺伝性疾患である．常染色体優性遺伝形式をとり聾唖を伴わないRomano-Ward症候群と，常染色体劣性遺伝形式をとり聾唖を伴うJervell and Lange-Nielsen症候群とに分類されるが，圧倒的に前者が多い．

　先天性QT延長症候群の60〜70％に心臓イオンチャネルをコードする遺伝子の変異を認める．現在までに13個の原因遺伝子が報告されているが，90％以上の症例がLQT 1, 2, 3のいずれかであることが知られている[1]．

　また，先天性QT延長症候群の死亡率は0.9〜2.6％/年とされているが，初回発作が突然死である症例もある．LQT 1, 2と比べLQT 3の心事故が致死的となりやすい．近年の遺伝子型による層別化の試みでは，「QT時間500 ms以上のLQT 1, 2」「男性のLQT 3」は危険度が高いとされている．心事故の初発年齢は「LQT 1患者」「男性」では若い．運動制限はLQT 1と失神が運動で誘発されるLQT 2とで行う．LQT 2では電話のベルや目覚まし時計の音で発作が誘発されるとされる．一方，LQT 3の発作は安静時や睡眠時に多い．β遮断薬の投与はLQT 1, 2患者の心事故を減少させるが，LQT 3ではメキシレチンを使用する(表1 →巻末資料 p.314)．

　一方，薬剤を原因とする二次性あるいは後天性QT延長症候群では，抗不整脈薬，向精神薬，抗菌薬，抗真菌薬，抗アレルギー薬および消化器疾患薬などが原因となる．また，有機リン中毒，電解質異常(低カリウム血症，低マグネシウム血症，低カルシウム血症)，徐脈，各種心疾患(心筋梗塞，急性心筋炎，重症心不全，心筋症)，中枢神経疾患(くも膜下出血，頭部外傷，脳血栓症，脳外科手術)および代謝異常(甲状腺機能低下症，糖尿病，神経性食欲不振症)などでも出現する．これらの誘因を除去することでQT時間は正常化する．

　先天性QT延長症候群では家族歴の聴取が重要であり，若年性突然死の有無やすでに先天性QT延長症候群と診断された家族の有無を確認する．また，本疾患が疑われるが心電図にてQT延長がはっきりしない場合などに運動負荷試験やアドレナリン負荷試験が有用である場合がある．ピルシカイニド負荷試験はBrugada症候群における負荷試験で，典型的な心電図を顕在化させる目的で用いられる検査である．遺伝子解析は本疾患の管理，治療および予後予測に有用である．本患者は遺伝子解析でLQT 2の原因遺伝子である*KCNH2*にフレームシフト変異を認めた．

〔相澤義泰〕

参考文献

1) 循環器病の診断と治療に関するガイドライン2011年度合同研究班：QT延長症候群(先天性・二次性)とBrugada症候群の診療に関するガイドライン(2012年改訂版)．2012
http://www.j-circ.or.jp/guideline/pdf/JCS2013_aonuma_h.pdf〔2019年2月閲覧〕

問題 035

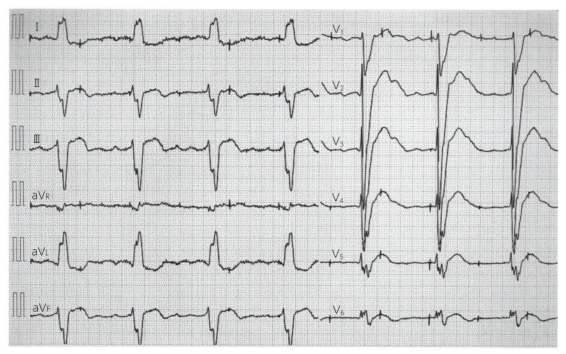

図1　12誘導心電図

● 症　例　80歳の女性.
● 主　訴　めまい.
● 既往歴　70歳時：洞不全症候群のためDDDペースメーカ植込み術.
● 現病歴　2週前にペースメーカ電池寿命のため本体の交換を計画した．既存のDDDペースメーカはリード断線を認め，慢性心房細動＋完全房室ブロックとなっていたため，右側胸部よりVVIペースメーカ植込みを実施した．退院後にめまいとふらつきとを認めたため来院した．
脈拍40/分と徐脈を認めたため実施した12誘導心電図を図1に示す．

この患者の心電図所見はどれか．2つ選べ．

a：心房粗動
b：急性心筋梗塞
c：ペーシング不全
d：センシング不全
e：完全右脚ブロック

解答 035

c ペーシング不全

d センシング不全

● 診 断　ペースメーカ不全(ペーシング不全とセンシング不全)

　ペースメーカの管理は循環器内科の専門分野となるが，ペースメーカを含む心臓デバイス植込み患者は年々増加しており，2016 年に国内で植込まれたペースメーカ[1]は新規が約 48,000 件，交換が約 18,000 件，植込み型除細動器〈implantable cardioverter：ICD〉[2]は新規・交換合わせて約 6,700 件，心臓再同期療法〈cardiac resynchronization therapy：CRT〉は新規・交換合わせて約 4,800 件となっている．循環器内科医でなくとも，心臓デバイス植込み患者に出会う確率は高くなっていると思われる．

　本症例の心電図では心拍数 46 bpm（beat per minute）の徐脈を認め，QRS はかなり幅の広い心室調律である．慢性心房細動で完全房室ブロックのため心室補充調律となっており，RR 間隔は整である．QRS と無関係に約 70 ppm（pacing per minute）の間隔でスパイクを認める．つまり，スパイクの後に QRS は形成されず，「ペーシング不全」があることがわかる．ペーシング間隔が約 70 ppm となっており VVI 70 ppm という設定であることがわかるが，VVI 70 ppm という設定では自己心拍が 70 bpm 以上あればペーシングは抑制されるはずである．

　また，本症例の心電図では QRS の直後にもスパイクが出現しており，自己心拍からペーシングまでの間隔が 70 bpm よりも短くなっている．つまり，自己心拍（自己 QRS）をペースメーカが認識できておらず，「センシング不全」があることもわかる．

　ペースメーカ植込み直後の合併症として，リードの位置ずれ（抜けてきてしまう場合と心筋穿孔で心臓外に出てしまう場合）があり，本症例ではリードを固定していた糸が筋膜から外れた可能性と，上肢の後方牽引によりリードが抜けてしまった可能性とが考えられた．そのため，リード先端の電極と心筋との接触が不良となり，ペーシングとセンシングとができない状態になってしまったものと思われる．本症例では補充調律がさらに徐脈になることがあり，前失神を伴ったため体外式ペースメーカを挿入し，早急にペースメーカリードの再調整を行った．

　心電図の所見として，補充調律は右脚ブロックではなく左脚ブロック型である．左脚ブロック型のため，虚血性 ST 変化の評価は困難である．急性心筋梗塞を否定することはできないが，心筋梗塞を示唆する心電図所見とはいえない．基線が揺れている部分もあるが，心房粗動を示唆する鋸歯状波は認めない．

〔池上幸憲〕

参考文献

1）日本不整脈デバイス工業会：都道府県別ペースメーカ，CRT-P 植込台数年次推移
　https://www.jadia.or.jp/medical/crt-p.html（2018 年 7 月閲覧）
2）日本不整脈デバイス工業会：都道府県別 ICD，CRT-D 植込台数年次推移
　https://www.jadia.or.jp/medical/crt-d.html（2018 年 7 月閲覧）

内分泌・代謝

問題
036-047
内分泌・代謝

問題 036

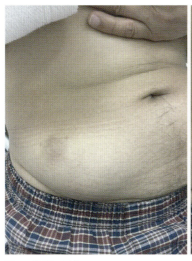
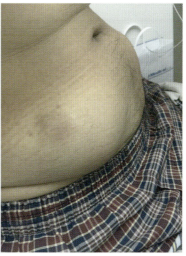

図1　腹部の写真

- ●症　例　51歳の男性.
- ●主　訴　血糖値の上昇.
- ●家族歴　特記すべきことはない.
- ●既往歴　特記すべきことはない.
- ●生活歴　職業：公務員(車で移動する外勤が多い).
- ●現病歴　31歳時に1型糖尿病と診断された. 1日5回の頻回インスリン療法(インスリン総量46単位)をしており, HbA1c 7.5%であった. 自己血糖測定で最近, 血糖値が高値のため, 自己判断でインスリンを増量(インスリン総量76単位)したが血糖値が下がらないため, 定期受診時に改善策を問うてきた. 受診時はHbA1c 8.5%であった. 食事量2,000 kcal/日は厳守され, 体重増加はない. 外勤のつどインスリン製剤を車中に置くことがあった.
- ●身体所見　身長167 cm, 体重60 kg, BMI 21.5. 頸部, 胸部および腹部に異常はない. 神経学所見に異常はない.
- ●検査所見　尿所見：タンパク(−), 糖100 mg/dL, ケトン体(−). 血液所見：赤血球503万/μL, Hb 15.2 g/dL, Ht 48%, 白血球8,000/μL, 血小板27万/μL. 血液生化学所見：Cr 0.71 mg/dL, AST 28 U/L, ALT 25 U/L, γ-GTP 17 U/L(基準10〜50), Na 142 mEq/L, K 3.9 mEq/L, Cl 106 mEq/L. 全身CT(胸・腹・骨盤腔)で異常はない.

腹部の写真を図1に示す.

この患者に対する対応として**適切でない**のはどれか. 2つ選べ.

- a：注射部位を変えさせる.
- b：インスリン抗体を調べる.
- c：インスリン製剤の種類を変える.
- d：注射部位に副腎皮質ステロイドを塗布する.
- e：インスリン製剤を新しい同じインスリン製剤に変える.

解答 036

c インスリン製剤の種類を変える．

d 注射部位に副腎皮質ステロイドを塗布する．

● 診　断　1型糖尿病

　インスリン治療中の患者で，血糖コントロールが不良の場合にインスリンを増量しても血糖値が改善しない場合に，どういうことを想定して対処するかを問う．

　同一部位にインスリンを注射し続けると，硬い結節を形成する．これはインスリンリポハイパートロフィーといわれるが，生検した組織所見では，インスリンを貪食したマクロファージを主体とした炎症と線維化が結節の主体である[1,2]．この皮膚病変があると，この部位にインスリンを注射すると，インスリン分解・吸収が不安定になり血糖値が不安定となる．このような場合は，他の部位にローテーションして注射することで多くの場合，インスリン量が著減する．

　また，インスリンを増量しても血糖値が下がらない強いインスリン抵抗性を示す場合，インスリン抗体の存在を疑い，検査すべきである．

　本症例では今まで使っていたインスリンで血糖がコントロールできており，最近になってコントロール不良になったので，インスリン製剤の種類を変更することは適切ではない．

　局所性インスリンアレルギーの場合に重症例に対して，副腎皮質ステロイドを塗布することはある．局所性インスリンアレルギーの場合は注射部位の皮膚の炎症であり，インスリン作用は保たれるため，血糖降下には影響しない．

　インスリン製剤の保存方法によっては，インスリンが変性し，全く無効になることがある[3]．具体例として，インスリン製剤を車中などの高温環境下に放置したり，冷蔵庫の冷凍室に保管して凍結させてしまったりした場合，解凍してもインスリン作用は無効となる．本患者はインスリン製剤を車中に置く習慣があることから，インスリン製剤の保存に問題がある可能性があり，新しい同じインスリン製剤に変更して試してみる価値がある．

〔鈴木克典〕

参考文献

1) Shimizu I, et al. A case of insulin-induced localized lobular panniculitis with evidence for the phagocytosis of insulin by histiocytes. Endocr J **54**：477-480, 2007
2) 小林哲郎：インスリン皮下脂肪肥大化．小林哲郎(編)：臨床糖尿病マニュアル，改訂第3版．p 125，南江堂，2012
3) 朝倉俊成(編)：糖尿病薬物療法の管理—知りたかった答えがココにある！ pp 204-209，南山堂，2010

問題 037

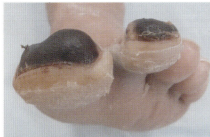
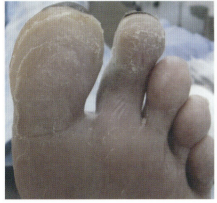
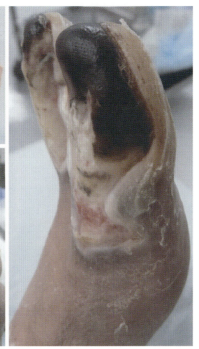

図1　左足の写真

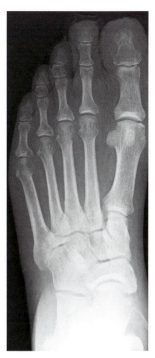

図2　左足X線写真

- ●**症　例**　66歳の男性．
- ●**主　訴**　口　渇．
- ●**既往歴**　65歳時に両側糖尿病性増殖型網膜症に対して光凝固術を施行．
- ●**家族歴**　両親・兄・姉・祖父が糖尿病にてインスリン治療していた．
- ●**生活歴**　喫煙歴：20〜30本/日，飲酒歴：ビール2L/日．
- ●**現病歴**　32歳時に健康診断にて2型糖尿病と高血圧症とを指摘されて近くの診療所で加療を開始したが，数回通院して自己中断．2か月前から左第1，2趾が黒くなっているのに気づいた．1か月前から口渇と頻尿とを自覚するようになり，かかりつけ医を受診した．随時血糖値783 mg/dL，HbA1c 13.5％を認めたため，紹介され来院した．
- ●**身体所見**　意識は清明．身長173 cm，体重65.8 kg，BMI 22，脈拍108/分，整．血圧138/94 mmHg．結膜に黄疸と貧血とはない．頸部，胸部および腹部に異常はない．下肢両側に浮腫がある．腱反射は両側消失しており，振動覚認識はできない．Schellong test：臥位152/90 mmHg → 起立直後112/74 mmHg．
- ●**検査所見**　尿所見：比重1.026，タンパク300 mg/dL，糖1,000 mg/dL以上，ケトン体（−）．血液所見：赤血球450万/μL，Hb 11.4 g/dL，Ht 42％，白血球9,400/μL，血小板27万/μL．血液生化学所見：HbA1c 11.9％，随時血糖745 mg/dL，eGFR 35.8 mL/分/1.73 m^2（基準90以上），BUN 12.0 mg/dL，Cr 1.6 mg/dL，総ビリルビン0.5 mg/dL，AST 14 U/L，ALT 11 U/L，γ-GTP 156 U/L（基準10〜50），Na 124 mEq/L，K 4.90 mEq/L，Cl 89 mEq/L．CRP 7.0 mg/dL．

左足の写真を**図1**に，X線写真を**図2**に示す．

足病変の治療方針として適切なのはどれか．2つ選べ．

- a：抗菌薬を点滴投与する．
- b：壊疽部位へ抗菌薬を局所投与する．
- c：壊疽部位へインスリン湿布をはる．
- d：局所の排膿とデブリドマンとを行う．
- e：副腎皮質ステロイド軟膏を塗布する．

解答 037

> **a** 抗菌薬を点滴投与する．
>
> **d** 局所の排膿とデブリドマンとを行う．

● 診 断　糖尿病性足壊疽

　足のX線撮影は，非侵襲的かつ簡便，迅速であるうえ，Charcot関節などの病的骨折，骨髄炎の有無，ガス壊疽，動脈硬化症（Mönckeberg動脈硬化症など）の有無など，多くの情報を得ることができる．本症例の足の単純X線写真からは，腐骨，骨髄炎の所見は認められなかった．

　糖尿病性足壊疽の治療の基本は，①糖代謝の正常化，②抗菌薬の全身投与，③感染巣の開放（デブリドマン）である．本症例は長期の高血糖状態放置例で，炎症反応陽性であるため，直ちにインスリン治療を開始した．

　次に足壊疽部の細菌を除去することが必要であるが，本症例は骨髄炎までは発症していないが，長期の高血糖による易感染状態であることから，広域抗菌スペクトラムを有する抗菌薬を静脈内投与する．もし，原因菌が同定されれば，より感受性のある薬剤に変更していくことが大切である．一方で抗菌薬の局所投与（抗菌薬入り局所用剤）は，耐性菌をつくりやすいため好ましくない．

　壊死組織や潰瘍周囲の胼胝を外科的に除去（デブリドマン）し，深部に膿瘍が存在する場合は切開排膿する．ヒビテン®液などでよく洗浄し，ゲーベン®クリームやジルダザック®軟膏などを頻回に交換して塗布する必要がある．

　副腎皮質ステロイド軟膏はかえって創傷の治癒を遅らせる．また，インスリン湿布はインスリンの効果が急速に消失するともいわれており，効果に関して疑問視されていることが多い．

〔鈴木克典〕

参考文献
1）日本糖尿病学会（編著）：糖尿病専門医研修ガイドブック 改訂第7版．pp 315-321, 診断と治療社, 2017

問題 038

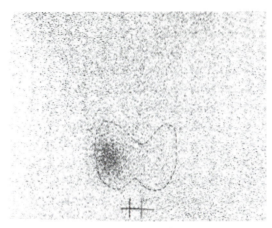

図1 甲状腺ヨード摂取率(24時間値)
1.64%.

- **症　例**　35歳の女性.
- **主　訴**　動悸.
- **既往歴・家族歴**　特記すべきことはない.
- **現病歴**　2週間前から易疲労感を自覚していた. その後, 階段を上がると動悸と息切れとを自覚した. さらに, 発汗過多と下痢とが加わったため来院した.
- **身体所見**　身長167 cm, 体重49 kg. 脈拍120/分, 整. 血圧158/60 mmHg. 皮膚湿潤がある. 手指振戦がある. 甲状腺腫はなく, 圧痛はない. アキレス腱反射の弛緩相は迅速である.
- **検査所見**　赤沈15 mm/1時間. 血液所見：赤血球480万/μL, Hb 13.5 g/dL, Ht 44%, 白血球6,800/μL(好中球45%, 好酸球1%, 好塩基球1%, 単球7%, リンパ球46%), 血小板28万/μL, 血液生化学所見：TP 7.1 g/dL, BUN 19.6 mg/dL, Cr 0.9 mg/dL, TC 120 mg/dL, TG 98 mg/dL, HDL-C 46 mg/dL, AST 90 U/L, ALT 120 U/L, CK 58 U/L(基準32〜180), Na 147 mEq/L, K 4.2 mEq/L, Cl 101 mEq/L. ホルモン検査所見：FT_3 14.7 pg/mL(基準2.0〜4.0), FT_4 6.8 ng/dL(基準0.9〜1.8), TSH 0.01 μU/mL未満(基準0.5〜5.00), TSH受容体抗体, TPO抗体, サイログロブリン抗体およびサイログロブリン値すべて未着. 心電図：洞性頻脈, 胸部X線：異常なし.

甲状腺ヨード摂取率の画像を**図1**に示す.

治療薬として適切なのはどれか. 1つ選べ.

- a：抗菌薬
- b：β遮断薬
- c：無機ヨード
- d：副腎皮質ステロイド
- e：チアマゾールまたはプロピルチオウラシル

解答 038

b β遮断薬

● 診 断　無痛性甲状腺炎

　臨床症状とTSHの抑制およびFT$_3$・FT$_4$の上昇から，甲状腺機能亢進症であることは明らかである．甲状腺機能亢進症をきたす疾患を鑑別する必要がある．抗甲状腺抗体は未着のため，甲状腺ヨード摂取率の画像から判断することになる．

　Basedow病であれば，TSH受容体抗体により甲状腺ホルモンの合成が亢進するため，ヨードの摂取率は上昇しているはずである．このことからBasedow病は否定的である．

　甲状腺に取り込みがないので，甲状腺細胞自体が破壊されて，血中に逸脱した甲状腺ホルモンが大量に一過性に放出されて，甲状腺中毒症状が出現していると考えられる（破壊性甲状腺機能亢進症）．そのような疾患は，亜急性甲状腺炎か無痛性甲状腺炎である．この患者は，疼痛を認めないことや炎症所見に乏しいことから，無痛性甲状腺炎と診断できる．

a) 感染ではないので，無効．
b) 治療についてはβ遮断薬を動悸に対して対症的に用いる．一過性に放出された甲状腺ホルモンは，いずれ消失するため，動悸はおさまり，β遮断薬は不要となる．
c) 破壊性甲状腺機能亢進症であるため，無効である．
d) 免疫・感染による炎症ではないので，無効である．
e) 甲状腺細胞が破壊されて一過性に大量の甲状腺ホルモンが血中に放出された状態であり，甲状腺ホルモン合成阻害薬を投与しても無効である．

〔鈴木克典〕

参考文献
1) 日本甲状腺学会(編)：甲状腺専門医ガイドブック．pp 190-195, 診断と治療社, 2016

問題 039

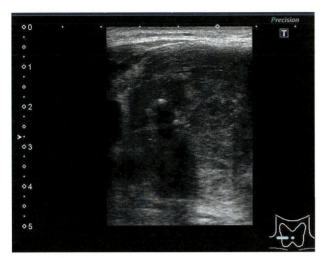

図1 甲状腺超音波像

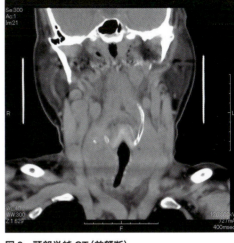

図2 頸部単純CT（前額断）

- **症　例**　69歳の男性.
- **主　訴**　前頸部の腫脹と圧痛.
- **現病歴**　1週前に前頸部の腫脹と圧痛とを自覚し，かかりつけ医を受診した．炎症性疾患を疑われたが，腫脹と倦怠感とが増悪するため来院した．
- **身体所見**　意識は清明．BMI 26.7．体温37.2℃．脈拍84/分，整．血圧130/86 mmHg．顔面に浮腫はない．甲状腺は高度に腫脹し，弾性硬で，圧痛を伴う．頸部リンパ節は複数触知し，可動性は不良である．心音と呼吸音とに異常はない．腹部は平坦，軟で，圧痛はない．四肢に浮腫はない．皮疹はない．
- **検査所見**　尿所見：比重1.028，タンパク（−），糖4＋，ケトン体（−）．赤沈33 mm/1時間．血液所見：赤血球472万/μL，Hb 14.2 g/dL，Ht 43％，白血球13,000/μL（好中球82％，好酸球4％，単球4％，リンパ球10％），血小板29万/μL．血液生化学所見：随時血糖337 mg/dL，HbA1c 7.6％，TP 7.0 g/dL，Alb 3.8 g/dL，BUN 23.8 mg/dL，Cr 0.7 mg/dL，UA 2.8 mg/dL，TC 153 mg/dL，TG 148 mg/dL，HDL-C 41 mg/dL，総ビリルビン0.87 mg/dL，AST 14 U/L，ALT 22 U/L，LD 168 U/L（基準120〜245），γ-GTP 49 U/L（基準10〜50），Na 138 mEq/L，K 4.5 mEq/L，Cl 103 mEq/L．免疫血清学所見：CRP 0.5 mg/dL，サイログロブリン500 ng/mL以上（基準5〜30），TSHレセプター抗体陰性，抗TPO抗体陰性，抗サイログロブリン抗体陽性，可溶性IL-2レセプター916 U/mL（基準220〜530）．ホルモン検査所見：TSH 0.007 μU/mL（基準0.50〜5.00），FT₃ 7.06 pg/mL（基準2.0〜4.0），FT₄ 4.53 ng/dL（基準0.9〜1.8）．

甲状腺超音波像を**図1**に，頸部単純CT（前額断）を**図2**に示す．

考えられるのはどれか．1つ選べ．

- a：Basedow病
- b：亜急性甲状腺炎
- c：化膿性甲状腺炎
- d：無痛性甲状腺炎
- e：甲状腺未分化癌

解答 039

e 甲状腺未分化癌

● 診 断　甲状腺未分化癌

　急速な甲状腺腫大を主訴に来院した症例である．圧痛を伴う甲状腺腫大を認めた際には亜急性甲状腺炎や橋本病の急性増悪が鑑別に挙げられるが，本症例の甲状腺腫大は急速に進行しており，また，気管狭窄をきたすほど高度であることから（図2），悪性疾患を考える必要がある．超音波検査では内部エコーは低下し，かつ不均質であり，粗大な石灰化像を認める（図1）．これらの所見から甲状腺未分化癌を念頭に置く[1]．粗大な石灰化の存在は甲状腺悪性リンパ腫との鑑別点の一つである．

　甲状腺未分化癌は全甲状腺悪性腫瘍の1～2%を占める稀な疾患であり，60歳以上の者に多くみられる．長期にわたり存在していた分化癌や低分化癌が未分化転化して発症すると考えられている．診断後の平均生存期間は5か月とされており最も予後の悪い癌の一つである．急速に腫大する前頸部腫瘤を主訴とし，嗄声・呼吸困難および嚥下障害など周辺組織への圧迫・浸潤症状を伴うことが多く，また局所の炎症症状や発熱・倦怠感などの全身症状を伴うこともある．甲状腺機能は正常のことが多いが甲状腺組織の破壊のため本症例のように甲状腺ホルモンが高値となることもある．

　甲状腺未分化癌は進行が急速であり集学的な治療が必要となることから，疑いをもてば早急に専門医に診療を依頼する必要があるが，根治的手術は不可能であることが多く，また抗癌化学療法・放射線療法の効果も確立されたものではないため，緩和ケアが選択されることも多い．しかしながら，近年複数の分子標的薬の効果が示されており，その治療は変化しつつある[2]．

〔村尾　敏〕

参考文献

1) 廣松雄治：甲状腺腫・甲状腺腫瘍．矢崎義雄（編）：内科学，第11版．pp 1582-1585，朝倉書店，2017
2) Molinaro E, et al：Anaplastic thyroid carcinoma：from clinicopathology to genetics and advanced therapies. Nat Rev Endocrinol 13：644-660, 2017

問題 040

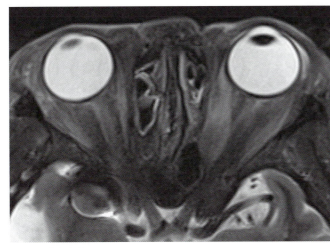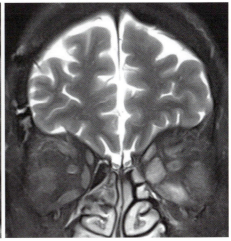

図1　眼窩部単純 MRI

- **症　例**　68歳の女性．
- **主　訴**　両眼の眼球突出，複視，全身倦怠感および手指振戦．
- **既往歴**　特記すべきことはない．
- **生活歴**　飲酒歴はない．喫煙歴：12本/日．
- **現病歴**　8か月前から両眼の眼瞼腫脹を自覚するようになった．6か月前からは両眼の眼球突出を家人に指摘されるようになり，同じ頃から全身倦怠感と手指振戦とが出現した．2か月前から物が二重に見えるようになり，近くの診療所を受診した．甲状腺中毒症を認めたため，精査加療目的で紹介され来院した．
- **身体所見**　身長150.0 cm，体重61.7 kg．脈拍92/分，整．血圧132/88 mmHg．眼瞼結膜に貧血はない．両眼球結膜に軽度の充血がある．両上眼瞼の腫脹がある．両側のGraefe徴候陽性．両側のDalrymple徴候陽性．左眼球運動障害は上転・下転・外転で著明であり，左上方視と左下方視において複視があり，頸部に七条分類Ⅲ度の弾性軟のびまん性甲状腺腫を触知する．リンパ節は触知しない．心音と呼吸音とに異常はない．腹部は平坦，軟で，圧痛はない．手指振戦がある．両アキレス腱反射亢進がある．下腿浮腫はない．
- **検査所見**　尿所見：異常はない．血液所見：赤血球500万/μL，Hb 13.6 g/dL，Ht 44%，白血球5,700/μL，血小板30万/μL．血液生化学所見：随時血糖91 mg/dL，HbA1c 5.5%，TP 6.7 g/dL，Alb 3.8 g/dL，BUN 14.5 mg/dL，Cr 0.6 mg/dL，UA 5.6 mg/dL，TG 102 mg/dL，LDL-C 108 mg/dL，HDL-C 65 mg/dL，AST 20 U/L，ALT 22 U/L，LD 171 U/L（基準120〜245），γ-GTP 20 U/L（基準9〜32），CK 111 U/L（基準32〜180），Na 143 mEq/L，K 4.4 mEq/L，Cl 106 mEq/L．ホルモン検査所見：TSH 0.10 μU/mL 未満（基準0.50〜5.00），FT$_3$ 6.4 pg/mL（基準2.0〜4.0），FT$_4$ 3.7 ng/dL（基準0.9〜1.8），抗TSH受容体抗体（TRAb）10.1 U/L（基準1.0以下），TSAb 2,554%（基準180未満）．Hertel眼球突出計：右21 mm，左20 mm．

眼窩部単純MRIを**図1**に示す．

> この疾患の治療として**適切でない**のはどれか．1つ選べ．

- a：禁煙の励行
- b：β遮断薬の投与
- c：抗甲状腺薬の投与
- d：ステロイドパルス療法
- e：^{131}I内用療法（アイソトープ治療）

解答 040

e ¹³¹I 内用療法（アイソトープ治療）

● 診　断　Basedow 病眼症

　本症例が Basedow 病であることは明らかであり，それに著しい外眼筋腫大を伴う Basedow 病眼症を併発したものと考えられる．

　Basedow 病眼症は Basedow 病患者の 25〜50％に，慢性甲状腺炎患者の 2％にみられる[1]．Basedow 病眼症の多くは甲状腺機能亢進症を呈するが，約 20％に甲状腺機能正常〈euthyroid Graves' disease〉あるいは甲状腺機能低下症〈hypothyroid Graves' disease〉を認める．Basedow 病眼症とは遺伝素因に環境因子が加わり，何らかの自己免疫異常を生じて発症するといわれている．Basedow 病患者では TSH 受容体に対する自己免疫機序が作用しているが，Basedow 病眼症患者では後眼窩組織での TSH 受容体の発現や外眼筋抗原に対する自己免疫により後眼窩組織にリンパ球浸潤と炎症とを惹起し，後眼窩組織の線維芽細胞が活性化されグリコサミノグリカンの産生が高まり，間質の浮腫や外眼筋腫大を起こす．結果として眼瞼浮腫，眼球突出，結膜や角膜障害，涙液分泌低下，複視および視力低下などの眼症状をきたす．遺伝因子として HLA 遺伝子などの関連が報告されているが，十分に確立されていない．また環境因子としては喫煙との関連が指摘されている．喫煙は眼症の発症，増悪および治療効果に影響し，さらにアイソトープ治療後に眼症を悪化させることがあると報告されている．眼症の診療指針としてわが国では現在，日本甲状腺学会の臨床重要課題として「バセドウ病悪性眼球突出症（甲状腺眼症）の診断基準と治療指針 2018」が作成されている[2]．眼症の治療は，まず禁煙を指導すること，甲状腺機能を正常化させること，さらに眼症の重症度と活動性に基づく個々の病態に応じた治療法を選択することである．眼症の活動性の評価には，EUGOGO〈European Group on Graves' Orbitopathy〉による CAS〈clinical activity score〉と眼窩部 MRI が用いられる[3,4]．CAS は後眼窩部の自発痛，上方視・下方視時の痛み，眼瞼発赤，眼瞼腫脹，結膜発赤，結膜浮腫および涙丘腫脹の 7 項目のうち該当項目数すなわち score の合計が 3 点以上であれば活動性があるとし，また眼窩部 MRI においては T2 強調画像もしくは STIR 画像で腫大した外眼筋が高信号であれば活動性があると評価され，ステロイドパルス療法や放射線療法などの免疫抑制療法の適応となる．パルス療法の有効率は約 70％と報告されており，効果不十分例では放射線療法の追加が検討される．

　本症例においても，まず禁煙を指示し，甲状腺中毒症に対する β 遮断薬と抗甲状腺薬との投与を行った．眼症に関しては CAS 4 点と眼窩部 MRI の T2 強調画像で高信号を伴う著明な外眼筋腫大を認めたため活動性が高いと判断し，早期のステロイドパルス療法を施行した．治療 3 か月後には CAS 1 点へ改善し，複視の改善を認めた．なお ¹³¹I を用いたアイソトープ治療については，その治療後に眼症の新たな発症や増悪をみることが報告されているため避けるべきである[5]．

　Basedow 病眼症は難治性であり，診療にあたっては内科医と眼科医とが緊密な連携を取りながら進めていくことが何よりも大切である．

〔赤堀　弘〕

参考文献
1）廣松雄治：Basedow 病眼症．日内会誌 99：755-762, 2010
2）日本甲状腺学会：臨床重要課題―バセドウ病悪性眼球突出症（甲状腺眼症）の診断基準と治療指針 2018（第 2 次案）．http://www.japanthyroid.jp/doctor/img/basedou02.pdf（2019 年 2 月閲覧）
3）Bartalena L, et al：Consensus statement of the European Group on Graves' Orbitopathy (EUGOGO) on management of GO. Eur J Endocrinol 158：273-285, 2008
4）Hiromatsu Y, et al：Role of magnetic resonance imaging in thyroid-associated ophthalmopathy：its predictive value for therapeutic outcome of immunosuppressive therapy. Thyroid 2：299-305, 1992
5）日本甲状腺学会（編）：バセドウ病 ¹³¹I 内用療法の手引き．pp 22-26, 日本甲状腺学会, 2007

問題 041

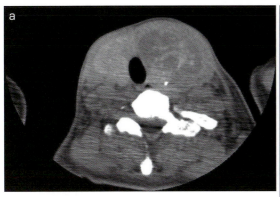
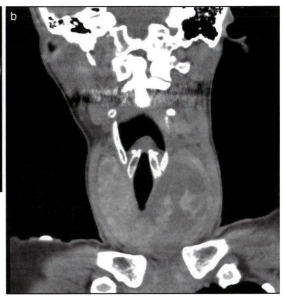

図1 頸部単純CT
a：水平断，b：冠状断

● **症　例**　41歳の女性．
● **主　訴**　腹痛．
● **既往歴**　長年引きこもり状態で健康診断も受けていない．
● **家族歴**　母親：甲状腺疾患．
● **現病歴**　昨日から全身倦怠感があり，横になって休んでいたが，徐々に左下腹部痛が出現した．市販の鎮痛薬を服用して経過をみていたが，次第に腹痛が増強してきたため救急搬入された．体位による腹痛の増悪，改善および放散はない．悪心と嘔吐とを認める．最後の食事は2日前の夜のお寿司．
● **身体所見**　意識レベルはGCS E4V5M6．身長155 cm，体重40.0 kg．体温38.1℃．脈拍136/分，整．血圧136/78 mmHg．呼吸数28/分．発汗は認めない．結膜に貧血と黄染はない．眼球突出は認めない．前頸部に弾性，硬で，軽度の圧痛がある腫瘤を認める．心音と呼吸音に異常はない．腹部に大動脈拍動を触れ，心窩部〜臍部〜左下腹部にかけて圧痛があり，ほぼ大動脈の拍動に一致する．下肢に浮腫はない．チアノーゼは認めない．

● **検査所見**　血液所見：赤血球418万/μL，Hb 11.9 g/dL，Ht 35％，白血球7,000/μL，血小板22万/μL．Dダイマー0.6 μg/mL（基準0.5以下）．血液生化学所見：TP 6.1 g/dL，BUN 16.0 mg/dL，Cr 0.3 mg/dL，総ビリルビン1.2 mg/dL，AST 39 U/L，ALT 36 U/L，Na 139 mEq/L，K 4.2 mEq/L，Cl 102 mEq/L．CRP 0.1 mg/dL．ホルモン検査所見：TSH 0.01 μU/mL（基準0.5〜5.00），FT_3 20.00 pg/mL以上（基準2.0〜4.0），FT_4 5.00 ng/dL以上（基準0.9〜1.8）．腹部単純CTに特記すべき異常は認めない．
　頸部単純CT（水平断・冠状断）を**図1**に示す．

この疾患について正しいのはどれか．1つ選べ．

a：予後はよい．
b：腹痛は最も多い主訴である．
c：感染症や手術侵襲が誘因となる．
d：中枢神経症状がなければ否定できる．
e：FT_3，FT_4ともに著明な高値をとる．

解答 041

C 感染症や手術侵襲が誘因となる.

● 診 断　甲状腺クリーゼ

　甲状腺クリーゼとは，甲状腺中毒症の原因となる未治療ないしコントロール不良の甲状腺基礎疾患が存在し，これに何らかの強いストレスが加わったときに，甲状腺ホルモン作用過剰に対する生体の代償機構の破綻により，複数臓器が機能不全に陥った結果，生命の危機に直面した緊急治療を要する病態をいう．

　診断基準として，日本内分泌学会・日本甲状腺学会が作成した診断基準[1]が広く使用されている．甲状腺中毒症の存在は必須であり，中枢神経症状(不穏，せん妄，精神異常，傾眠，昏睡)に加え，38℃以上の発熱，130/分以上の頻脈，心不全症状，消化器症状(悪心・嘔吐，下痢および黄疸)の4つのうち1つ以上あれば確実例とされている．80%以上のクリーゼで認められる中枢神経症状がない場合でも，前出の症状が3つ以上あれば確実例とされる．本症例では，中枢神経症状がなかったが，発熱，頻脈，消化器症状(悪心・嘔吐)の3つがあてはまる．

　甲状腺クリーゼは，甲状腺ホルモンが著明に高値な場合のみで起こるわけではなく[2]，FT_3またはFT_4の少なくとも一方が高値であれば，考慮する必要がある．

　クリーゼの原疾患はBasedow病が圧倒的に多い．本症例もTRAbが陽性であり，長期間そのままにされたBasedow病が存在していたと考えられる．誘因を伴うことが多く，甲状腺疾患に直接関連した因子としては，抗甲状腺薬の不規則な服用や中断，甲状腺手術，甲状腺アイソトープ治療，過度の甲状腺触診・細胞診および甲状腺ホルモン薬の大量服用があり，甲状腺に直接関連しないものとしては，感染症，手術，外傷，妊娠・分娩，ヨード造影剤使用，強い情動ストレス及び激しい運動などが知られている．本症例は，クリーゼを考慮する前に腹痛に対する原因精査(特に血管疾患の除外)のために，ヨード造影剤を使用した造影CT施行を検討したが，コントロールされていない甲状腺疾患についてはヨード造影剤は禁忌であり，救急の場面などでは留意する必要がある．

　治療としては，β遮断薬にてrate controlをしながら，副腎皮質機能低下状態を合併することが多いことからヒドロコルチゾンを投与，抗甲状腺薬(メルカゾール® 20 mgまたはプロピルチオウラシル〈PTU〉200～250 mgを6時間ごと)大量投与[3]，ヨウ化カリウム200 mg/日の投与を開始する．PTU，副腎皮質ステロイド，β遮断薬にはT_4からT_3への変換抑制作用もある．クリーゼによる症状か，単なる併発症かを悩んだときは，誘因により発症したクリーゼの症状として考え，早期に治療を開始するのがよい．

　本症例の腹痛については，クリーゼの典型的症状ではないが，クリーゼの治療後に早期に消失しているため，腹痛をきたす原疾患によるクリーゼではなく，クリーゼそのものの症状と考えている．

〔井上賀元〕

参考文献

1) Akamizu T, et al：Diagnostic criteria, clinical features, and incidence of thyroid storm based on nationwide surveys. Thyroid **22**：661-679, 2012
2) Klubo-Gwiezdzinska J：Thyroid emergencies. Med Clin North Am **96**：385-403, 2012
3) 赤水尚史：甲状腺クリーゼの診断と治療. Med Pract **31**：1756-1759, 2014

問題 042

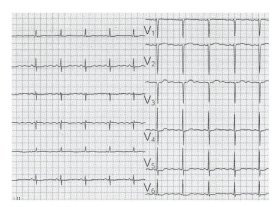

図1　12誘導心電図

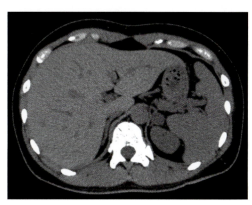

図2　腹部単純CT

- **症　例**　35歳の女性.
- **主　訴**　こむら返り.
- **既往歴**　パニック障害（現在通院していない）.
- **生活歴**　喫煙歴と飲酒歴とはない．市販薬もサプリメントも内服していない．子が2人いる．
- **現病歴**　3年前からたびたび過換気発作があったが，手足が軽く痺れる程度でつることはなかった．3か月前に職場で叱責された後に過換気発作を起こし，両足がつって動けなくなり近くの医療機関へ搬入された．症状は自然に改善し，検査はせず帰宅した．そのころから口渇，多飲および多尿を自覚していた．以後，過換気発作でなくても足がつることがたびたびあった．心療内科を受診し，血液検査で血清 K 2.3 mEq/L と低値であったため紹介され来院した．
- **身体所見**　意識は清明．体温35.4℃．脈拍72/分，整．血圧152/96 mmHg．甲状腺に腫大と圧痛とはなく，結節は触知しない．心音と呼吸音とに異常はない．腸蠕動音に異常はない．腹部は平坦，軟で，圧痛はない．腫瘤は触知しない．下腿浮腫はない．神経学所見に異常はない．
- **検査所見**　尿所見：Na 83 mEq/L，K 57.7 mEq/L，Cl 95 mEq/L，Ca 13.8 mg/dL，Cr 122.54 mg/dL．血液所見：赤血球502万/μL，Hb 11.9 g/dL，白血球5,900/μL，血小板27万/μL．血液生化学所見：随時血糖100 mg/dL，HbA1c 5.2%，TP 6.9 g/dL，Alb 4.3 g/dL，BUN 5 mg/dL，Cr 0.8 mg/dL，UA 4.6 mg/dL，AST 14 U/L，ALT 9 U/L，LD 164 U/L（基準120〜245），ALP 185 U/L（基準80〜260），γ-GTP 13 U/L（基準9〜32），CK 126 U/L（基準32〜180），Na 145 mEq/L，K 2.2 mEq/L，Cl 102 mEq/L，Ca 8.9 mg/dL，P 3.0 mg/dL，Mg 1.9 mg/dL（基準1.7〜2.6），CRP 0.1 mg/dL．ホルモン検査所見：TSH 1.02 μU/mL（基準0.50〜5.00），ACTH 13.2 pg/mL（基準7.2〜63.3），コルチゾール 4.0 μg/dL（基準2.7〜15.5），アルドステロン369 pg/mL（基準30〜160），FT₃ 3.2 pg/mL（基準2.0〜4.0），FT₄ 1.4 ng/dL（基準0.9〜1.8），レニン活性0.2 ng/mL/時（基準0.3〜2.9），少量（1 mg）デキサメタゾン抑制試験 overnight法：ACTH 2.1 pg/mL，コルチゾール 1.4 μg/dL．

12誘導心電図を**図1**に，腹部単純CTを**図2**に示す．

> 診断に必要な検査はどれか．**2つ選べ**．

- a：フロセミド立位試験
- b：甲状腺シンチグラフィ
- c：カプトプリル負荷試験
- d：インスリン低血糖試験
- e：Ellsworth-Howard 試験

解答 042

a フロセミド立位試験

c カプトプリル負荷試験

● 診　断　原発性アルドステロン症

　以前にもパニック発作の既往はあったが，こむら返り〈muscle cramp〉をきたしたのはこれが初めてであった．過換気発作でテタニーをきたしうることから，搬入された病院では検査を行わず，本人も過換気発作による症状だと思っていた．その後，過換気発作でない場面でもこむら返りが出現したことから，低カリウム血症が判明した．

　尿中・血清 Ca 値は正常でカルシウム代謝異常を疑うものでなく，デキサメタゾン抑制試験ではコルチゾール分泌が抑制され Cushing 症候群は考えにくい結果であった．血清 Mg 値は正常だが，高血圧，低カリウム血症を伴い，腹部単純 CT で左副腎に腺腫を疑う結節を認め，安静時のアルドステロン高値とレニン抑制［アルドステロン/レニン比〈ARR〉= 1,845］より，原発性アルドステロン症が疑われた（Gitelman 症候群，Bartter 症候群では通常アルドステロン・レニンとも高値で，Liddle 症候群ではともに低値となる）．

　日本内分泌学会による「原発性アルドステロン症の診断治療ガイドライン」[1]では，ARR 200 以上でスクリーニングするとしている．機能確認検査としてカプトプリル負荷試験，フロセミド立位試験，生理食塩水負荷試験が推奨され，2つ以上の検査が陽性の場合に原発性アルドステロン症と診断される．腺腫の局在診断には CT，副腎シンチグラフィ，副腎静脈サンプリングが行われる．腺腫は小さいことが多く，50％の症例では CT で腫瘍を確認できない．非機能性の副腎腺腫も多いことから，手術が検討される場合には副腎静脈サンプリングが望ましい．

　一方，血清 K 値は 2.2 mEq/L と高度低下を認め，心電図では T 波減高と U 波増高を認めた．尿中 K の減少はなく（スポット尿 20 mEq/L 以下，24 時間尿 30 mEq/日以下が減少の目安），腎性喪失を示唆する所見であった．一般的に血清 K 2.5 mEq/L 未満，または症候性の場合には直ちに補正を要する．高度の低カリウム血症では四肢筋力低下から呼吸筋麻痺に至ったり[2]，さまざまな不整脈をきたし，突然死の原因となることもある[3]．また，尿の濃縮障害から多尿もきたしうる．

　本症例は，カプトプリル負荷試験，フロセミド立位試験ともに陽性であり，副腎静脈サンプリングで左副腎のアルドステロン産生過剰を示す所見であった．手術療法が行われ，術後アルドステロン 129 pg/mL と著明に低下し，血圧も正常化した．　　　　　　　　　〔木下賢輔〕

参考文献

1) 日本内分泌学会原発性アルドステロン症検討委員会：原発性アルドステロン症の診断治療ガイドライン 2009．日内分泌会誌 **86**（Suppl）: 1-19, 2010
2) Gennari FJ : Hypokalemia. N Engl J Med **339** : 451-458, 1998
3) Cohn JN, et al : New guidelines for potassium replacement in clinical practice ; A contemporary review by the National Council on Potassium in Clinical Practice. Arch Intern Med **160** : 2429-2436, 2000

問題 043

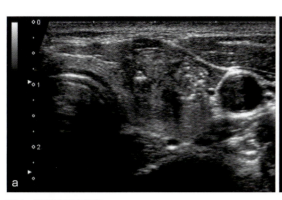 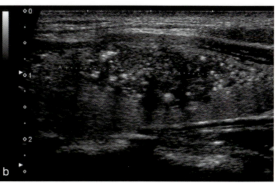

図1 甲状腺超音波像
a：左葉横断像，b：左葉縦断像

- ●症　例　49歳の女性．
- ●主　訴　左甲状腺腫瘤．
- ●既往歴　脂質異常症．
- ●家族歴・生活歴　特記すべきことはない．
- ●現病歴　脂質異常症にて通院中のかかりつけ医で，1か月前に動脈硬化症の評価目的で頸部超音波検査を施行したところ甲状腺左葉に腫瘤像を認め精査目的に紹介され来院した．腫瘤増大の自覚はない．
- ●身体所見　身長156 cm，体重62 kg．体温36.5℃．血圧112/70 mmHg．左前頸部に胡桃大の硬く可動性良好な弾性硬の腫瘤を触知する．圧痛はない．心音に異常はない．腹部は平坦，軟で，腸蠕動音に異常はない．皮膚に湿潤はない．表在リンパ節は触知しない．下腿浮腫はない．
- ●検査所見　赤沈12 mm/1時間．血液所見：赤血球445万/μL，Hb 14.1 g/dL，Ht 45％，白血球7,800/μL（好中球54％，好酸球3％，好塩基球1％，単球6％，リンパ球36％），血小板25万/μL．血液生化学所見：Alb 4.0 g/dL，TG 205 mg/dL，LDL-C 140 mg/dL，HDL-C 48 mg/dL，総ビリルビン0.6 mg/dL，AST 16 U/L，ALT 13 U/L，LD 138 U/L（基準120～245），ALP 248 U/L（基準80～260），Ca 9.6 mg/dL，P 3.5 mg/dL．ホルモン検査所見：TSH 0.35 μU/mL（基準0.50～5.00），FT_3 2.8 pg/mL（基準2.0～4.0），FT_4 1.13 ng/dL（基準0.9～1.8），抗サイログロブリン抗体陰性，サイログロブリン42.3 ng/mL（基準5～30），CRP 0.1 mg/dL．

甲状腺超音波像を**図1**に示す．

まず行う検査はどれか．1つ選べ．

- a：頸部CT
- b：穿刺吸引細胞診
- c：血清カルシトニン測定
- d：血清可溶性IL-2受容体価測定
- e：放射性ヨウ素甲状腺シンチグラフィ

解答 043

b 穿刺吸引細胞診

●診 断　甲状腺乳頭癌

　甲状腺結節は，頸部腫大を契機に診断に至る以外に，無症状のまま検診や頸動脈超音波検査などほかの目的で行った画像検査で偶発的に指摘され診断に至ることも多い．超音波検査を用いた場合の甲状腺結節の発見率は，男性16.6%，女性28.1%と頻度が高い[1]．多くは経過観察可能な良性結節(腺腫様甲状腺腫)であるが，治療を要する悪性腫瘍を念頭に置き診療にあたる．

　本症例は中年期女性で頸動脈硬化症のスクリーニング目的に施行した頸動脈超音波検査で偶発的に甲状腺結節を指摘された．増大傾向の明らかでない可動性良好な硬い頸部腫瘤で，甲状腺機能正常，サイログロブリン値は軽度高値である．甲状腺超音波検査では，内部エコーが低く不均質で高輝度エコーの多発があり，境界不明瞭な 3.3 cm の結節を認め甲状腺乳頭癌が疑われる．したがって次に行う検査は穿刺吸引細胞診である[2]．甲状腺乳頭癌は甲状腺悪性腫瘍の約8割を占め，女性に多く，好発年齢は30〜60歳台であり比較的若い世代にも認められる．腫瘍の成長は遅く無症状で偶発的に診断されることもある．画像診断には超音波検査が用いられ内部エコーは不均一で低く，辺縁は不整で，内部に微細な多発する高エコーが特徴的に存在することがある[3]．なお，血液検査においてはサイログロブリン値上昇が出現するが，これは特異的なものではないため診断的価値は高くない．適正に対処されれば予後はきわめて良好で，適切な診断が望まれる．

　血清カルシトニン測定は，甲状腺結節全例への検査は推奨されておらず甲状腺髄様癌を疑った場合に行う[1]．本症例では甲状腺髄様癌の家族歴はなく，副甲状腺機能亢進症や褐色細胞腫といった多発性内分泌腫瘍症2型〈MEN2〉を疑う所見もないため，推奨されない．血清可溶性IL-2受容体価は悪性リンパ腫を疑った場合に追加する．甲状腺原発悪性リンパ腫は橋本病を有する中高年女性に好発し，後方エコー増強を伴う低エコー腫瘤が特徴で本症例と異なる．CT，MRIは，甲状腺結節の質的診断において超音波検査に対する優位性は示されておらず，悪性腫瘍の浸潤や遠隔転移検索の目的で行う．TSHが抑制されていたら，放射性ヨウ素甲状腺摂取率測定と甲状腺シンチグラフィを行う．腫瘍に一致した集積を認めれば甲状腺ホルモンを産生する腫瘍(機能性結節)である．機能性結節は稀であるが，治療を要すため注意は必要である．

〔渡邊奈津子〕

参考文献

1) 日本甲状腺学会(編)：甲状腺結節取り扱い診療ガイドライン 2013. 南江堂，2013
2) 中村浩淑：甲状腺結節の取り扱い：甲状腺結節を見つけたらどのように対処するか．内科 116：1189-1194, 2015
3) 日本乳腺甲状腺超音波診断会議，甲状腺用語診断基準準備委員会(編)：甲状腺超音波診断ガイドブック改訂第3版. 南江堂，2016

問題 044

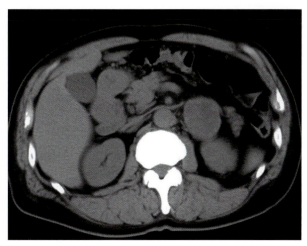

図1 腹部単純CT

- **症　例** 55歳の男性．
- **主　訴** 頭痛．
- **既往歴** 特記すべきことはない．
- **家族歴** 父親：高血圧症．
- **現病歴** 50歳ころから時折頭痛と動悸とを自覚していたがそのままにしていた．1か月前に受けた人間ドックで，高血圧と腹部超音波検査における腫瘤陰影を指摘されたため，精査目的で来院した．
- **身体所見** 意識は清明．身長169 cm，体重68 kg．体温36.5℃．脈拍80/分，整．血圧168/94 mmHg．呼吸数16/分．結膜に貧血と黄疸とはない．表在リンパ節は触知しない．甲状腺腫はない．胸・腹部に異常はない．両側の肋骨脊椎角に叩打痛はない．下腿浮腫はない．
- **検査所見** 尿所見：タンパク（−），糖（−），潜血（−）．血液所見：赤血球475万/μL，Hb 13.7 g/dL，Ht 43%，白血球4,500/μL，血小板18.6万/μL．血清生化学所見：随時血糖99 mg/dL（食後2時間），TP 7.1 g/dL，Alb 4.4 g/dL，BUN 18 mg/dL，Cr 0.7 mg/dL，TC 197 mg/dL，総ビリルビン0.6 mg/dL，AST 15 U/L，ALT 12 U/L，LD 176 U/L（基準120〜245），ALP 212 U/L（基準80〜260），Na 133 mEq/L，K 4.0 mEq/L，Cl 100 mEq/L，Ca 8.8 mg/dL，P 2.9 mg/dL．ホルモン検査所見：TSH 1.54 μU/mL（基準0.50〜5.00），FT$_3$ 3.0 pg/mL（基準2.0〜4.0），FT$_4$ 0.9 ng/dL（基準0.9〜1.8），レニン活性3.6 ng/mL/時（基準0.3〜2.9），アルドステロン104 pg/mL（基準30〜160），ACTH 28 pg/mL（基準7.2〜63.3），コルチゾール16 μg/dL（基準2.7〜15.5），アドレナリン140 pg/mL（基準100以下），ノルアドレナリン1,320 pg/mL（基準100〜450），ドパミン20 pg/mL（基準20以下）．CRP 0.1 mg/dL．胸部X線写真：心胸郭比51%．

受診後に施行した腹部単純CTを**図1**に示す．

この疾患の診断に有用な検査はどれか．2つ選べ．

- a：フロセミド立位試験
- b：クロニジン抑制試験
- c：尿中メタネフリン分画測定
- d：^{131}I-アドステロールシンチグラフィ
- e：フェントラミン（レギチーン®）試験

解答 044

b クロニジン抑制試験

c 尿中メタネフリン分画測定

●診 断　褐色細胞腫

　頭痛を伴う高血圧患者に対して腹部単純CTを施行したところ，左副腎に径4cmの腫瘤状陰影を認めた．血液検査ではレニン活性，アルドステロン，ACTH，コルチゾールに異常を認めないものの，カテコールアミン3分画のうちノルアドレナリンが高値を示している．高血圧をきたす副腎腫瘍には原発性アルドステロン症，Cushing症候群，褐色細胞腫が知られているが，本症例の所見は褐色細胞腫を示唆している．

　選択肢にはフロセミド立位試験，フェントラミン(レギチーン®)試験，クロニジン抑制試験といった副腎腫瘍による二次性高血圧を診断するための機能検査が並んでいるが，フロセミド立位試験は原発性アルドステロン症の診断に有用な検査である．フェントラミン(レギチーン®)試験は，以前は褐色細胞腫の診断のために行われることがあったが，著明な降圧により危険を伴うため現在は実施すべきでないとされている[1]．クロニジン抑制試験は，$α_2$アドレナリン作動薬であるクロニジンを内服した後のカテコールアミン分泌の抑制をみる検査であり，褐色細胞腫の診断のために行われる．褐色細胞腫ではクロニジン内服によるカテコールアミン分泌抑制が欠如する．

　褐色細胞腫の診断のためには24時間蓄尿における尿中カテコールアミンおよび尿中メタネフリン分画の増加を確認することも必要である．尿中メタネフリン分画に関しては，褐色細胞腫の場合，メタネフリンとノルメタネフリンの合計が正常上限の3倍以上となる．

　^{131}I-アドステロールシンチグラフィは副腎皮質腫瘍の診断に有用である．褐色細胞腫の質的診断のためには^{131}I-MIBGシンチグラフィを施行する．

〔吉田　理〕

参考文献
1) 日本内分泌学会(監)，日本内分泌学会「悪性褐色細胞腫の実態調査と診療指針の作成」委員会(編)：褐色細胞腫・パラガングリオーマ診療ガイドライン2018．日内分泌会誌 **94**：Supplement, 2018

問題 045

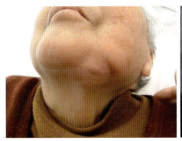
図1　左顎下の写真

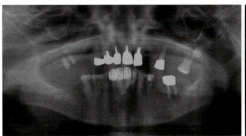
図2　パノラマX線写真

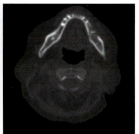
図3　下顎骨単純CT

- **症　例**　78歳の女性.
- **主　訴**　発熱，顎下の腫脹と滲出.
- **既往歴**　4年前に関節リウマチと診断され外来加療中．その他に糖尿病，高血圧症，脂質異常症および腰椎圧迫骨折の既往．
- **生活歴**　喫煙歴と飲酒歴とはない．ADLは腰痛のため屋内は歩行器，屋外では車椅子を使用している．
- **内服歴**　プレドニゾロン8mg/日，アムロジピン5mg/日，アトルバスタチン5mg/日，エトドラク400mg/日，ファモチジン20mg/日，アレンドロン酸ナトリウム35mg/週，エチゾラム0.5mg就寝前，速効型インスリン7単位朝食前・6単位夕食前，インスリンデテミル5単位就寝前．
- **現病歴**　昨日から悪寒，発熱および身体の節々の痛みが出現したため来院した．副腎皮質ステロイド投与による免疫不全状態であり入院した．
- **身体所見**　体温38.1℃．脈拍120/分，整．血圧122/88mmHg．呼吸数16/分．SpO₂ 97%（room air）．意識は清明．心音と呼吸音とに異常はない．腸蠕動音に異常はない．腹部は平坦，軟で，圧痛はない．肋骨脊柱角に叩打痛はない．四肢の関節に炎症所見はない．
- **検査所見**　尿所見：比重1.017，pH 8.0，タンパク（−），糖3＋，ウロビリノゲン（±），ケトン体（−），ビリルビン（−），潜血（−），白血球（−），亜硝酸塩（−）．血液所見：Hb 16.3 g/dL，白血球9,700/μL，血小板20万/μL．血液生化学所見：随時血糖140 mg/dL，HbA1c 8.0%，TP 8.9 g/dL，Alb 4.4 g/dL，BUN 17 mg/dL，Cr 0.7 mg/dL，総ビリルビン1.0 mg/dL，AST 30 U/L，ALT 27 U/L，LD 415 U/L（基準120〜245），ALP 416 U/L（基準80〜260），γ-GTP 24 U/L（基準9〜32），AMY 74 U/L（基準60〜200），CK 76 U/L（基準32〜180），Na 140 mEq/L，K 4.3 mEq/L，Cl 96 mEq/L，Ca 10.0 mg/dL．免疫血清学所見：CRP 4.9 mg/dL，RF 49 U/mL（基準15以下）．胸部X線所見：肺炎像はない．腹部単純CT所見：肝・胆・膵および腎・尿管に異常はなく，膿瘍もない．インフルエンザ迅速検査：陰性．
- **入院後経過**　当初，身体所見や検査で発熱の原因となる明らかな所見はなかったが，尿路感染症などの可能性を考えて抗菌薬のセフトリアキソンを開始した．速やかに解熱し，全身状態も改善した．左顎下の皮膚発赤，硬結および滲出を認めた．

左顎下の写真を**図1**に，パノラマX線写真を**図2**に，下顎骨単純CTを**図3**に示す．

治療方針として**適切でない**のはどれか．1つ選べ．

a：外科的掻爬
b：抗菌薬投与
c：高圧酸素療法
d：原因薬剤の中止
e：デノスマブ投与

解答 045

e デノスマブ投与

● 診　断　ビスホスホネート関連顎骨壊死〈BRONJ〉

　本症例は，関節リウマチに対して長期的に副腎皮質ステロイド治療が行われ，その副作用の骨粗鬆症に対してビスホスホネート〈BP〉製剤を投与されていた．発熱を契機に入院し，左顎下に滲出を伴う発赤・腫脹が明らかとなった（結果的には皮膚瘻であった）．口腔外科での診察で下顎左6番に排膿を伴う動揺歯，5～7番部の歯肉に発赤・腫脹を認め，X線撮影で同部位の骨体部にX線透過像を，CTで骨溶解像を認め，BP関連顎骨壊死〈bisphosphonate-related osteonecrosis of the jaw：BRONJ〉のstage 3と診断された．

　BRONJは，BP製剤を使用中に生じる骨壊死であり，顎骨に起こることが特徴である．BP関連顎骨壊死検討委員会と米国口腔顎顔面外科学会〈AAOMS〉の定義では，①現在または過去にBP製剤による治療を行っている，②口腔・顎・顔面領域に8週間以上持続した露出骨・壊死骨を認める，③顎骨に放射線治療を行った既往がない，とされている．近年，BP製剤と同様に骨粗鬆症や悪性腫瘍による骨病変に用いられる抗RANKL抗体製剤デノスマブなどでも同様の報告があり，骨吸収抑制薬関連顎骨壊死〈antiresorptive agent-induced osteonecrosis of the jaw：ARONJ〉や薬剤関連顎骨壊死〈medication-related osteonecrosis of the jaw：MRONJ〉と総称される．国内では発生率0.01～0.02％と報告されており，悪性腫瘍に対する使用に比べて骨粗鬆症への使用では頻度は低いとされる[1]．

　BRONJの危険因子には，飲酒，喫煙，糖尿病，副腎皮質ステロイド使用，肥満，抗癌化学療法，口腔内衛生不良がある．症状は，局所の疼痛，腫脹，頤部の感覚異常（Vincent症状），排膿，軟部組織潰瘍，口腔内ないし口腔外瘻孔，動揺歯などである．画像検査ではX線写真，CTで骨溶解像や骨硬化像を認める．MRI，骨シンチグラフィ，PETで早期の病変を検出できる可能性が報告されている[2]．

　診断されたらBP製剤を中止する[3]．治療はBRONJの病期により選択される[2]．侵襲的な外科的治療はBRONJを拡大させてしまう可能性が指摘されており，stage 0～2では抗菌薬によるうがいや抗菌薬治療など保存的治療が基本であり，stage 3では感染のコントロール目的に壊死骨掻爬や抗菌薬治療が行われる．病的骨折や広範な壊死骨を認める場合には顎骨切除術も行われる．また，高圧酸素療法や副甲状腺ホルモン〈PTH〉製剤であるテリパラチドも治療効果の報告がある．

　BRONJの予防として，BP製剤を使用する前にあらかじめ歯科衛生状態を評価し，投薬治療開始後も口腔内を清潔に保ち，定期的に歯科のチェックを受けることが重要である．

　本症例では，アレンドロン酸投与を中止し，局所麻酔下に抜歯，腐骨除去を行い，外来で抗菌薬投与および局所処置を継続して約半年後に治癒した．

〔木下賢輔〕

参考文献

1) Khan AA, et al：Diagnosis and management of osteonecrosis of the jaw；A systematic review and international consensus. J Bone Miner Res **30**：3-23, 2015
2) Yoneda T, et al：Bisphosphonate-related osteonecrosis of the jaw；Position paper from the Allied Task Force Committee of Japanese Society for Bone and Mineral Research, Japan Osteoporosis Society, Japanese Society of Periodontology, Japanese Society for Oral and Maxillofacial Radiology, and Japanese Society of Oral and Maxillofacial Surgeons. J Bone Miner Metab **28**：365-383, 2010
3) Adler RA, et al：Managing osteoporosis in patients on long-term bisphosphonate treatment；Report of a Task Force of the American Society for Bone and Mineral Research. J Bone Miner Res **31**：16-35, 2016

問題 046

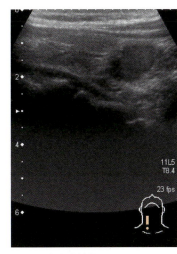

図1　頸部超音波像

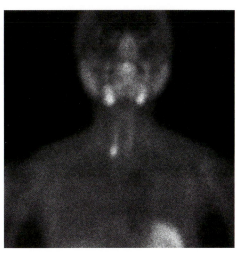

図2　頸部 ^{99m}Tc-MIBI シンチグラム

- ● **症　例**　53歳の男性.
- ● **主　訴**　全身倦怠感と頻尿.
- ● **既往歴**　47歳時に尿管結石.
- ● **家族歴**　特記すべきことはない.
- ● **現病歴**　1年前に胃潰瘍と診断され，消化器内科で治療していた．翌年の定期健康診断で血清Ca値12.9 mg/dLと高カルシウム血症を指摘され，精査目的で紹介され入院した．軽度の倦怠感とやや頻尿があるも口渇や多飲および下肢筋力低下は認めなかった．また，サプリメントや利尿薬の服薬歴はなかった.
- ● **身体所見**　意識は清明．身長163 cm，体重67 kg．脈拍80/分，整．血圧114/78 mmHg．眼瞼結膜に貧血と黄疸とはない．甲状腺腫大はない．表在リンパ節は触知しない．心音と呼吸音とに異常はない．腹部は平坦，軟で，圧痛はない．下腿浮腫はない．神経学所見に異常はない.
- ● **検査所見**　尿所見に異常はない．血液所見：赤血球518万/μL，Hb 12.4 g/dL，Ht 39％，白血球7,700/μL，血小板33万/μL．血液生化学所見：随時血糖87 mg/dL，TP 7.4 g/dL，Alb 4.0 g/dL，BUN 23.0 mg/dL，Cr 0.9 mg/dL，UA 7.2 mg/dL，TG 145 mg/dL，HDL-C 42 mg/dL，LDL-C 143 mg/dL，AST 33 U/L，ALT 32 U/L，LD 286 U/L（基準120～245），γ-GTP 20 U/L（基準10～50），CK 50 U/L（基準57～197），Na 142 mEq/L，K 5.0 mEq/L，Cl 106 mEq/L，Ca 12.9 mg/dL，P 2.0 mg/dL．ホルモン検査所見：TSH 1.64 μU/mL（基準0.50～5.00），FT_3 3.1 pg/mL（基準2.0～4.0），FT_4 0.9 ng/dL（基準0.9～1.8），PTH-intact 222 pg/mL（基準15～65），PTHrP 1.1以下 pmol/L（基準1.1以下），1,25-$(OH)_2$-D_3 73.5 pg/mL（基準20～60），ガストリン45 pg/mL（基準30～150），24 Ccr 74.4 mL/分（基準91～130），尿中Ca排泄量450 mg/日（基準100～300），尿NTx 159.5 nmol BCE/mmolCr（基準13～73）．CRP 0.1 mg/dL．骨密度（DXA法，腰椎L2～L4）YAM 75％（基準80以上）．頸部超音波検査で甲状腺右葉下極に径15 mm大の腫瘤を認める.

頸部超音波像を**図1**に，頸部 ^{99m}Tc-MIBI シンチグラムを**図2**に示す.

> この患者の高カルシウム血症に対する処置として**適切でない**のはどれか．1つ選べ．

- a：ループ利尿薬の投与
- b：生理食塩液の点滴輸液
- c：サイアザイド系利尿薬の投与
- d：カルシトニン製剤の点滴静注
- e：ビスホスホネート製剤の点滴静注

解答 046

C サイアザイド系利尿薬の投与

● 診 断　原発性副甲状腺機能亢進症

本症例は高カルシウム血症と低リン血症，PTH-intact高値，尿中Ca排泄量の増大を認め，さらに99mTc-MIBIシンチグラムにおいて頸部超音波検査で指摘された右下極副甲状腺に相当する腫瘍に集積亢進を認めたことより，原発性副甲状腺機能亢進症と容易に診断される．99mTc-MIBIシンチグラフィは異所性病変も含めた副甲状腺病変の描出および部位診断に最も優れ，本症例では1腺のみの集積であり腺腫が疑われた．原発性副甲状腺機能亢進症では高カルシウム血症に伴う線維性骨炎や尿管結石，急性膵炎，消化性潰瘍などの併発症が診断の契機となるが，最近では血清Ca測定のスクリーニングが広く日常的に行われるようになり，無症候性に比較的軽度の高カルシウム血症のみで診断される症例が増加している[1]．

本症の根治的治療は病的副甲状腺の摘出である．高カルシウム血症に伴う併発症や神経・精神症状などを有する場合には手術適応となるが，無症候性であっても血清Ca値が高く，尿中Ca排泄量が多いもの，腎機能障害を認めるもの，骨密度が低下しているものでは手術適応となる（米国国立衛生研究所〈NIH〉ガイドライン2008年改訂版）．ただし，高度な高カルシウム血症の症例では脱水や腎機能障害をきたしており，それが血液濃縮や腎からのCa排泄障害を招き高カルシウム血症を増悪させるという悪循環に陥っているため，可能なかぎり補正をしてから手術に臨むことが望ましい．特に血清Ca値が14 mg/dL以上で傾眠や昏迷，昏睡などの高度の意識障害や急性腎不全などを併発したものは高カルシウム血症クリーゼと呼ばれる[2]．このような場合，原因を問わず，まず生理食塩液を補液して脱水の補正と十分な尿量の確保を図り，次いでループ利尿薬を併用してCaの尿中排泄を増加させる．これで不十分な場合には，上記の治療とともにカルシトニン製剤やビスホスホネート製剤の投与を行う．サイアザイド系利尿薬は高カルシウム血症を助長するので禁忌である．さらに，カルシウムやビタミンDを含む輸液も厳禁であり，マルチビタミン製剤の組成は必ずチェックする必要がある．

本症例では著しい高カルシウム血症と骨量の減少，さらに尿管結石や胃潰瘍の併発を有することより手術適応であった．生理食塩液の補液とループ利尿薬の併用で血清Ca値を下げてから，右下極副甲状腺摘出術を施行した．摘出された腫瘍は線維性被膜に包まれ病理組織学的に腺腫と診断された．脈管や被膜への浸潤は認めなかった．手術翌日には血清Ca値9.3 mg/dL，PTH-intact 6 pg/mLに正常化した．家族発生例や複数腺の過形成が疑われる場合には，多発性内分泌腫瘍症〈multiple endocrine neoplasia：MEN〉の除外診断目的に下垂体や甲状腺，膵臓，副腎などの検索が必要である．　　〔赤堀　弘〕

参考文献
1) 井上大輔：副甲状腺・カルシウム代謝異常．日内会誌 **92**：570-576, 2003
2) 飯原雅季, 他：高カルシウム血症クリーゼをきたした原発性副甲状腺機能亢進症の7例：緊急外科治療の重要性について．日内分泌会誌 **69**：1051-1056, 1993
3) Bilezikian JP, et al：Summary statement from a workshop on asymptomatic primary hyperparathyroidism：a perspective for the 21st century. J Bone Miner Res **17**：N2-11, 2002

問題 047

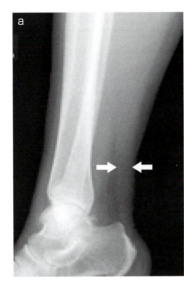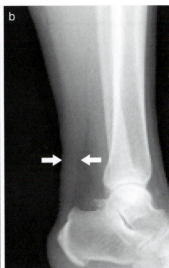

図1　下肢 X 線写真

- ●症　例　59 歳の女性．
- ●主　訴　高コレステロール血症の精査目的．
- ●既往歴　特記すべきことはない．
- ●家族歴　血族婚はない．若年突然死の家族歴はない．父が脂質異常症であり，65 歳時に脳梗塞を発症している．
- ●現病歴　15 年前から健康診断で高コレステロール血症を指摘され，受診を勧奨されていたが，そのままにしていた．特に自覚症状はなかったが，知人の勧めもあり精査加療目的に来院した．
- ●身体所見　身長 158 cm，体重 58 kg．脈拍 72/分，整．血圧 120/72 mmHg．結膜に貧血と黄疸とはない．角膜輪と眼瞼黄色腫とはない．心音と呼吸音とに異常はない．甲状腺腫大はない．表在リンパ節は触知しない．腹部は平坦，軟で，圧痛はない．四肢に結節性黄色腫などの皮膚異常はない．下腿浮腫はない．両側アキレス腱肥厚がある．両側足背動脈は良好に触知する．神経学所見に異常はない．
- ●検査所見　尿所見に異常はない．血液所見：赤血球 441 万/μL，Hb 14.0 g/dL，Ht 41％，白血球 7,700/μL，血小板 28 万/μL．血液生化学所見：空腹時血糖 106 mg/dL，HbA1c 5.8％，TP 7.0 g/dL，Alb 4.2 g/dL，BUN 13.0 mg/dL，Cr 0.6 mg/dL，UA 4.4 mg/dL，TC 338 mg/dL，TG 215 mg/dL，HDL-C 46 mg/dL，LDL-C 240 mg/dL，Lp(a) 46.0 mg/dL（基準 30 以下），AST 16 U/L，ALT 15 U/L，LD 144 U/L（基準 120～245），γ-GTP 27 U/L（基準 9～32），CK 188 U/L（基準 32～180），Na 140 mEq/L，K 4.5 mEq/L，Cl 105 mEq/L．ホルモン検査所見：TSH 3.74 μU/mL（基準 0.50～5.00），FT_4 0.9 ng/dL（基準 0.9～1.8），FT_3 2.6 pg/mL（基準 2.0～4.0）．

下肢 X 線写真を図1に示す．アキレス腱は右 13 mm，左 13 mm と両側ともに肥厚している．

> この疾患について正しいものはどれか．1 つ選べ．

- a：常染色体優性遺伝形式をとる
- b：眼瞼黄色腫は診断基準に含まれる
- c：HMG-CoA 還元酵素の遺伝子変異で生じる
- d：わが国でのヘテロ接合体患者の頻度は 3,000 人に 1 人である
- e：未治療時の血清 LDL-C 値が 180 mg/dL 未満であれば否定できる

解答 047

a 常染色体優性遺伝形式をとる

● 診 断　家族性高コレステロール血症(ヘテロ接合体)

本症例は著明な LDL コレステロール血症，アキレス腱黄色腫，家族歴を有することより，家族性高コレステロール血症〈familial hypercholesterolemia：FH〉を疑うべきである．FH とは，LDL 受容体またはその関連遺伝子の変異により全身の細胞，特に肝臓で LDL-C が細胞内に取り込まれず LDL-C の異化障害が起こるために，血中に LDL-C がうっ滞して早発性冠動脈疾患を高頻度に発症する常染色体優性遺伝性疾患である．高 LDL-C 血症，腱黄色腫，早発性冠動脈疾患を 3 主徴とする．原因となる遺伝子には，LDL 受容体やアポリポタンパク B-100 及び proprotein convertase subtilisin/kexin type 9〈PCSK9〉をそれぞれコードするものなどがあるが，FH のほとんどは LDL 受容体遺伝子変異である．病原性変異が 1 つある場合にヘテロ接合体，2 つある場合にホモ接合体になる．ホモ接合体では LDL-C 500～900 mg/dL 程度に上昇し，冠動脈疾患以外にも大動脈瘤や大動脈弁上狭窄症および弁狭窄症を合併する．一方，ヘテロ接合体では LDL-C 150～400 mg/dL 程度であり健常者とのオーバーラップがあり LDL-C 値だけでは区別が困難な場合がある．従来，わが国ではホモ接合体は 100 万人に 1 人，ヘテロ接合体は 500 人に 1 人程度の頻度と推計されてきたが，近年の遺伝子解析の進歩によりヘテロ接合体は 200～300 人に 1 人と頻度が高いことがわかってきた[1]．つまり臨床の現場で最もよく遭遇する遺伝性疾患ということになる．しかし，わが国における FH 診断率は 1% 以下と他国と比べてきわめて低い[2]．外来診療のなかでアキレス腱の触診や家族歴の聴取が十分になされず，見逃されていると考えられる．

成人 FH ヘテロ接合体(15 歳以上)の現在の診断基準[3]では，①未治療時の LDL-C が 180 mg/dL 以上，②アキレス腱肥厚など黄色腫の存在および③ 2 親等以内の早発性冠動脈疾患や FH の家族歴，の 3 つの項目のうち 2 つ以上満たしていれば FH と診断する．ただし，甲状腺機能低下症などの続発性脂質異常症は除外する．アキレス腱肥厚は軟 X 線撮影により 9 mm 以上にて判定する．眼瞼黄色腫は正脂血症者にもみられるものであり，高 LDL-C 血症に特異的な所見ではないため診断基準には含めない．管理目標値については，ヘテロ接合体は冠動脈疾患のリスクがきわめて高いことから二次予防に相当すると考え，LDL-C を 100 mg/dL 未満または未治療時の 50% 以上の低下を目標とする．治療は食事指導とともに HMG-CoA 還元酵素阻害薬(スタチン)を最大量まで用い，それでも目標値に達しない場合には小腸コレステロールトランスポーター阻害薬(エゼチミブ)を追加する．さらに 2016 年より PCSK9 という LDL 受容体の分解にかかわる分子のはたらきを抑制する抗体薬である PCSK9 阻害薬エボロクマブ，アリロクマブ(2 週に 1 回皮下注射)が上市され，これらを併用することで既存の薬剤と比べてより強力にコレステロールを低下させ，ガイドラインが推奨するレベルまで LDL-C を下げることが可能となった．

本症例ではピタバスタチン最大量とエゼチミブの併用により LDL-C 120 mg/dL 台にまで低下したが目標値に達しないため，エボロクマブを 2 週間に 1 回 140 mg の皮下注射を併用することで LDL-C 40 mg/dL 程度にまで低下した．

〔赤堀　弘〕

参考文献

1) Mabuchi H, et al：Molecular genetic epidemiology of homozygous familial hypercholesterolemia in the Hokuriku district of Japan. Atherosclerosis **214**：404-407, 2011
2) Nordestgaard BG, et al：Familial hypercholesterolaemia is underdiagnosed and undertreated in the general population：guidance for clinicians to prevent coronary heart disease：consensus statement of the European Atherosclerosis Society. Eur Heart J **34**：3478-3490a, 2013
3) 日本動脈硬化学会(編)：動脈硬化性疾患予防ガイドライン，2017 年版．日本動脈硬化学会, 2017

腎臓・泌尿器

問題 048-054

腎臓・泌尿器

問題 048

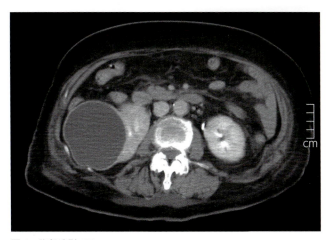

図1　腹部造影CT

- **症　例**　77歳の女性．
- **主　訴**　発　熱．
- **既往歴・内服薬**　リウマチ性多発性筋痛症のため2年前からプレドニゾロン内服中（5 mg/日）．
- **家族歴**　特記すべきことはない．
- **現病歴**　2週前から原因のはっきりしない全身倦怠感と37℃台の微熱とがあった．3日前から頭痛と38℃を超える発熱とがあり，かかりつけ医で経口抗菌薬（セフジトレンピボキシル 300 mg/日）を処方されたが改善しないため来院した．
- **身体所見**　意識は清明．身長156 cm，体重49 kg．脈拍120/分，整．血圧116/62 mmHg．結膜に貧血と黄疸とはない．頸部に特記すべき異常はない．表在リンパ節は触知しない．心音と呼吸音とに異常はない．右側腹部に軽度の圧痛がある．下腿浮腫はない．神経学所見に異常はない．
- **検査所見**　尿所見：pH 5.5，タンパク±，糖（−），ケトン体（−），潜血（+），白血球（+），沈渣：赤血球10〜19/1視野，白血球10〜19/1視野，細菌検査（+）．血液所見：赤血球429万/μL，Hb 13.4 g/dL，Ht 40％，白血球20,200/μL，血小板40万/μL．血液生化学所見：随時血糖 108 mg/dL，TP 6.7 g/dL，Alb 3.9 g/dL，BUN 15.6 mg/dL，Cr 0.6 mg/dL，総ビリルビン 0.8 mg/dL，AST 20 U/L，ALT 12 U/L，LD 196 U/L（基準120〜245），ALP 204 U/L（基準80〜260），γ-GTP 12 U/L（基準9〜32），AMY 126 U/L（基準60〜200），CK 23 U/L（基準32〜180），Na 140 mEq/L，K 4.5 mEq/L，Cl 104 mEq/L．CRP 10.0 mg/dL．胸部X線所見と心電図所見とに異常はない．

腹部造影CTを**図1**に示す．

この疾患について正しいのはどれか．1つ選べ．

- a：外傷により発症することが多い
- b：腎囊胞内容物のCT値は水と同様である
- c：腹部超音波検査が診断確定に有用である
- d：血液培養を抗菌薬投与に先立ち2セット実施する
- e：急性腎盂腎炎とほぼ同様の症状や検査所見を呈する

解答 048

d 血液培養を抗菌薬投与に先立ち2セット実施する.

● 診 断　感染性腎嚢胞

本症例は感染性腎嚢胞により菌血症をきたし，脳膿瘍を合併した症例である．単純性腎嚢胞そのものは加齢とともに増加する良性の疾患で，その多くは無症候性に経過することが多い．通常の単純性腎嚢胞は辺縁平滑で黄褐色を呈し，内部に組織滲出液に似た黄色透明・低粘度の液体を含み，そのCT値は－10〜20 HU前後で水と同様の値を呈する．また，腎嚢胞は嚢胞内出血や感染などを合併しうることを知っておく必要がある．

嚢胞内出血は突発的な側腹部痛などを呈することがあり，外傷や嚢胞内に存在する腫瘍からの出血により発症する．出血時において嚢胞内部のCT値は70〜90 HUに上昇するが，血腫の吸収後に内部の石灰化・嚢胞の多房化を生じることがある[1]．腎嚢胞については嚢胞壁の厚さ・内部隔壁の有無・石灰化の有無および造影効果の有無により形態分類がなされているが，特に3 cm以上の大きさを有する複雑性腎嚢胞では，内部に存在しうる腫瘍性病変の増大の有無について慎重な経過観察が必要である．なお，本例では嚢胞内に出血所見はなかった．

感染性腎嚢胞は多発性嚢胞腎症例でしばしば生じる．その主症状は発熱であり，腎盂腎炎で認められるような側腹部痛などの症状や尿所見の異常に乏しく，診断が難しい[2]．MRI拡散強調画像で嚢胞内部の液面形成像と嚢胞壁の肥厚とがあることや，造影腹部CTで嚢胞内部が造影されず，かつ内部CT値が不均一であることなどの所見が腎嚢胞感染の鑑別に有用であるが，腹部超音波検査による感染の評価は困難である．

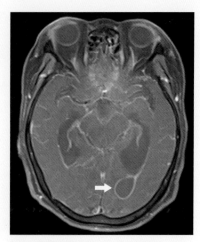

図2　頭部造影MRI T1強調画像

本例では嚢胞内容物のCT値は30〜50 HUと水よりやや高値で，かつ不均一な分布を示した．また，血液培養・尿培養の双方から，同一の抗菌薬感受性を示す大腸菌が検出された．入院後5日目に意識レベルの低下が出現し，頭部造影MRIを施行したところ，T1強調画像でリング状の造影効果を示す脳膿瘍の病変が左後頭葉にあった(図2，矢印)．尿路感染は時に続発する菌血症により重篤な経過をたどることがあるため，注意が必要である．本例ではメロペネム6 g/日の投与にて救命可能であったが，感染性腎嚢胞に対する局所の感染コントロールのため，CTガイド下でのドレナージが必要とされた[3]．

〔阿久澤暢洋〕

参考文献

1) Eknoyan G：A clinical view of simple and complex renal cysts. J Am Soc Nephrol 20：1874-1876, 2009
2) Suwabe T, et al：Clinical features of cyst infection and hemorrhage in ADPKD：new diagnostic criteria. Clin Exp Nephrol 16：892-902, 2012
3) Akuzawa N, et al：Secondary brain abscess following simple renal cyst infection：a case report. BMC Neurol 14：130, 2014

問題 049

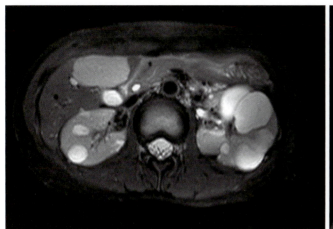

図1　腹部単純 MRI T2 強調画像（体軸断）

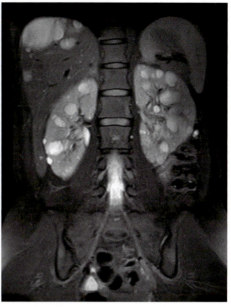

図2　腹部単純 MRI T2 強調画像（冠状断）

- **症　例**　41歳の女性.
- **主　訴**　腎嚢胞の精査.
- **既往歴**　特記すべきことはない.
- **家族歴**　父親：67歳でくも膜下出血. 68歳で慢性腎不全（血液透析中）. 父方の伯母：腎嚢胞.
- **現病歴**　10年前の健康診断で腎嚢胞を指摘された. 自覚症状はないが, 今年の健康診断でも腎嚢胞を指摘され, 精査目的で来院した.
- **身体所見**　身長165 cm, 体重55 kg. 脈拍72/分, 整. 血圧158/90 mmHg. 心音と呼吸音とに異常はない. 腹部は平坦, 軟で, 圧痛はない. 下腿浮腫はない.
- **検査所見**　尿所見：比重1.003, タンパク（−）, 糖（−）, 潜血（−）, ケトン体（−）, 沈渣：白血球（−）. 血液所見：赤血球482万/μL, Hb 12.8 g/dL, Ht 40％, 白血球4,250/μL, 血小板20万/μL. 血液生化学所見：随時血糖97 mg/dL, TP 7.4 g/dL, Alb 4.5 g/dL, BUN 10.0 mg/dL, Cr 0.5 mg/dL, UA 3.7 mg/dL, eGFR 103 mL/分/1.73 m^2（基準90以上）, TC 198 mg/dL, TG 72 mg/dL, 総ビリルビン0.5 mg/dL, AST 17 U/L, ALT 8 U/L, LD 179 U/L（基準120〜245）, ALP 118 U/L（基準80〜260）, γ-GTP 15 U/L（基準9〜32）, Na 140 mEq/L, K 4.0 mEq/L, Cl 108 mEq/L, Ca 9.5 mg/dL, P 3.1 mg/dL. CRP 0.03 mg/dL.

腹部単純 MRI で両腎容積は 425 mL であった.
腹部単純 MRI T2 強調の体軸断像を**図1**に, 冠状断像を**図2**に示す.

この患者に対する対応として**適切でない**のはどれか. 1つ選べ.

- a：減塩指導
- b：飲水励行
- c：遺伝学検査
- d：MRI による脳動脈瘤スクリーニング
- e：アンジオテンシンII受容体拮抗薬〈ARB〉の投与

解答 049

C 遺伝学検査

● 診 断　常染色体優性多発性囊胞腎〈autosomal dominant polycystic kidney disease：ADPKD〉

健康診断で腎囊胞を指摘された無症状の患者であるが，腎疾患の家族歴（父親が腎不全で透析，父方の伯母が腎囊胞）があり，MRIで両腎に囊胞が各々5個以上確認できることから，常染色体優性多発性囊胞腎〈ADPKD〉と診断できる．

ADPKDは最も頻度の高い遺伝性疾患であり，有病率は3,000～8,000人に1人である．2つの原因遺伝子が同定されており，85％の患者は*PKD1*，15％の患者は*PKD2*遺伝子変異により発症する．ADPKDの典型例は画像検査で容易に診断可能であり，遺伝学検査は必要ない．現時点でADPKDの遺伝学検査は研究目的が主体であり，一般診療として実施することは困難である[1]．

ADPKDは60歳までに約半数が末期腎不全に至り，わが国の透析導入原疾患の2～3％を占める．ADPKDの進行度の評価や腎予後の予測には，推算GFR値に比べて腎容積での評価が優れており[2]，簡易的に腎容積を測定する方法として以下の楕円体容積計算法が用いられている．

片腎容積＝（長径）×（短径）×（奥行き）×π/6

ADPKDは高血圧，肝囊胞，脳動脈瘤，囊胞感染，囊胞出血および尿路結石などを合併することが知られており，全身性疾患である．特に脳動脈瘤の罹病率は6.9％と一般に比べると約2倍高く，脳動脈瘤破裂は生命予後に大きく影響することから，脳動脈瘤のスクリーニングの実施が推奨されている．脳動脈瘤やくも膜下出血の家族歴がある場合は，家族歴がない場合に比べ脳動脈瘤の罹病率が有意に上がるため，注意が必要である[3]．

ADPKDの進行を抑制するために血圧管理が重要であり，末期腎不全への進展抑制の観点からレニン・アンジオテンシン系阻害薬（アンジオテンシン変換酵素〈ACE〉阻害薬やアンジオテンシンⅡ受容体拮抗薬〈ARB〉）の投与が勧められる[3]．また他の慢性腎臓病〈CKD〉と同様，降圧効果や脳血管疾患発症予防のため，3～6g/日の減塩が推奨される．積極的な飲水による腎機能障害進行抑制効果は明らかではないが，飲水によりバソプレシン分泌が抑えられ，囊胞の形成・進展の抑制が期待できるため，1日2.5～4Lの飲水の実施が勧められる[1]．

トルバプタン〈バソプレシンV_2受容体拮抗薬〉は腎容積の増加と腎機能低下を抑制する効果を認めた薬剤であり，両腎容積750mL以上かつ腎容積増大速度が概ね5％/年以上の成人ADPKDに対し使用が推奨されている．トルバプタン導入時は入院が必要で，投薬中は月1回の肝機能検査と血清Na濃度検査が必要である[3]．

〔石川英二〕

参考文献

1) 丸山彰一(監)厚生労働科学研究費補助金難治性疾患等政策研究事業難治性腎疾患に関する調査研究班(編)：エビデンスに基づく多発性囊胞腎(PKD)診療ガイドライン2017. 東京医学社, 2017
2) Chebib FT, et al：Recent advances in the management of autosomal dominant polycystic kidney disease. Clin J Am Soc Nephrol **13**：1765-1776, 2018
3) 日本腎臓学会(編)：エビデンスに基づくCKD診療ガイドライン2018. 東京医学社, 2018

問題 050

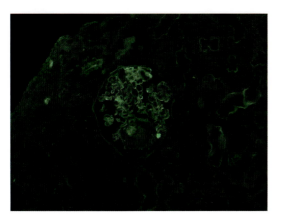

図1　腎生検の IgA 染色標本

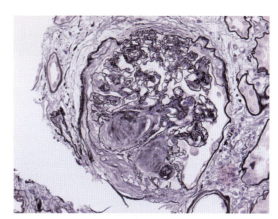

図2　腎生検の PAM 染色標本

- **症　例**　68歳の男性.
- **主　訴**　タンパク尿.
- **既往歴・内服薬**　特記すべきことはない.
- **生活歴**　喫煙歴はない．機会飲酒．
- **現病歴**　2年前に糖尿病と診断され，かかりつけ医に通院していた．経口血糖降下薬を内服し（グリメピリド 0.5 mg/日，シタグリプチン 50 mg/日，メトホルミン 750 mg/日），HbA1c 6%台とコントロールは良好であった．今回検尿でタンパク尿を認め，精査目的で紹介されて入院した．
- **身体所見**　身長 162 cm，体重 59 kg，BMI 22.4．脈拍 64/分，整．血圧 136/72 mmHg．胸腹部に異常はない．下腿浮腫はない．アキレス腱反射は消失している．振動覚の低下がある．
- **検査所見**　尿所見：pH 6.5，タンパク 4+，糖（−），潜血 2+，ケトン体（−），沈渣；赤血球 20〜29/1視野，細菌検査（−），顆粒円柱 22/全視野，タンパク 5.1 g/gCr（基準 0.15 未満），尿中 β_2-ミクログロブリン 3.7 μg/L（基準 16〜518），尿中 NAG 46.7 U/L（基準 1〜4.2）．血液所見：赤血球 487 万/μL，Hb 12.9 g/dL，Ht 46%，白血球 5,920/μL，血小板 27 万/μL．血液生化学所見：HbA1c 6.4%，TP 7.6 g/dL，Alb 3.7 g/dL，BUN 23.8 mg/dL，Cr 0.8 mg/dL，UA 3.0 mg/dL，TC 176 mg/dL，TG 95 mg/dL，LDL-C 91 mg/dL，総ビリルビン 0.3 mg/dL，AST 22 U/L，ALT 12 U/L，LD 393 U/L（基準 120〜245），ALP 143 U/L（基準 80〜260），γ-GTP 44 U/L（基準 10〜50），LAP 62 U/L（基準 20〜70），Na 143 mEq/L，K 3.8 mEq/L，Cl 106 mEq/L．eGFR 70.9 mL/分/1.73 m^2（基準 90 以上）．免疫血清学所見：CRP 0.02 mg/dL，IgG 1,102 mg/dL（基準 739〜1,649），IgA 283 mg/dL（基準 107〜363），IgM 45 mg/dL（基準 46〜260），RF 6.8 U/mL（基準 15 以下），抗核抗体 40 倍未満，CH_{50} 51 U/mL（基準 30〜45），C3 91 mg/dL（基準 86〜160），C4 22 mg/dL（基準 14〜49），PR3-ANCA 0.5 EU 未満（基準 10 未満），MPO-ANCA 0.5 EU 未満（基準 10 未満）．胸部 X 線所見に異常はない．心電図所見に異常はない．眼科検査にて糖尿病網膜症は認めない．両側に白内障の所見がある．

　入院後，超音波ガイド下経皮的腎生検を施行した．蛍光 IgA 染色標本を**図1**に，PAM 染色標本を**図2**に示す．

考えられるのはどれか．1つ選べ．

a：IgA 腎症
b：膜性腎症
c：糖尿病腎症
d：ANCA 関連腎炎
e：膜性増殖性糸球体腎炎

解答 050

C 糖尿病腎症

● 診 断　糖尿病腎症

　低タンパク血症や腎機能低下は認めないものの，入院時の検査で高度のタンパク尿を認め，糖尿病腎症とほかの腎炎との鑑別を行うために腎生検を施行した．

　腎生検組織の蛍光抗体法による検索では，糸球体内にIgG，IgA（図1），IgM，C3，C1q，フィブリノゲンの沈着を認めなかった．

　光学顕微鏡検索用の糸球体は17個採取された．ほぼすべての糸球体にメサンギウム領域の結節性硬化（図2）あるいはびまん性硬化像を認めた．一部capsular dropや糸球体門部小血管の硝子化を伴っていた．global sclerosisや癒着，半月体形成は認めなかった．また，明らかな基底膜の二重化やspike形成は認めなかった．

　電子顕微鏡所見では，糸球体には軽度の基底膜の肥厚と内皮下浮腫を認めた．また，メサンギウム領域にメサンギウム細胞増生とメサンギウム基質増加がみられ，結節状を呈し，同部に浸潤細胞をまばらに認めた．足突起はまばらに癒合していた．

　この症例は約2年前に糖尿病と診断され治療を開始していたが，それ以前には健康診断などを受けておらず，実際の糖尿病の罹病期間は長い可能性がある．糖尿病神経障害は認めるものの網膜症は認めず，タンパク尿の原因として糖尿病腎症のほか，巣状分節性糸球体硬化症や膜性増殖性糸球体腎炎の可能性を考え腎生検を施行したところ，上記の所見を認めたため糖尿病腎症と診断した．

　一般に糖尿病の合併症は，糖尿病を発症したのち神経障害，網膜症，腎症の順に出現することが多い[1]．しかし，本症例のように網膜症を認めない糖尿病腎症の症例も稀に経験する．したがって罹病期間の短い糖尿病症例において，急激な腎機能低下や高度のタンパク尿の出現があれば，糖尿病腎症とほかの糸球体腎炎の鑑別のために積極的に腎生検を行う必要がある．

〔小川大輔〕

参考文献

1）小川大輔：糖尿病性腎症．矢﨑義雄（総編集）：内科学，第10版．pp 1461-1463，朝倉書店，2011

問題 051

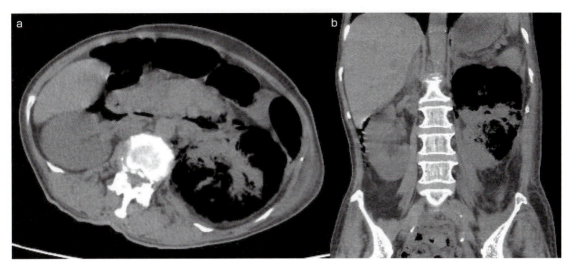

図1 腹部単純CT
a：水平断，b：冠状断

- **症　例** 66歳の女性．
- **主　訴** 意識障害．
- **既往歴** 両側変形性股関節症．
- **内服薬** ない．
- **生活歴** 喫煙歴と飲酒歴とはない．
- **現病歴** 5日前から食事摂取量が低下し，臥床がちになった．なんとか水分摂取をしながら経過をみていたが，3日前から歩行困難となり，失禁していた．本人が受診を拒否していたが，家族の要請で搬入された．
- **身体所見** 意識レベルはGCS E4V4M6．体温36.4℃．脈拍120/分，整．血圧84/56 mmHg．呼吸数35/分．SpO$_2$ 99%（酸素10 L/分）．心音と呼吸音とに異常はない．腹部に異常所見はない．背部に明らかな肋骨脊柱角叩打痛はない．下腿浮腫は認めない．
- **検査所見** 尿所見：pH 5.0，タンパク2+，糖3+，潜血3+，亜硝酸塩(−)，ケトン体(±)，沈渣；白血球2+．血液所見：赤血球492万/μL，Hb 14.7 g/dL，Ht 40%，破砕赤血球を認めない，白血球14,500/μL（好中球94%，リンパ球6%），血小板1.5万/μL．血液生化学所見：随時血糖853 mg/dL，HbA1c 15.0%，TP 4.7 g/dL，Alb 1.8 g/dL，BUN 108.1 mg/dL，Cr 2.2 mg/dL，総ビリルビン0.9 mg/dL，AST 27 U/L，ALT 38 U/L，LD 809 U/L（基準120〜245），ALP 570 U/L（基準80〜260），γ-GTP 19 U/L（基準9〜32），CK 486 U/L（基準32〜180），Na 117 mEq/L，K 4.2 mEq/L，Cl 81 mEq/L，血清浸透圧330 mOsm/kgH$_2$O（基準275〜290）．CRP 17.1 mg/dL．動脈血ガス分析（酸素10 L/分）：pH 7.24，PaCO$_2$ 17 Torr，PaO$_2$ 150 Torr，HCO$_3^-$ 7.3 mEq/L．尿Gram染色所見：腸内細菌様のGram陰性桿菌を多数認める．胸部X線写真：肺野に浸潤影を認めない．

腹部単純CTを**図1**に示す．

この患者の治療として，**適切でない**のはどれか．1つ選べ．

a：補　液
b：抗菌薬治療
c：腎臓摘出術
d：血漿交換療法
e：血糖コントロール

解答 051

d 血漿交換療法

● 診　断　高血糖高浸透圧症候群〈hyperosmolar hyperglycemic syndrome：HHS〉，気腫性腎盂腎炎

気腫性腎盂腎炎は，ガス産生菌による腎実質や腎周囲にガスを認める重篤な感染症で[1]，致死率は40～50%[2]という報告もある．糖尿病がリスク要因となり，60～70%にコントロール不良な糖尿病がみられると報告されている[2]．その他，尿路の閉塞もリスク要因となりうる．発症機序は明確になっていないが，高い組織内糖濃度がガス産生菌にとって好条件になると考えられている[2]．原因菌は主に *Escherichia coli*〈大腸菌〉や *Klebsiella pneumoniae*〈肺炎桿菌〉であり[3]，CTによるHuangらのクラス分類により，治療法や予後が変わる（表1）．

クラス1で膿瘍や尿路閉塞がない場合には，抗菌薬投与のみで治療可能な場合があるが，その他のクラス1，2は抗菌薬に加えて，経皮的ドレナージを行う．3，4は血小板減少，急性腎不全，意識障害やショックなどのリスク要因が1つ以下であれば抗菌薬治療と経皮的ドレナージで治療を開始し，反応が乏しいようなら腎臓摘出を考慮する．リスク要因が2つ以上存在する場合には，早期の腎臓摘出術を考慮する必要がある．

本症例では，血液培養と尿培養から抗菌薬の感受性が良好な *E. coli* が検出され，コントロール不良の糖尿病を背景にしたHHSと *E. coli* による気腫性腎盂腎炎と診断した．気腫性腎盂腎炎の重症度はクラス3であり，リスク要因を2つ以上伴っていたことから，緊急で左腎臓摘出術が施行され，救命できた．治療については，来院時に血圧低下を認めており，尿路感染によるものが疑われることから補液と抗菌薬治療とは必要になる．また同時にHHSを発症していたことから補液とインスリンとによる血糖コントロールも重要になる．

気腫性腎盂腎炎は，コントロール不良の糖尿病患者に発症しうる重症感染症の一つであり，早期治療と外科的処置とが救命につながる．

〔隈部綾子〕

表1　気腫性腎盂腎炎のCT所見による分類（文献1より改変）

クラス1	ガスが腎盂内に留まるもの
クラス2	ガスが腎実質内に認められ，腎周囲に認められるもの
クラス3A	ガスや膿瘍が腎皮質とGerota筋膜の間に認められるもの
クラス3B	ガスや膿瘍がGerota筋膜外に認められるもの
クラス4	ガスが両腎または単腎に認められるもの

参考文献
1）Huang JJ, et al：Emphysematous pyelonephritis. Arch Intern Med **160**：797-805, 2000
2）Li S, et al：Emphysematous pyelonephritis：a case report and literature review J Int Med Res **46**：2954-2960, 2018
3）Aboumarzouk OM, et al：Emphysematous pyelonephritis：Time for a management plan with an evidence-based approach. Arab J Urol **12**：106-115, 2014

問題 052

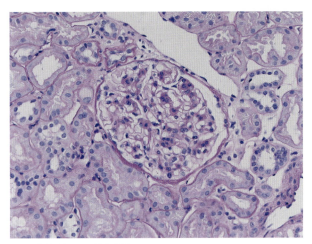

図1 腎生検 PAS 染色標本

- **症　例**　31歳の男性.
- **主　訴**　血清クレアチニン値上昇.
- **既往歴**　特記すべきことはない.
- **家族歴**　父：扁桃腫大，痛風.
- **生活歴**　喫煙歴：10本/日×10年間. 機会飲酒.
- **現病歴**　小学校から大学までの学校での健康診断およびその後の職場での健康診断にて，尿潜血と尿タンパク陽性のため精査の指示を受けることがたびたびあったが，医療機関を受診したことはなかった. 31歳時の健康診断で，尿異常に加え血清 Cr 1.4 mg/dL と高値を認めたため，精査のため紹介され入院した.
- **身体所見**　身長 166 cm, 体重 79 kg, BMI 28.7. 体温 36.9℃. 脈拍 76/分, 整. 血圧 144/92 mmHg. 皮疹はない. 両側扁桃腫大（Ⅱ度）がある. 頸部リンパ節腫脹はない. 胸腹部に異常はない. 下腿浮腫はない.
- **検査所見**　尿所見：pH 6.0, タンパク 3+, 糖（−）, 潜血 2+, ケトン体（−）, タンパク 2.5 g/gCr（基準 0.15 未満）, 沈渣；赤血球 50〜99/1 視野（変形赤血球多数）, 白血球 10〜19/1 視野, 細菌検査（±）, 硝子円柱 3+, 上皮円柱 2+, 脂肪円柱＋, 赤血球円柱 2+, 顆粒円柱＋. 血液所見：赤血球 561 万/μL, Hb 12.2 g/dL, Ht 39%, 血小板 24 万/μL. 血液生化学所見：HbA1c 6.0%, TP 6.5 g/dL, Alb 3.8 g/dL, BUN 16.5 mg/dL, Cr 1.4 mg/dL, UA 10.3 mg/dL, TC 186 mg/dL, TG 173 mg/dL, LDL-C 120 mg/dL, 総ビリルビン 0.9 mg/dL, AST 33 U/L, ALT 68 U/L, LD 186 U/L（基準 120〜245）, ALP 211 U/L（基準 80〜260）, γ-GTP 46 U/L（基準 10〜50）, Na 141 mEq/L, K 4.4 mEq/L, Cl 106 mEq/L. eGFR 49.0 mL/分/1.73 m^2（基準 90 以上）. 免疫血清学所見：CRP 1.6 mg/dL, IgG 834 mg/dL（基準 739〜1,649）, IgA 451 mg/dL（基準 107〜363）, IgM 136 mg/dL（基準 46〜260）, 抗核抗体 40 倍未満, ASO 95 単位（基準 166 以下）, CH$_{50}$ 58.5 U/mL（基準 30〜45）, C3 109 mg/dL（基準 86〜160）, C4 27 mg/dL（基準 14〜49）, HBs 抗原（−）, HCV 抗体（−）. 胸部 X 線所見に異常はない. 心電図所見に異常はない.

入院後, 超音波ガイド下経皮的腎生検を施行した. 腎生検 PAS 染色標本を**図1** に示す.

この疾患の生活・食事指導として**推奨されていない**のはどれか. 1つ選べ.

a：禁　酒
b：禁　煙
c：肥満解消
d：食塩摂取制限
e：タンパク質摂取制限

解答 052

a 禁酒

● 診 断　IgA 腎症

　IgA 腎症〈IgA nephropathy：IgAN〉は，わが国の慢性腎炎症候群の 30〜40% を占める原発性糸球体腎炎であり，約 40% は 5〜20 年で末期腎不全に至る．発症時期は不明なことも多く，健康診断などでの尿異常から診断に至るケースが多い．診断確定は腎生検による．治療方針はタンパク尿・eGFR で評価する臨床的重症度（C-Grade Ⅰ〜Ⅲ）と，腎予後に関連した病変を有する糸球体の割合で評価する組織学的重症度（H-Grade Ⅰ〜Ⅳ）とから決定する．細胞性/線維細胞性半月体，全節性/分節性糸球体硬化および線維性半月体が腎予後に関連する病変と考えられている．本症例の腎生検組織ではメサンギウム細胞および基質の増加している糸球体が目立ち（図1），その他，線維細胞性半月体を認めるものや，全節性硬化に至っている糸球体も認めた（H-Grade Ⅰ）．一方で，C-Grade はⅢであることから透析療法に至るリスクの高い症例と考えられる．

　治療の中心は免疫抑制療法であり，副腎皮質ステロイドのほかに，保険適用外ではあるがシクロホスファミド，アザチオプリン，シクロスポリン，ミコフェノール酸モフェチル及びミゾリビンも選択肢として検討してよい．また，薬物療法のほかに口蓋扁桃摘出術もオプションとなりうる．支持療法としては，尿タンパク減少効果が期待されるレニン・アンジオテンシン〈RA〉系阻害薬，ジピリダモール，ジラゼプ及び腎予後改善効果が期待される n-3 系脂肪酸がある．

　また上記のほか，生活・食事指導も治療上重要な要素となるため，ガイドライン[1]に則り各項目について簡単に解説する．飲酒についてはアルコール性肝障害による二次性 IgAN なども知られているが，飲酒制限が腎機能保持や尿タンパクの減少に寄与するエビデンスは明らかでなく，一律に行う必要はない．喫煙については IgAN に特筆すべきものではないが，腎機能低下や尿タンパク量増加に関連する可能性が考えられ，禁煙が望ましい．肥満例では尿タンパク量が多く，高血圧発症や腎機能障害進行のリスクが高くなることから，解消に取り組むことが重要である．食塩摂取については減塩による血圧低下からの尿タンパク減少効果は期待されるが，3 g/日未満の制限は死亡や末期腎不全のリスクを上昇させる可能性があるため推奨されず，6 g/日未満の制限が一般的である．タンパク質摂取制限は CKD 一般で末期腎不全と死亡のリスクを軽減させると報告されているが，GFR 低下速度の抑制効果は明らかでなく，高度の制限は逆に透析導入後を含めた死亡のリスクを高める可能性も報告されているため，個々の症例で栄養障害をきたさない範囲で調整すべきである．運動については，運動により尿タンパク量が一過性に増悪するとの報告もあるが，過度の安静も有害であり，運動により IgAN の予後が悪化するというエビデンスは明らかではないため，一律に制限する必要はない．

〔小島茂樹〕

参考文献
1）丸山彰一（監）：エビデンスに基づく IgA 腎症診療ガイドライン 2017．東京医学社，2017

問題 053

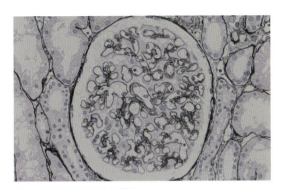

図1　腎生検 PAM 染色標本

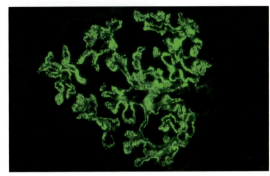

図2　腎生検蛍光 IgG 染色標本

- ●症　例　43歳の男性．
- ●主　訴　下腿浮腫．
- ●既往歴　30歳時に虫垂炎のため手術により摘出．40歳時から高血圧症．
- ●内服薬　テルミサルタン（ミカルディス®）20 mg．
- ●生活歴　喫煙歴：40本×22年（現在喫煙中）．飲酒歴はない．
- ●家族歴　母が糖尿病・高血圧症．
- ●現病歴　3年前から高血圧症と診断され，内服加療中であった．1年前の健康診断でタンパク尿3+を指摘されたがそのままにしていた．その頃から尿の泡立ちを自覚していた．今回，浮腫を自覚し，検査で再びタンパク尿4+を指摘されたため，精査目的で来院した．
- ●身体所見　身長 171 cm，体重 91.7 kg，BMI 31.4．脈拍68/分，整．血圧 120/74 mmHg．胸腹部に異常はない．四肢体幹に皮疹はない．両側下腿に圧痕浮腫がある．
- ●検査所見　尿所見：pH 5.5，タンパク3+，糖（−），潜血±，沈渣：赤血球1〜4/1視野，硝子円柱2+，上皮円柱1+，尿タンパク 4.27 g/gCr（基準0.15未満）．血液所見：赤血球 507万/μL，Hb 15.4 g/dL，Ht 47%，白血球 9,100/μL，血小板 23万/μL．血液生化学所見：空腹時血糖 92 mg/dL，HbA1c 5.8%，TP 6.0 g/dL，Alb 2.8 g/dL，IgG 733 mg/dL（基準739〜1,649），IgA 169 mg/dL（基準107〜363），IgM 44 mg/dL（基準46〜260），BUN 15 mg/dL，Cr 0.8 mg/dL，UA 8.6 mg/dL，eGFR 81 mL/分/1.73 m^2（基準90以上），TC 194 mg/dL，TG 89 mg/dL，LDL-C 121 mg/dL，総ビリルビン 0.5 mg/dL，AST 17 U/L，ALT 16 U/L，LD 178 U/L（基準120〜245），ALP 121 U/L（基準80〜260），γ-GTP 22 U/L（基準10〜50），Na 144 mEq/L，K 4.3 mEq/L，Cl 110 mEq/L，Ca 8.7 mg/dL．免疫血清学所見：C3 124.0 mg/dL（基準86〜160），C4 30.4 mg/dL（基準14〜49），抗核抗体40倍未満．血清免疫電気泳動：Mタンパクを認めない，HBs抗原−，HCV抗体−．胸部X線撮影で両側心横隔膜角鈍化を認める．腎臓超音波検査で右腎 114×56 mm・左腎 105×59 mm，両側腎実質輝度軽度上昇を認める．

超音波ガイド下経皮的腎生検を施行した．PAM染色標本を図1に，蛍光IgG染色標本を図2に示す．

考えられるのはどれか．1つ選べ．

- a：膜性腎症
- b：IgA腎症
- c：微小変化群
- d：糖尿病腎症
- e：膜性増殖性糸球体腎炎

解答 053

a 膜性腎症

● 診　断　特発性膜性腎症

　本症例は持続するタンパク尿と急速に進行した浮腫を呈しており，入院時点でネフローゼ症候群の基準を満たしている．すでに健康診断でもタンパク尿1+以上を認めており，このような症例では腎不全，心血管死亡および総死亡リスクが高いことが明らかとなっている．検査所見より二次性ネフローゼ症候群は否定され，慢性糸球体腎炎を疑い診断確定のため腎生検が施行された．

　病理所見では，糸球体数37個中全節性硬化2個（5.4%），分節状硬化0個，半月体形成0個，メサンギウム細胞増殖はなくメサンギウム基質は軽度増生，係蹄壁肥厚・二重化あり，spike・bubbly appearanceともに認め，Elastica Masson染色で上皮下にdepositを認めた．蛍光免疫染色では基底膜にIgGが顆粒状に沈着（3+）しており，IgGサブクラスはIgG1（2+），IgG2（－），IgG3（－），IgG4（2+）で沈着所見が明らかであった（図1, 2）．電子顕微鏡所見では糸球体基底膜の上皮側にelectron dense depositを認め，基底膜の肥厚は認められなかった．以上の所見より膜性腎症stage Ⅳと診断した．経過中，明らかな悪性腫瘍の合併は検出されなかった．寛解導入のためプレドニゾロンを開始したところ，治療開始から12週で不完全寛解に至った．

　膜性腎症はネフローゼ症候群の代表的疾患であり，腎臓の糸球体基底膜の上皮下に免疫複合体が沈着することで，糸球体足細胞を傷害してタンパク尿をひき起こす腎炎である．わが国の一次性ネフローゼの原疾患として最も多く，中高年に好発する．膜性腎症には原因が不明な特発性膜性腎症と，他の疾患や薬剤に起因する二次性膜性腎症がある．二次性膜性腎症はB型肝炎後にみられHBe抗原の消退により自然治癒する場合や，悪性腫瘍の除去や原因薬剤の中止により治癒することがある．膜性腎症の多くを占める特発性膜性腎症の原因としてポドサイトに発現するホスホリパーゼA_2受容体（phospholipase A_2 receptor：PLA2R）が責任抗原の一つであることが報告されている[1]．

　発症時非ネフローゼの症例では予後良好であり，高血圧合併例ではRAS系阻害薬が投与される．わが国の特発性膜性腎症では診断から1か月以内に多くの場合，経口副腎皮質ステロイドが用いられており，抵抗例ではシクロスポリンの併用が検討される．ランダム化比較試験では寛解導入療法における副腎皮質ステロイドとシクロホスファミドの併用による有用性が報告されているが，副作用の頻度が高く，高齢者や腎機能低下患者では減量が必要である．わが国におけるエビデンスも不足しており，適応には慎重な判断を要する[2]．

〔金井厳太〕

参考文献

1) Beck LH Jr, et al：M-type phospholipase A2 receptor as target antigen in idiopathic membranous nephropathy. N Engl J Med 361：11-21, 2009
2) Chen Y, et al：Immunosuppression for membranous nephropathy：a systematic review and meta-analysis of 36 clinical trials. Clin J Am Soc Nephrol 8：787-796, 2013

問題 054

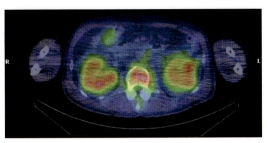

図1 ガリウムシンチグラム

- **症　例**　65歳の男性．
- **主　訴**　発熱と食欲低下．
- **既往歴**　顔面神経麻痺．
- **現病歴**　食道癌術後に肺炎を発症しβ-ラクタマーゼ阻害薬を投与された．後に腎機能障害を生じたため，精査加療のため紹介されて来院した．
- **身体所見**　身長168 cm，体重53 kg．脈拍92/分，整．血圧132/76 mmHg．
- **検査所見**　尿所見：pH 7.5，タンパク3＋，糖1＋，潜血2＋，沈渣；赤血球20～29/1視野，白血球50～99/1視野，尿中β_2-ミクログロブリン15,866 μg/L（基準16～518），尿中NAG 78.1 U/L（基準1～4.2）．血液所見：赤血球304万/μL，Hb 10.1 g/dL，Ht 31％，白血球11,040/μL（好中球50％，好酸球25％，好塩基球1％，単球4％，リンパ球20％），血小板28万/μL．血液生化学所見：TP 5.8 g/dL，Alb 2.3 g/dL，IgG 961 mg/dL（基準739～1,649），IgA 207 mg/dL（基準107～363），IgM 84 mg/dL（基準46～260），IgE 549 U/mL（基準250未満），BUN 80.6 mg/dL，Cr 5.67 mg/dL，UA 9.4 mg/dL，AST 62 U/L，ALT 76 U/L，LD 413 U/L（基準120～245），Na 134 mEq/L，K 5.0 mEq/L，Cl 99 mEq/L，Ca 7.8 mg/dL，P 8.2 mg/dL．免疫血清学所見：CRP 5.7 mg/dL，C3 78 mg/dL（基準86～160），C4 27 mg/dL（基準14～49），抗核抗体40倍未満，PR3-ANCA 1.0 EU未満（基準10未満），MPO-ANCA 1.0 EU未満（基準10未満），抗GBM抗体2.0 U/mL未満（基準7未満），抗SS-A抗体1.0 U/mL未満（基準10以下），抗SS-B抗体1.0 U/mL未満（基準10以下）．胸部X線所見に異常はない．腹部単純CTで両側腎腫大を認める．

ガリウムシンチグラムを**図1**に，腎生検H-E染色標本を**図2**に示す．

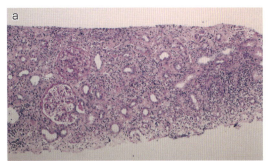
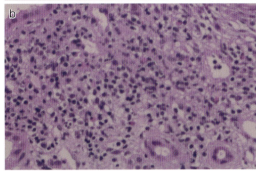

図2　腎生検H-E染色標本
a：弱拡大，**b**：強拡大

考えられるのはどれか．1つ選べ．

- **a**：IgA腎症
- **b**：急性腎盂腎炎
- **c**：急性間質性腎炎
- **d**：ANCA関連腎炎
- **e**：膜性増殖性糸球体腎炎

解答 054

C 急性間質性腎炎

● 診 断　急性間質性腎炎

急性間質性腎炎は，急性腎障害の15〜20%[1]を占めている．原因は薬剤性が多く（70〜75%），感染（4〜10%），その他にはTINU症候群〈tubulo-interstitial nephritis-uveitis syndrome〉，自己免疫性疾患（Sjögren症候群など），IgG4関連疾患，サルコイドーシスなどがある．原因薬剤は，抗菌薬（49%），プロトンポンプ阻害薬（14%），非ステロイド抗炎症薬〈NSAIDs〉（11%）による報告が多い．古典的3徴として発熱・皮疹・関節痛が有名だが，すべてそろわないことも多い．検査では，急激な腎機能低下，タンパク尿（1 g/日以下のことが多い），血尿，尿細管障害の指標である尿中β_2-ミクログロブリン・尿中NAGの上昇，末梢血での好酸球数増加および血清IgEの上昇を認める．画像検査では腎腫大を認めガリウムシンチグラムではガリウムの腎への集積を認める．腎生検では間質への炎症細胞浸潤を認める．

本症例においては，尿細管障害の目立つ急激な腎機能低下，末梢血での好酸球数増加，IgE上昇および腎腫大やガリウムの腎への集積（図1）より急性間質性腎炎を疑い，腎生検を行った．肉芽腫の形成はなく，糸球体変化は乏しく，主に間質への好酸球を含む細胞浸潤を認めた（図2）．また血清IgG4の上昇もなく，他の抗体検査結果よりIgG4関連疾患，血管炎およびSjögren症候群は否定した．

薬剤性急性間質性腎炎の治療はまず被疑薬の中止と副腎皮質ステロイド投与の検討である．副腎皮質ステロイド投与については報告によりばらつきがありいまだに明確な基準がないが，高度の間質の線維化や尿細管萎縮を認める症例や腎サイズが小さい症例では副腎皮質ステロイドの投与による腎機能の回復が悪いとの報告がある[2]．本症例においては，被疑薬を中止のうえ，腎腫大を認め間質の線維化も軽度であったため血液透析を行いつつ副腎皮質ステロイドの投与を行い最終的に血液透析を離脱し，腎機能もほぼ正常まで回復した．

〔江川雅博〕

参考文献

1) Raghavan R, et al：Acute interstitial nephritis-a re-appraisal and update. Clin Nephrol **82**：149-162, 2014
2) Muriithi AK, et al：Biopsy-proven acute interstitial nephritis, 1993-2011：a case series. Am J Kidney Dis **64**：558-566, 2014

呼吸器

呼吸器

問題
055-064

問題 055

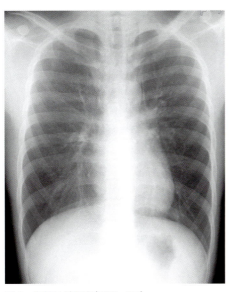

図1 胸部X線写真（正面，PA）

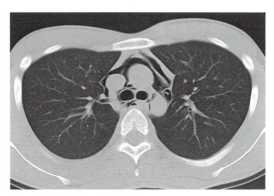

図2 胸部単純CT（肺野条件）

- ●症　例　19歳の男性．
- ●主　訴　胸部圧迫感．
- ●既往歴　特記すべきことはない．
- ●生活歴　喫煙歴と飲酒歴とはない．
- ●現病歴　友人と談笑していたところ，突然胸部絞扼感が出現したため来院した．
- ●身体所見　身長174 cm，体重56 kg．体温36.3℃．脈拍80/分，整．血圧126/72 mmHg．SpO_2 96%（room air）．心音に異常はないが，胸骨左縁部に心拍と同期した鈍い音を軽度聴取する．呼吸音に異常はない．浮腫はない．頸部触診では軽度の握雪感があり，表在リンパ節は触知しない．
- ●検査所見　尿所見：タンパク（−），潜血（−）．血液所見：赤血球467万/μL，白血球9,500/μL（好中球62%，好酸球4%，好塩基球1%，単球3%，リンパ球30%），血小板20万/μL．血液生化学所見：Cr 0.9 mg/dL，AST 14 U/L，ALT 13 U/L，LD 142 U/L（基準120〜245），CRP 0.1 mg/dL．心電図に異常所見はない．

胸部X線写真を図1に，胸部単純CTを図2に示す．

対応として最も適切なのはどれか．1つ選べ．

a：経過観察
b：縦隔鏡検査
c：抗菌薬投与
d：胸腔ドレナージ
e：副腎皮質ステロイド投与

解答 055

a 経過観察

● 診 断　特発性縦隔気腫

　胸部X線写真(図1)では，大動脈弓の外側などに線状影が，上縦隔には透亮像が認められるため，縦隔気腫が疑われる．胸部単純CT(図2)でも，縦隔気腫が確認できる．若年の基礎疾患のない男性に誘因なく突然発症した状況から考えて，特発性縦隔気腫〈spontaneous mediastinal emphysema〉と診断できる．

　縦隔気腫は，元来は存在しないはずの空気が，縦隔内に貯留する状態を指す．新生児にはしばしばみられるが，成人では稀であるとされている．空気が縦隔内に漏出する経路は，胸郭外からの場合と胸郭内からの場合とがある．①頸部の深層筋膜からの空気の侵入，②後腹膜腔からの空気の侵入，③気管・気管支の穿孔，④食道の穿孔，⑤肺胞破裂から肺の間質に空気が漏出し肺血管周囲に沿い肺門に向かって縦隔に空気が侵入，などの機序が考えられている．本症例のような20～30歳前後の健常男性に誘因なく生じる特発性縦隔気腫は，発症機序は不明であるとされている．

　本疾患の症状や身体所見は，漏出した空気の量によって異なるが，無症状のことも少なくない．主な自覚症状は，呼吸困難，胸痛，胸部圧迫感および咳嗽であり，空気が頸部や顔面などに広がると皮下気腫を形成するため触診で握雪感が生じる．成人では，空気が容易に胸郭外に逃げるため，縦隔内圧が上昇して重症化する緊張性縦隔気腫にはなりにくい．聴診では，左側臥位で胸骨左縁やその周辺で心拍に同期してバリバリもしくはピチピチという雑音(crunching sound)を聴取することがある．

　本疾患の診断は，胸部画像所見からなされるが，誘因とされるValsalva怒責(排便，荷物運搬，管楽器演奏，発声練習，分娩など)，過大呼吸，激しい咳嗽の有無の聴取が大切である．

　大部分の縦隔気腫，特に特発性縦隔気腫は，特別な治療は必要とせず，鎮咳，鎮痛および安静により約1週間で自然消失する．したがって，本問の回答は経過観察となる．　〔谷口浩和〕

参考文献
1) 田野吉彦, 小橋吉博：縦隔気腫. 別冊 日本臨牀 呼吸器症候群(下巻), pp 366-368, 日本臨牀社, 1994

問題 056

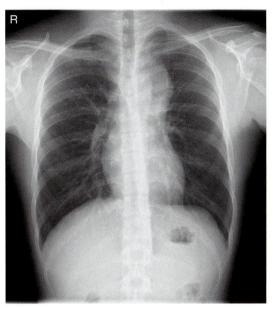

図1 初診時胸部X線写真

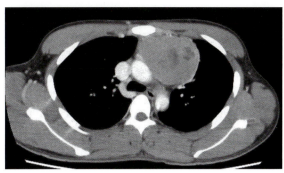

図2 初診時胸部造影CT

- ●症　例　18歳の男子.
- ●主　訴　胸部圧迫感.
- ●既往歴　小児期に気管支喘息.
- ●家族歴　特記すべきことはない.
- ●現病歴　2週前から左前胸部に圧迫感を自覚するようになり，改善しないため10日前に近くの診療所を受診した．胸部X線写真で縦隔陰影の拡大と胸部造影CTで内部に壊死を伴う長径7.5cm大の前縦隔腫瘍とを指摘された．精査・加療の目的で来院した．CTガイド下生検，FDG-PET及び頭部造影MRIを実施した．明らかな転移はなく，今回，治療目的で入院した．
- ●生活歴　喫煙歴と飲酒歴とはない．
- ●身体所見　身長164.2 cm，体重53.2 kg．体温36.6℃．脈拍80/分，整．血圧122/66 mmHg．呼吸数22/分．心音と呼吸音とに異常はない．表在リンパ節は触知しない．下腿浮腫はない．神経学所見に異常はない．
- ●検査所見　血液所見：赤血球532万/μL，Hb 15.7 g/dL，Ht 50%，白血球3,900/μL（好中球51%，単球5%，リンパ球44%），血小板19万/μL．血液生化学所見：TP 7.6 g/dL，Alb 4.5 g/dL，BUN 15 mg/dL，Cr 0.7 mg/dL，AST 16 U/L，ALT 12 U/L，LD 208 U/L（基準120～245），Na 138 mEq/L，K 4.0 mEq/L，Cl 103 mEq/L．免疫血清学所見：CRP 0.3 mg/dL，KL-6 141 U/mL（基準500未満）．腫瘍マーカー：α-フェトプロテイン1.6 ng/mL（基準10以下），CEA 0.9 ng/mL（基準5以下），CYFRA21-1 0.7 ng/mL（基準2以下），可溶性IL-2レセプター727 U/mL（基準220～530），ヒト胎盤絨毛性ゴナドトロピン〈hCG〉18.04 mU/mL（基準0.7以下），hCGβ-サブユニット1.4 ng/mL（基準0.1以下）．

初診時の胸部X線写真（図1）と胸部造影CT（図2）とを示す．

まず行う治療として適切なのはどれか．1つ選べ．

- a：外科療法
- b：放射線療法
- c：抗腫瘍化学療法（BEP療法）
- d：抗腫瘍化学療法（ABVD療法）
- e：抗腫瘍化学療法（R-CHOP療法）

解答 056

C 抗腫瘍化学療法（BEP療法）

● 診　断　縦隔原発精上皮腫〈セミノーマ〉

　本疾患は，縦隔原発悪性胚細胞腫のなかのセミノーマである．CTガイド下生検により，確定診断を得た．図3に示すように，FDG-PETでは転移を認めず限局していた．

　前縦隔腫瘍は胸腺腫，悪性リンパ腫および胚細胞腫が多いが，胚細胞腫は若年男性に多く，なかでもセミノーマはhCGが高値を呈する点が特徴的である[1]．悪性胚細胞腫は，臨床的に予後良好なセミノーマと予後不良な非セミノーマとに分けて扱う．セミノーマは精巣原発が多いが，縦隔や後腹膜など性腺外からの発生もみられ，精巣腫瘍の転移を否定することも重要である．

　治療方針は，精巣腫瘍に準じて扱う．精巣原発では，まず組織診断目的に高位精巣摘除術が行われるが，縦隔原発では異なる．一般に，限局した悪性腫瘍では外科的切除や放射線併用抗腫瘍化学療法がなされる場合が多いが，セミノーマはまず抗腫瘍化学療法（BEP療法：ブレオマイシン，エトポシド，シスプラチン）を行う．抗腫瘍化学療法の反応性は良好で，抗腫瘍化学療法だけで治癒が得られることも多い．ブレオマイシン投与に当たっては，肺障害防止のため総投与量に留意する．肺障害が懸念される例では，VIP療法〈エトポシド，イホスファミド，シスプラチン〉も選択される．シスプラチン投与の際には，ショートハイドレーション法を用いる．

　所定のコースを実施し，完全寛解が得られれば経過観察を，腫瘍マーカーが正常化したものの切除可能な残存腫瘍がある場合には外科的切除を行い，viableな腫瘍細胞が存在するかどうか確認し，救済抗腫瘍化学療法や放射線療法を検討する．このような治療方針で長期生存が可能になってきたが，二次発癌にも注意が必要である[2]．なお，ABVD療法はHodgkinリンパ腫の，R-CHOP療法はびまん性大細胞型B細胞性リンパ腫の標準レジメンである．

〔窪田哲也〕

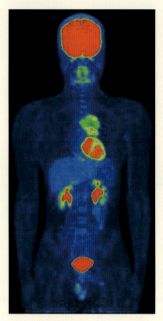

図3　FDG-PET

参考文献

1) International Germ Cell Consensus Classification；A prognostic factor-based staging system for metastatic germ cell cancers. International Germ Cell Cancer Collaborative Group. J Clin Oncol 15：594-603, 1997
2) Robinson D, et al：Mortality and incidence of second cancers following treatment for testicular cancer. Br J Cancer 96：529-533, 2007

問題 057

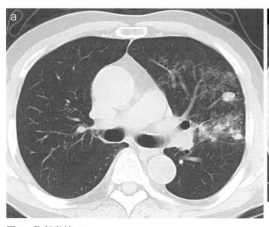
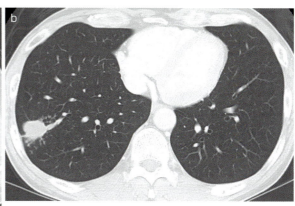

図1 胸部単純CT
a：気管分岐部，**b**：肺下葉

- **症　例**　32歳の男性．
- **主　訴**　咳嗽．
- **現病歴**　3日前から発熱が持続するため来院した．1か月前に咳と痰とが出現し，かかりつけ医を受診し感冒薬を処方された．鎮咳薬により症状は改善するものの，内服がなくなると症状が再度出現していた．2週前から咳が強くなり，鎮咳薬も効果が少なくなり，痰の量も増加した．
- **既往歴・家族歴**　特記すべきことはない．
- **生活歴**　職業：プログラミング．喫煙歴：1日20本/日×12年間．機会飲酒．
- **身体所見**　意識は清明．体温37.8℃，脈拍96回/分，整．血圧110/68 mmHg，呼吸数18/分．咽頭発赤はない．頸部リンパ節腫脹はない．心音と呼吸音とに異常はない．腹部は平坦，軟で，圧痛はない．
- **検査所見**　尿所見：タンパク(−)，潜血(−)，亜硝酸塩(−)．血液所見：赤血球420万/μL，Hb 12.8 g/dL，Ht 40%，白血球18,900/μL（好中球85%，単球3%，リンパ球12%），血小板40万/μL．血液生化学所見：TP 5.4 g/dL，BUN 18.9 mg/dL，Cr 1.0 mg/dL，AST 20 U/L，ALT 18 U/L，LD 285 U/L（基準120〜245）．CRP 8.2 mg/dL．

胸部X線写真では左上肺野と右下肺野とに透過性低下を認める．

図1に胸部単純CTを示す．

> まず行う検査はどれか．1つ選べ．

- **a**：血液培養
- **b**：副鼻腔CT
- **c**：気管支内視鏡
- **d**：抗酸菌塗抹検査
- **e**：結核菌特異的全血インターフェロンγ遊離測定法〈IGRA〉

解答 057

d 抗酸菌塗抹検査

● 診 断　肺抗酸菌症（肺結核）

　本症例は数週間以上続く呼吸器症状と，発熱や倦怠感などの全身症状とがみられ，肺に多発・散在する異常影を認めることから，肺結核をまず想起し対応することが必要となる．抗酸菌感染症は，数時間単位で進行する疾患ではないが，特に肺結核では他への感染性が問題となるため迅速な対応を忘れないようにしたい．

　抗酸菌感染症は，主に結核 Mycobacterium tuberculosis と非結核性抗酸菌である M. avium-complex との2つの頻度が高く臨床で遭遇することが多い．この2菌種は培養による発育に1〜2か月を要するが，数日から数週間で発育する迅速発育性抗酸菌（M. abscessus, M. chelonae など）も頻度が増加しており注目されている．

　肺結核の症例は，症状と検査所見とが非特異的であり，いかに疾患を想起できるかが，対応における重要なポイントとなる．症状は，長引く咳・痰，進行に伴う倦怠感，寝汗，体重減少および発熱がみられる．感冒薬や一部の抗菌薬により症状が一時的に緩和されるが，再度増悪することが多く，「長引く風邪」と表現されることも多い．血液検査では，白血球上昇，貧血および炎症反応の上昇がみられることがあるが，異常が軽微なこともあり，他疾患と区別することはできない．

　喀痰検査による診断がゴールドスタンダードであるが，特に抗酸菌喀痰塗抹検査（Ziehl-Neelsen 染色）は，簡便で短時間で実施でき，診断に有用であり，加えて他への感染性を評価するためにもキーとなる．抗酸菌塗抹検査で菌体が確認される，つまり陽性であれば他への感染性を有すると判断され，陰圧空間への隔離を迅速に行うべきである．感染予防策としては，患者にサージカルマスクを早期に着用させ病原体の飛散を防ぎ，医療者は N95 マスクを着用する必要がある．塗抹検査が陰性であれば，他への感染性がいったんは否定的となる．また，この抗酸菌喀痰塗抹検査は感度の点から3回（3日間）繰り返すことを忘れないようにしたい．近年では来院初日に2回の検査を実施し，翌日朝に採痰し2日間での実施も有用とする報告がある[1]．

　喀痰などの臨床検体の PCR 検査は，培養による同定検査と比べて早期に診断を確定することが可能であるため同日に提出する必要がある．ただ，薬剤感受性検査には培養検査が必要であることが強調される．結核菌特異的全血インターフェロンγ遊離測定法〈IGRA〉は結核特異的抗原を使用し患者のリンパ球との反応を測定する検査で，感度，特異度ともに90％を超えるが，活動性結核，潜在性結核および既感染かの判断ができないことから診断の参考にとどめる．

　画像検査は多彩な所見を呈するが，多発する大小不同の多発影が本疾患を疑う手がかりとなる．また陰影は結節影や空洞影がみられる．胸部 X 線写真ではどこまでこれらを判別できるかは個々の症例により様々であるが，胸部単純 CT ではこれらの所見が確認しやすい．

　本症例では，血液培養，IGRA，気管支内視鏡などを実施する適応はあるが，まずは喀痰抗酸菌塗抹検査による感染性の判断を迅速に判断する必要がある．

〔中村　造〕

参考文献
1) Cuevas LE, et al：A multi-country non-inferiority cluster randomized trial of frontloaded smear microscopy for the diagnosis of pulmonary tuberculosis. PLoS Med 8：e1000443, 2011

問題 058

- **症　例**　64歳の女性.
- **主　訴**　労作時呼吸困難.
- **現病歴**　3日前から早歩きをしたときに急に呼吸困難が出現するようになり，改善しないためかかりつけ医でマスターダブル負荷心電図検査と，スパイロメトリとを施行されたが，いずれも明らかな異常所見はなかった．しかし60段程度の階段昇降でSpO$_2$が98%から82%に低下したため精査目的で紹介され来院した.
- **既往歴**　35歳時に子宮筋腫摘出術.
- **生活歴**　喫煙歴はない．機会飲酒．アレルギー歴はない.
- **身体所見**　意識は清明．身長160 cm，体重64 kg．体温35.8℃．脈拍92/分，整．血圧128/72 mmHg．SpO$_2$ 96%（room air）．眼瞼結膜に貧血はない．眼球結膜に黄染はない．頸部リンパ節腫脹はない，甲状腺腫大はない．心音と呼吸音とに異常はない．腹部は平坦，軟で，圧痛と自発痛とはない．下腿浮腫はない．両足背動脈を触知する.
- **検査所見**　血液所見：Hb 14.6 g/dL，白血球4,800/μL，血小板24万/μL．凝固・線溶所見：PT-INR 1.07（基準0.9〜1.1），APTT 31.0秒（基準25〜40），Dダイマー4.7 μg/mL（基準1.0以下）．血液生化学所見：TP 7.0 g/dL，Alb 3.9 g/dL，BUN 14 mg/dL，Cr 0.8 mg/dL，AST 18 U/L，ALT 17 U/L，LD 286 U/L（基準120〜245），ALP 239 U/L（基準80〜260），γ-GTP 31 U/L（基準9〜32），AMY 181 U/L（基準60〜200），Na 143 mEq/L，K 4.3 mEq/L，Cl 108 mEq/L．BNP 644.5 pg/mL（基準18.4以下）．CRP 0.1 mg/dL．心エコー所見：LVDd/Ds 37/23 mm，EF 70.3%，asynergyはない．軽度の三尖弁逆流を認める．推定圧較差41 mmHg，心室中隔の扁平化はない．下肢静脈超音波所見：両側膝窩静脈以下に浮遊する血栓を認める.

12誘導心電図を**図1**に，胸部造影CTを**図2**に示す.

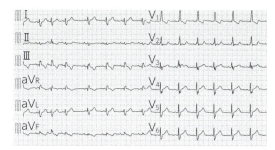

図1　12誘導心電図

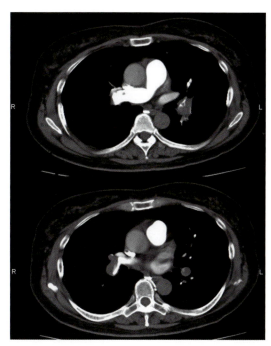

図2　胸部造影CT

初期治療として適切なのはどれか．2つ選べ.

a：未分画ヘパリン投与
b：一時的下大静脈フィルター挿入
c：モンテプラーゼ（クリアクター®）投与
d：ワルファリン（ワーファリン®）単独投与
e：フォンダパリヌクス（アリクストラ®）皮下注

解答 058

a 未分画ヘパリン投与

e フォンダパリヌクス(アリクストラ®)皮下注

●診 断　急性肺血栓塞栓症

　肺血栓塞栓症〈pulmonary thromboembolism：PTE〉は「エコノミークラス症候群」という名で一般的にも認知され，近年，高齢化，生活様式の欧米化および診断技術の向上により，わが国では患者数が増加している．長期入院患者や，特に整形外科，産婦人科領域における術後合併症の一つでもあり，早期に診断し適切に加療されなければならない．PTEには深部静脈血栓症〈deep vein thrombosis：DVT〉が大きく関与しており，DVTを含めた治療戦略を構築する必要がある．

　本症例は，発症が突然であることから，PTEを鑑別に挙げるべきである．心電図では右脚ブロック，Q3，T3の所見を認め，PTEの可能性を示唆している．PTEの心電図ではS1，Q3，T3という変化が有名であるが，この所見が揃うのは報告にもよるが20％以下であり，多くは非特異的なT波の変化など心電図変化は多彩である[1]．最終診断は画像診断によるが，造影CTは感度・特異度ともにきわめて高く診断の決め手となる[1]．

　薬物療法は古くから未分画ヘパリンの有効性が示されており，安価で投与もしやすいことから第1選択の治療法となっている．最近ではXa阻害薬であるフォンダパリヌクスが保険収載された．効果・安全性ともに未分画ヘパリンと同等であり，細かな用量調節やモニタリングが必要ないこと，血小板減少などの副作用が少ないことから使用しやすい薬剤である．また，経口Xa阻害薬も相次いで保険収載され，直ちに抗凝固作用を発揮するため未分画ヘパリンやフォンダパリヌクスからの切り替えが可能となった．さらに治療開始時の一定期間を高用量とし，その後常用量に減量する投与法，つまり未分画ヘパリンやフォンダパリヌクスを先行させることなく初期治療から経口抗凝固薬にて治療することも可能となった．一方，ワルファリンは有効な治療域に達するまで数日を要するため，初期治療に単独で用いず，急性期には未分画ヘパリンやフォンダパリヌクスと併用すべきである．

　2017年に改訂された日本循環器学会のガイドライン[1]では，ショックや低血圧が遷延する血行動態が不安定な例に対しては血栓溶解療法を推奨しており(Class I)，本邦で保険収載されているt-PA製剤(モンテプラーゼ)を投与すべきである．また右室機能不全と心筋バイオマーカー陽性とが認められる症例に対しても，血行動態が安定している場合には抗凝固療法を第1選択とし血行動態のモニタリングが推奨されている(Class IIa)[1]．本症例では右心不全の所見はなく血行動態も安定しているためt-PA製剤の適応ではない．

　下大静脈〈inferior vena cava：IVC〉フィルターについては，2015年に発表されたランダム化比較試験で，抗凝固療法が行われている患者に対する，IVCフィルター留置のPTE再発予防効果はみられなかった[2]．これを受けて最新のガイドラインでは，IVCフィルターは抗凝固療法が不可能な患者(Class I)，十分な抗凝固療法中のPTE増悪・再発例や残存血栓による再塞栓が致死的となりうる患者に推奨されている(Class IIa)．本症例は右室機能不全に至らない程度のPTEであり，残存血栓が膝窩静脈以下であるため，適切に抗凝固療法が開始されれば，IVCフィルターの挿入は有害ですらある．

〔児玉隆秀〕

参考文献
1) 肺血栓塞栓症および深部静脈血栓症の診断，治療，予防に関するガイドライン(2017年改訂版) http://www.j-circ.or.jp/guideline/pdf/JCS2017_ito_h.pdf(2019年2月閲覧)
2) Mismetti P, et al：Effect of a retrievable inferior vena cava filter plus anticoagulation vs anticoagulation alone on risk of recurrent pulmonary embolism；A randomized clinical trial. JAMA 313：1627-1635, 2015

問題 059

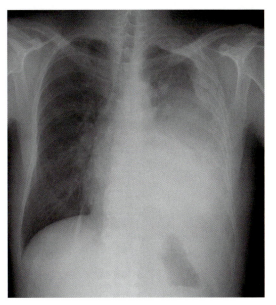

図1 胸部X線写真

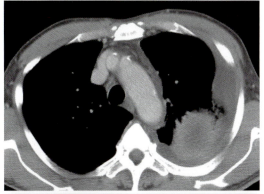
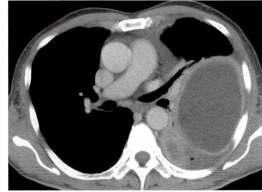

図2 胸部造影CT（縦隔条件）

- ●症　例　60歳の男性．
- ●主　訴　発熱と呼吸困難．
- ●併存症　歯周病．
- ●家族歴　特記すべきことはない．
- ●生活歴　喫煙歴はない．飲酒歴：ビールを1 L/日．
- ●現病歴　1か月前から微熱が続いていたが，特に日常生活に影響はなかった．2週前から左胸部の違和感が出現し，徐々に労作時呼吸困難が増悪した．1週前から38℃以上の発熱が続き，平地を歩くのにも呼吸困難が生じるようになったため来院し，入院した．
- ●身体所見　意識は清明．体温38.6℃．脈拍116/分，整．血圧154/84 mmHg．呼吸数22/分，SpO₂ 91%（room air）．口腔に齲歯と歯槽膿漏とがある．腐敗臭のする口臭を認める．左肺胞呼吸音が減弱している．心音に異常はない．腹部・四肢に異常はない．
- ●検査所見　血液所見：赤血球325万/μL, Hb 9.8 g/dL, Ht 30%，白血球8,090/μL（好中球82%，単球5%，リンパ球13%），血小板46万/μL．血液生化学所見：TP 6.6 g/dL, Alb 2.0 g/dL, BUN 17.6 mg/dL, Cr 0.7 mg/dL, AST 43 U/L, ALT 59 U/L, LD 208 U/L（基準120〜245），Na 140 mEq/L, K 3.5 mEq/L. CRP 20.1 mg/dL. 尿中肺炎球菌抗原（−），尿中レジオネラ抗原（−），血液培養：陰性．

胸部X線写真を図1に，胸部造影CT（縦隔条件）を図2に示す．

最も考えられるのはどれか．1つ選べ．

- a：膿胸
- b：癌性胸膜炎
- c：結核性胸膜炎
- d：左大葉性肺炎
- e：悪性胸膜中皮腫

解答 059

a 膿胸

● 診 断　膿胸

　左胸腔に複数の被包化胸水がみられたため，入院後，胸水穿刺を行った．腐敗臭（口臭と同じ）のする黄白色の膿性胸水が得られたことにより，膿胸と診断した．胸水の生化学分析では，TP 1.3 g/dL，LD 4,844 U/L，グルコース 10 mg/dL 未満であり，膿胸に矛盾しない所見であった．また，採取胸水の細菌培養では，嫌気性菌と Streptococcus anginosus グループを認めた．入院後は，胸腔ドレナージを行い，できるだけ膿胸水を排出し，嫌気性菌と S. anginosus との双方をカバーするペニシリン系抗菌薬を投与し，最終的には軽快退院となった．

　膿胸とは，肺炎や肺化膿症が胸膜へ進展し，胸腔内に膿性滲出液が貯留した状態を指す．膿胸の過程は，①滲出期：胸膜炎症に反応し無菌胸水が産生，臓側胸膜の透過性が亢進する（LD 低値・pH 正常），②線維化膿性期：胸水に好中球と細菌が滲出し，フィブリンが胸膜に付着する（LD 上昇・pH 低下），③器質化期：線維芽細胞が成長，peel（皮）が胸膜面に形成される．また，膿胸の原因菌は，誤嚥性肺炎のそれと類似しており，グラム陽性球菌（口腔レンサ球菌・黄色ブドウ球菌），グラム陰性桿菌（Klebsiella 桿菌・大腸菌）及び嫌気性菌（Fusobacterium・Peptostreptococcus）が代表的な菌種である[1]．

　膿胸の原因病態として，口腔内の唾液・歯垢などの不顕性誤嚥が考えられた．とりわけ，当該患者では，口腔内衛生状況が悪いこと，またアルコールを多飲していることから，夜間の咳嗽反射が低下することで，繰り返し口腔内物質の慢性誤嚥が生じていたものと推測される．そのため，今後の誤嚥性肺炎や膿胸の再発予防には，口腔内ケアが必須であり，また逆に，誤嚥関連の疾患を診たときには口腔内衛生状況の確認と介入が必要であろう．

　今回の原因菌の一つである S. anginosus グループ（以前の S. milleri グループ）は，口腔・上気道・腸管に常在するグラム陽性レンサ球菌で，口腔ではプラークや歯肉溝に細菌叢をつくる．S. anginosus（β 溶血性），S. constellatus（ラクトース非分解菌），S. intermedius（ラクトース分解菌）の 3 種がある．呼吸器感染症においては，誤嚥性肺炎や肺化膿症，膿胸の原因菌の一つとして，理解しておくべき菌種である．

　急性胸水貯留の鑑別でしばしば問題となるのは，肺炎随伴性胸水と膿胸である．もちろん胸水穿刺にて診断を行うことが重要である．Tsujimoto らの報告では，胸部 CT 所見で split pleural sign（被包化胸水のために臓側胸膜と壁側胸膜が離れて見えるサイン）があれば，膿胸のハザード比が 6.70，また胸壁から臓側胸膜までの垂線の長さが 3 cm 以上なら，その比が 7.48 となることが示されている[2]．画像のみで膿胸診断の推察ができるという意義深い研究結果である．

〔羽白　高〕

参考文献

1) Chen K-Y, et al：A 10-year experience with bacteriology of acute thoracic empyema. Chest 117：1685-1689, 2000
2) Tsujimoto N, et al：A simple method for differentiating complicated parapneumonic effusion/empyema from parapneumonic effusion using the split pleura sign and the amount of pleural effusion on thoracic CT. PLoS One：10：e0130141, 2015

問題 060

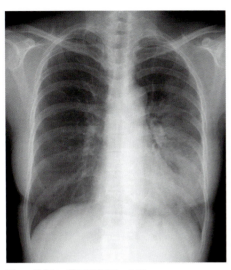

図1　胸部X線写真（正面，PA）

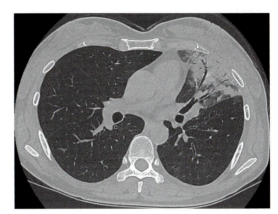

図2　胸部単純CT（肺野条件）

- ● **症　例**　53歳の女性.
- ● **主　訴**　発　熱.
- ● **既往歴**　特記すべきことはない.
- ● **生活歴**　主婦. 喫煙歴と飲酒歴とはない.
- ● **現病歴**　5か月前に左乳癌に対し乳房温存手術を施行され，その翌月に左乳房に放射線照射を施行された．その後，内分泌療法薬であるリュープロレリンとタモキシフェンの投与が行われている．

　3週前から38℃の発熱が出現し持続するため，3日後にかかりつけ医を受診した．胸部X線写真で肺炎が疑われ，ペニシリン系抗菌薬やニューキノロン系抗菌薬の投与が行われたが，改善しなかったため来院した．

- ● **身体所見**　身長165 cm，体重60 kg．体温38.3℃．脈拍72/分，整．血圧120/64 mmHg．心音に異常はない．呼吸音は左胸下部で減弱している．浮腫はない．表在リンパ節は触知しない．
- ● **検査所見**　尿所見：タンパク(−)，潜血(−)．血液所見：赤血球453万/μL，白血球6,800/μL（好中球81%，好酸球2%，単球4%，リンパ球13%），血小板27万/μL．血液生化学所見：Cr 0.7 mg/dL，AST 11 U/L，ALT 9 U/L，LD 148 U/L（基準120〜245）．免疫血清学所見：CRP 4.3 mg/dL，抗核抗体40倍未満，KL-6 189 U/mL（基準500未満）．喀痰一般細菌培養：口腔内常在菌のみ．喀痰抗酸菌塗抹陰性．

　胸部X線写真を**図1**に，胸部単純CTを**図2**に示す．肺内の異常陰影は，放射線照射野近傍であるが照射野外を中心に認められる．

治療薬として適切なのはどれか．1つ選べ．

- a：ST合剤
- b：抗結核薬
- c：抗真菌薬
- d：副腎皮質ステロイド
- e：カルバペネム系抗菌薬

解答 060

d 副腎皮質ステロイド

● 診 断　放射線照射後の器質化肺炎

　胸部X線写真（図1）と胸部単純CT（図2）とには，左肺に気管支透亮像を伴う濃厚陰影とすりガラス陰影とが認められる．抗菌薬が不応であることと胸部への放射線照射後であることとを合わせて考えると，放射線照射後の器質化肺炎〈organizing pneumonia：OP〉が最も考えられる．

　乳癌，肺癌および食道癌などは，その治療として胸部に放射線照射を行うことがある．それに伴って放射線性肺臓炎が生じることがあり，照射中もしくは照射終了1か月以内に照射野に一致して陰影が出現する．しかし，それとは別に，放射線照射後にその照射野と一致しない部位に器質化肺炎が生じることがあり，乳癌照射後の患者では1.5～2.9％に発症すると報告されている．

　放射線照射後の器質化肺炎の特徴として，Crestaniらは，①照射後12か月以内の発症，②2週以上の呼吸器もしくは全身症状の持続，③照射野に一致しない肺浸潤影，④ほかの器質化肺炎の原因がない，などがあるとしている[1]．放射線照射後の器質化肺炎の発症機序は諸説あるが，現段階では定まった見解がない．その臨床症状は，発熱や咳嗽が多いようであるが無症状のこともある．画像所見では照射野近傍に発症することが多いが対側肺に生じることもあり，その陰影は末梢性の肺胞性陰影が特徴で，気管支透亮像を伴うこともあり移動することもある．予後は比較的良好で，副腎皮質ステロイドに速やかに反応するが，自然経過で改善することもある．

　本症例は，病歴と画像所見とから放射線照射後の器質化肺炎と診断した．治療としては，発熱が持続していたことから薬物療法を行うこととし，副腎皮質ステロイドの投与（プレドニゾロン0.5 mg/kg/日）を開始した結果，発熱も肺炎像も速やかに改善した．副腎皮質ステロイドを徐々に減量して6か月後に中止したが，その後の再燃は認めていない．　〔谷口浩和〕

参考文献

1) Crestani B, et al：Bronchiolitis obliterans organizing pneumonia syndrome primed by radiation therapy to the breast. The Groupe d'Etudes et de Recherche sur les Maladies Orphelines Pulmonaires (GERM "O" P). Am J Respir Crit Care Med **158**：1929-1935, 1998

061

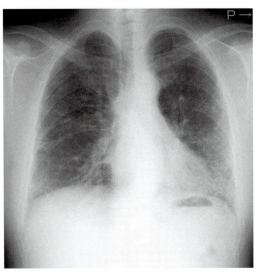

図1　胸部X線写真（正面，PA）

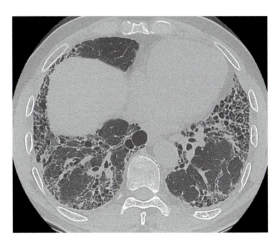

図2　胸部単純CT（肺野条件）

- ●**症　例**　60歳の男性.
- ●**主　訴**　咳嗽.
- ●**既往歴**　特記すべきことはない.
- ●**生活歴**　職業：事務職. 喫煙歴は20歳から45歳まで20本/日. 飲酒歴はない.
- ●**現病歴**　2年前から咳嗽の自覚があり，徐々に悪化してきたため，かかりつけ医を受診した. 胸部X線写真で異常陰影を指摘されたため来院した.
- ●**身体所見**　身長168cm，体重66kg. 体温35.3℃. 脈拍60/分，整. 血圧134/62mmHg. SpO_2 96%（room air）. 心音に異常はない. 呼吸音は背部でfine cracklesを聴取する. 浮腫はない. 表在リンパ節は触知しない.
- ●**検査所見**　尿所見：タンパク（−），潜血（−）. 血液所見：赤血球485万/μL，白血球6,500/μL（好中球52%，好酸球4%，好塩基球1%，単球7%，リンパ球36%），血小板24万/μL. 血液生化学所見：Cr 0.9mg/dL，AST 21U/L，ALT 20U/L，LD 217U/L（基準120〜245）. 免疫血清学所見：CRP 0.1mg/dL，抗核抗体陰性，KL-6 1,890U/mL（基準500未満），RF 10U/mL（基準15以下），MPO-ANCA 10EU未満（基準10未満），PR3-ANCA 10EU未満（基準10未満），ACE 12.9U/L（基準8.3〜21.4），抗ARS抗体陰性，抗*Trichosporon asahii*抗体陰性. 喀痰一般細菌培養：口腔内常在菌のみ. 喀痰抗酸菌塗抹陰性.

胸部X線写真を**図1**に，胸部単純CTを**図2**に示す.

治療薬として適切なのはどれか．1つ選べ．

- a：シクロスポリン
- b：エリスロマイシン
- c：副腎皮質ステロイド
- d：ニンテダニブ（オフェブ®）
- e：オシメルチニブ（タグリッソ®）

解答 061

d ニンテダニブ（オフェブ®）

● 診　断　特発性肺線維症

呈示した症例の胸部X線写真（**図1**）では両肺にびまん性網状影が広がり，胸部単純CT（**図2**）では，両肺に蜂巣肺や牽引性気管支拡張，容積減少などを認め，通常型間質性肺炎〈usual interstitial pneumonia：UIP〉パターンの間質性肺炎と考えられる．血液検査では，背景に間質性肺炎をきたす他の疾患の存在はないようなので，特発性肺線維症〈idiopathic pulmonary fibrosis：IPF〉と診断できる．

IPFは，間質性肺炎の一型で，慢性かつ進行性の経過をたどり，高度の線維化が進行して不可逆性の蜂巣肺形成をきたす予後不良で原因不明の肺疾患である．特発性肺線維症の診断は，まず原因の特定できる他の間質性肺疾患を臨床的に除外し，高分解能CT〈HRCT〉所見で典型的なUIPパターンを示す場合には，診断確定でき，外科的肺生検は施行する必要がない．UIPパターンの特徴としては，胸膜直下および肺底部優位の所見があること，蜂巣肺があること及び牽引性気管支拡張があること，などが挙げられている．

治療としては，確立されたものがない．IPFの主病態が気道上皮細胞に対する慢性的な障害であることから，慢性の線維化が生じてくると考えられており，抗線維化薬が用いられる．この薬剤は，疾患進行を遅くさせる可能性が期待されており，わが国ではピルフェニドンとニンテダニブの2剤の投与が可能である．副腎皮質ステロイドや免疫抑制薬は，効果が証明されていないため，基本的には用いない．N-アセチルシステインの吸入療法が行われる場合もあり，有効性が期待されている．また，適応基準を満たせば，肺移植を考慮することもある．

この疾患の予後に関しては，日本人の統計報告では，特定疾患登録時を起点とした生存期間中央値が35か月であった．しかし，患者間での差が大きく，正確な予測はできない．

本問は，治療薬に対する問いであり，選択肢のなかには，特発性肺線維症の治療薬であるニンテダニブ（オフェブ®）が含まれているため，これが正答になる．本症例は，治療として，ニンテダニブを投与開始して経過を追っている．

〔谷口浩和〕

参考文献

1) Raghu G, et al：Diagnosis of idiopathic pulmonary fibrosis. An official ATS/ERS/JRS/ALAT clinical practice guideline. Am J Respir Crit Med **198**：e44-e68, 2018
2) 日本呼吸器学会びまん性肺疾患診断・治療ガイドライン作成委員会（編）：特発性間質性肺炎診断と治療の手引き．pp 45-60, 南江堂, 2004

問題 062

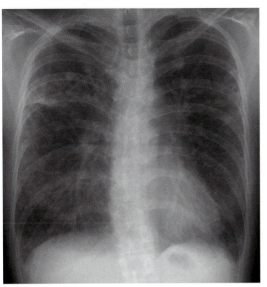

図1 胸部X線写真

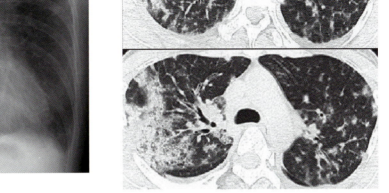

図2 胸部単純CT

- ●症　例　30歳の女性．
- ●主　訴　発熱と呼吸困難．
- ●既往歴　僧帽弁逸脱症．
- ●家族歴　特記すべきことはない．
- ●生活歴　喫煙歴と飲酒歴とはない．
- ●現病歴　2週前から，躯幹の皮疹（病名不明）に対して，ミノサイクリンが投与され，皮疹は軽快してきていた．3日前から40℃の発熱，2日前から強い咳嗽が出現し，呼吸困難が生じたため紹介され来院した．
- ●身体所見　意識は清明．体温39.2℃．脈拍112/分，整．血圧120/62 mmHg．呼吸数24/分．両肺に fine crackles を聴取する．心音：腋窩に放散する汎収縮期雑音を聴取する．腹部に圧痛はない．
- ●検査所見　血液所見：Hb 13.8 g/dL，白血球 11,000/μL（好中球74％，好酸球11％，単球3％リンパ球12％），血小板23万/μL．血液生化学所見：TP 7.6 g/dL，BUN 15 mg/dL，Cr 0.9 mg/dL，AST 28 U/L，ALT 27 U/L，LD 134 U/L（基準120〜245），CRP 23.7 mg/dL．動脈血ガス分析（自発呼吸，room air）：pH 7.49，$PaCO_2$ 33 Torr，PaO_2 47 Torr．尿中肺炎球菌抗原（－），尿中レジオネラ抗原（－），血液培養：陰性．

胸部X線写真を図1に，胸部単純CTを図2に示す．

考えられるのはどれか．1つ選べ．

- a：薬剤性肺障害
- b：うっ血性心不全
- c：癌性リンパ管症
- d：リンパ増殖性疾患
- e：マイコプラズマ肺炎

解答 062

a 薬剤性肺障害

●診 断　ミノサイクリンによる薬剤性好酸球性肺炎

本症例は，気管支肺胞洗浄を施行し，その洗浄液の細胞分画で，リンパ球が55％，好酸球が24％であった．この所見と臨床経過，ならびに画像所見を合わせ，ミノサイクリンによる薬剤性好酸球性肺炎と診断した．ミノサイクリンの服用を中止し，また，低酸素血症があるため，全身副腎皮質ステロイド投与を行ったところ速やかに臨床症状と画像上の改善を認めている．

あらゆる抗菌薬が薬剤性肺障害を発症させる可能性があるが，なかでも，テトラサイクリン系の報告が多い[1]．ミノサイクリンは処方頻度が高いことから，同薬剤による薬剤性肺障害，特に好酸球性肺炎の報告が多数なされている．21名の症例報告のまとめによれば，年齢分布は幅広く，性差なし，薬剤投与期間は1～21日（平均11日）であった[2]．自覚症状は発熱，咳嗽および呼吸困難が主なもので，検査所見では白血球増加，末梢血好酸球分画の上昇，CRP増加などであった．治療は，12例でミノサイクリンの中止のみ，9例で副腎皮質ステロイド投与がなされ，予後は全員改善していた．

薬剤性肺障害の画像は，特発性ないしは既知の肺疾患の画像に類似した画像所見に応じて分類がなされる[1]．すなわち，DAD〈diffuse alveolar damage：びまん性肺胞傷害〉，AEP〈acute eosinophilic pneumonia：急性好酸球性肺炎〉，OP〈organizing pneumonia：器質化肺炎〉，HP〈hypersensitivity pneumonia：過敏性肺炎〉，そしてNSIP〈non-specific interstitial pneumonia：非特異性間質性肺炎〉パターンである．

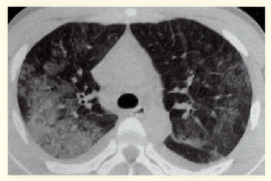

図3　16歳男子の喫煙による急性好酸球性肺炎の胸部CT

本症例では，画像は急性好酸球性肺炎の所見の特徴〔すりガラス陰影，非区域性浸潤影，結節様陰影，小葉間隔壁・気管支血管束影（広義間質）の肥厚〕が示されていた．これは，急性好酸球性肺炎の病態の，肺胞腔内への好酸球やフィブリンの滲出ならびに広義間質への好酸球浸潤を反映しているものと考えられる[3]．

ちなみに，急性好酸球性肺炎といえば，喫煙の開始や再開にて発症する疾患として知られ，多数の報告がある[4]．参考までに，16歳男子の喫煙による急性好酸球性肺炎の胸部CTを示す（図3）．今回の症例との画像の類似性が明らかである．

〔羽白　高〕

参考文献

1) 日本呼吸器学会薬剤性肺障害の診断・治療の手引き作成委員会（編）：薬剤性肺障害の診断・治療の手引き．メディカルレビュー社，2012
2) 妹川史郎, 他：薬剤誘起性好酸球性肺炎. 日胸 62：1000-1005, 2003
3) 河端美則, 他（編）：4-22. 急性好酸球性肺炎. 臨床医が知っておきたい呼吸器病理の見かたのコツ. 羊土社, pp 58-59, 2015
4) 内原照仁, 他：タバコ銘柄の変更が発症に関与したと思われる急性好酸球性肺炎の1例. 日呼吸会誌 45：943-946, 2007

問題 063

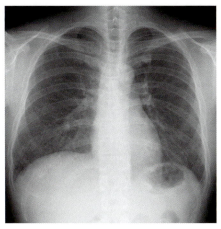

図1 胸部X線写真

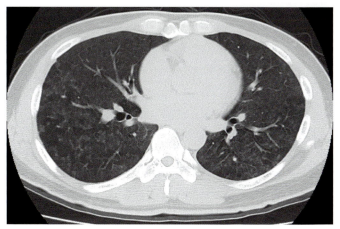

図2 胸部単純CT

- ●**症　例**　44歳の男性．
- ●**主　訴**　発熱と労作時呼吸困難．
- ●**既往歴・家族歴・内服薬**　特記すべきことはない．
- ●**生活歴**　喫煙歴はない．粉塵曝露歴はない．住居は古い木造家屋．
- ●**現病歴**　初診1か月前の6月下旬から咳嗽や喀痰を伴わない発熱，労作時呼吸困難が持続するため3日前にかかりつけ医を受診した．胸部X線写真で胸部異常陰影を指摘され，精査加療目的で紹介されて来院した．
- ●**身体所見**　意識は清明．身長162 cm，体重59 kg．体温37.4℃．脈拍68/分，整．血圧128/82 mmHg，SpO₂ 96%（room air）．眼瞼結膜に貧血はない．眼球結膜に黄染はない．頸部リンパ節腫脹はない．心音と呼吸音とに異常はない．
- ●**検査所見**　血液所見：赤血球491万/μL，Hb 13.8 g/dL，Ht 44%，白血球5,900/μL（好中球65%，好酸球1%，好塩基球1%，単球8%，リンパ球25%），血小板23万/μL．血液生化学所見：HbA1c 5.5%，Alb 3.9 g/dL，BUN 14.3 mg/dL，Cr 0.8 mg/dL，UA 6.6 mg/dL，総ビリルビン 0.9 mg/dL，AST 28 U/L，ALT 24 U/L，LD 265 U/L（基準120〜245），ALP 280 U/L（基準80〜260），γ-GTP 22 U/L（基準10〜50），Na 141 mEq/L，K 4.0 mEq/L，Cl 108 mEq/L，Ca 9.1 mg/dL．免疫血清学所見：CRP 0.1 mg/dL，KL-6 3,748 U/mL（基準500未満）．

胸部X線写真を**図1**に，胸部単純CTを**図2**に示す．

この患者への対応として適切なのはどれか．1つ選べ．

- a：自宅安静
- b：抗菌薬の投与
- c：抗結核薬の投与
- d：入院による生活環境からの回避
- e：副腎皮質ステロイドパルス療法

解答 063

d 入院による生活環境からの回避

● 診 断　夏型過敏性肺炎

　夏型過敏性肺炎は，発症環境として平均築年数が約20年程度の木造家屋が89.5％を占めており，高温多湿になる夏季に発症しやすいため住居環境について詳細な病歴聴取が必要である．環境由来のため家族内発症の報告も多く，同症状者がいないか確認が必要である．

　病態として真菌（主に *Trichosporon asahii* や *Trichosporon mucoides*）など抗原の反復吸入により起こるⅢ型およびⅣ型アレルギーが関与している．抗原吸入4～6時間後に発熱，乾性咳嗽，呼吸困難などの急性期症状が出現し，抗原曝露終了後18～24時間持続する．原因となる抗原の環境下で症状が出現あるいは増悪し，離れると消退することが特徴であり，どこで症状が出現するか病歴聴取が重要である．

　胸部X線写真では，中下肺野優位に粒状影やすりガラス陰影を認めることが多い．胸部単純CTでは2～3mm大の淡く辺縁不明瞭な結節影とすりガラス陰影がびまん性に認められる．吸入抗原が原因であるため，経気管分布をとり，病変の局在を反映してモザイク分布（肺野濃度が高い部分と低い部分の混在）をとることがある．

　画像上のみでの鑑別診断として，肺結核，サルコイドーシス，ニューモシスチス肺炎，薬剤性肺障害などを念頭に置く必要があるが，病歴から絞り込める場合が多い．なお，結核は気道散布性に広がることが多いが，過敏性肺炎は肺野全体に均一に広がることが多いことも鑑別のポイントである．

　本疾患は，特徴的な臨床像，季節性，居住環境から診断はさほど困難ではないが，確定診断には血清中の抗 *T. asahii* 抗体測定がきわめて有用である．

　治療の基本は抗原回避であるため，改築を含めた徹底した環境改善が最も重要であり，改善が困難な場合は転居も考慮する必要がある．本症例も入院による抗原回避のみで改善を認め，専門業者による自宅清掃を行った後に自宅退院となったが，その後再発なく経過良好である．

　過敏性肺炎が疑われる症例で入院による抗原回避を行っても呼吸状態が悪化する場合は，他疾患の鑑別診断も含めて呼吸器内科のある施設への紹介が望ましい．

〔嶋田雅俊〕

参考文献
1）安藤正幸：夏型過敏性肺臓炎．日内会誌 85：1595-1599, 1996
2）審良正則：過敏性肺炎 hypersensitivity pneumonitis：HP．村田喜代史，他（編）：胸部のCT，第3版．pp 528-533，メディカルサイエンスインターナショナル，2011

問題 064

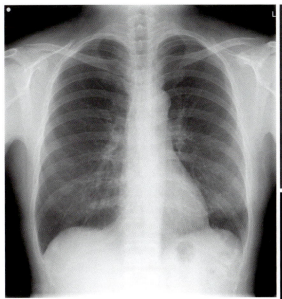
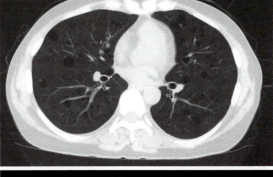
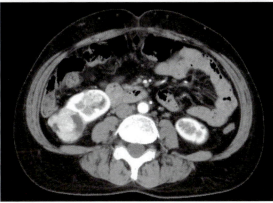

図1　胸部X線写真
図2　胸部単純CT
図3　腹部造影CT

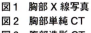

- ●**症　例**　40歳の女性.
- ●**主　訴**　胸部CTの異常陰影.
- ●**既往歴**　小児期：アトピー性皮膚炎.
- ●**家族歴**　特記すべきことはない.
- ●**生活歴**　喫煙歴：10本/日×10年(20～30歳). 飲酒歴：ビール350 mL/日×20年(現在まで).
- ●**現病歴**　人間ドックで，胸部X線では異常を指摘されなかったが，単純CTで胸部異常陰影と右腎腫瘍とを指摘され精査目的で来院した．これまで知能障害，痙攣発作および気胸などの既往はない．
- ●**身体所見**　身長160 cm，体重51.7 kg．体温36.8℃．脈拍88/分，整．血圧96/64 mmHg．心音と呼吸音とに異常はない．神経学所見に異常はない．
- ●**検査所見**　血液所見：赤血球430万/μL，Hb 11.8 g/dL，白血球5,700/μL(好中球44%，好酸球2%，単球5%，リンパ球49%)，血小板21万/μL．血液生化学所見：TP 7.1 g/dL，Alb 4.4 g/dL，BUN 12 mg/dL，Cr 0.5 mg/dL，AST 14 U/L，ALT 16 U/L，LD 148 U/L(基準120～245)，Na 139 mEq/L，K 4.1 mEq/L，Cl 106 mEq/L．CRP 0.1 mg/dL．肺機能検査所見：VC 3.29 L(105.4%)，FEV_1 2.34 L(93.2%)，FEV_1/FVC 71.6%．

入院のうえ，気管支内視鏡検査と右腎腫瘍のCTガイド下生検とを実施した．初診時の胸部X線写真(**図1**)，胸部単純CT(**図2**)および腹部造影CT(**図3**)を示す．

治療薬として適切なのはどれか．1つ選べ．

- a：スニチニブ
- b：ニボルマブ
- c：エベロリムス
- d：ボルテゾミブ
- e：リツキシマブ

解答 064

C エベロリムス

● **診 断** 結節性硬化症に伴ったリンパ脈管筋腫症

本症例は右腎腫瘤(**図3**)のCTガイド下生検の結果，血管筋脂肪腫の組織診断が得られ，臨床診断基準により結節性硬化症〈tuberous sclerosis complex：TSC〉に伴ったリンパ脈管筋腫症〈lymphangioleiomyomatosis：LAM〉と診断した．

TSCは，*TSC1*または*TSC2*遺伝子の異常により哺乳類ラパマイシン標的タンパク質〈mammalian target of rapamycin：mTOR〉が活性化することで生じる全身性の疾患で，腎，肺，神経および皮膚などに良性腫瘍や過誤腫ができる疾患である[1]．常染色体優性遺伝といわれているが孤発例も多い．*TSC*遺伝子異常を証明できれば確実であるが，検索できなくても臨床診断基準で診断できる．

典型的な症状として，顔面の皮疹，てんかん及び知的障害が有名であり，小児期に診断される例はより重症である．小児例では，脳腫瘍と網膜腫瘍とがみられることもある．一方で，本症例のように軽症で自覚症状に乏しく，腫瘍形成で成人期に発見される例もある．腎臓では血管筋脂肪腫が生じる．

約3割のTSC患者は，肺にLAMを伴い男性の発症例もある[2]．一方，TSCを伴わない散発性LAM患者のほとんどは，妊娠可能年齢期の女性に限定される．

肺野に小囊胞が多数形成され(**図2**)，経過中に気胸を繰り返し呼吸不全に至る場合もある．乳び胸水や血管内皮細胞増殖因子D〈vascular endothelial growth factor-D：VEGF-D〉上昇(保険適用外検査)がみられることがあり，形態的に平滑筋類似のLAM細胞を，肺，リンパ節および体腔液から証明できれば診断確定できる．

治療薬の第1選択は，mTOR阻害薬である．2012年から腎血管筋脂肪腫に対してエベロリムス(アフィニトール®)が使用可能になった．2014年からLAMに対してシロリムス(ラパリムス®)も使用可能である[3]．根本的な治療法はなく，腎障害や呼吸不全が予後を左右するため，慎重な経過観察が必要である．〔窪田哲也〕

参考文献

1) Crino PB, et al：The tuberous sclerosis complex. N Engl J Med 355：1345-1356, 2006
2) Adriaensen ME, et al：Radiological evidence of lymphangioleiomyomatosis in female and male patients with tuberous sclerosis complex. Clin Radiol 66：625-628, 2011
3) McCormack FX, et al：Efficacy and safety of sirolimus in lymphangioleiomyomatosis. N Engl J Med 364：1595-1606, 2011

血液・造血器・悪性腫瘍

血液・造血器・悪性腫瘍

問題 065-070

問題 065

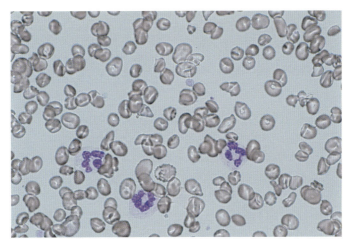

図1　末梢血塗抹 May-Giemsa 染色標本

- ● 症　例　70歳の女性．
- ● 主　訴　食欲不振と全身倦怠感．
- ● 既往歴　特記すべきことはない．
- ● 家族歴　母親が脳梗塞．
- ● 現病歴　数年前に夫が亡くなり一人暮らしとなったころから偏食となり，好き嫌いがはっきりしてきた．半年前から食思不振が強くなり，1日1食程度となった．3日前から倦怠感が強く寝たきり状態となり，心配した隣人に連れられて来院した．
- ● 身体所見　身長164 cm，体重43 kg．体温36.4℃．脈拍88/分，整．血圧136/72 mmHg．白髪．眼瞼結膜に貧血がある．口唇両側に口角炎がある．胸部にII/VIの収縮期雑音がある．神経学所見に異常はない．下腿に軽度の浮腫がある．
- ● 検査所見　血液所見：赤血球96万/μL，Hb 4.5 g/dL，Ht 14％，網赤血球109‰，白血球2,030/μL（好中球59％，好酸球1％，単球1％，リンパ球39％），血小板13万/μL．血液生化学所見：随時血糖138 mg/dL，フェリチン149.8 ng/mL（基準5～157），総ビリルビン2.1 mg/dL，直接ビリルビン0.7 mg/dL，AST 34 U/L，ALT 19 U/L，LD 2,174 U/L（基準120～245），ALP 109 U/L（基準80～260），γ-GTP 9 U/L（基準9～32），Fe 192 μg/dL，UIBC 19 μg/dL（基準108～325），ビタミンB_{12} 50 pg/mL 未満（基準260～1,050），葉酸11.8 ng/mL（基準2～10）．ホルモン検査所見：TSH 2.106 μU/mL（基準0.50～5.00），FT_3 1.88 pg/mL（基準2.0～4.0），FT_4 0.92 ng/dL（基準0.9～1.8）．

末梢血塗抹 May-Giemsa 染色標本を図1に示す．

この疾患について正しいのはどれか．1つ選べ．

- a：ハプトグロビンが高値を示す．
- b：網赤血球の増加が特徴である．
- c：亜急性連合性脊髄変性症を生じる．
- d：胃全摘1年後に発症することが多い．
- e：抗胃壁細胞抗体は特異度が高い検査である．

解答 065

C 亜急性連合性脊髄変性症を生じる．

● 診 断　巨赤芽球性貧血

　倦怠感，眼瞼結膜貧血，収縮期雑音および浮腫から貧血を考える．次に，無効造血（LD, AST高値，間接ビリルビン高値）の所見があり，ビタミンB_{12}低値から，ビタミンB_{12}欠乏による巨赤芽球性貧血と診断した．上部消化管検査では高度の萎縮性胃炎を認めた．**図1**は好中球の過分葉を示している．

　ビタミンB_{12}は肉類，卵など日常よく食べる食品に含まれており，ヒトの体内では合成されず，成人では食品から10～15 μg/日を摂取し，体内への吸収は1～5 μg/日である．摂取されたビタミンB_{12}は唾液などに含まれるR結合タンパクと結合し，小腸でR結合タンパクが分解されると，胃壁細胞から分泌された内因子と結合する．体内への吸収は，回腸末端部の腸粘膜に存在するレセプターに結合することにより行われる．内因子非存在化でも吸収は行われるが，吸収率は1%程度と大変少ない．ビタミンB_{12}の枯渇を呈するのには約5年かかるため，胃全摘後などには経時的な経過観察が必要である．

　現代において，ベジタリアンやダイエットなどの摂取制限を除くと，ビタミンB_{12}欠乏の原因の多くは吸収障害にあるといわれている．吸収障害の原因には，悪性貧血，自己免疫疾患，胃および小腸の器質的疾患や手術が挙げられる．また，胃酸分泌を抑制するプロトンポンプ阻害薬などの薬剤の長期使用が，ビタミンB_{12}欠乏を引き起こす原因となることもある[1]．悪性貧血は代表的な病態で，自己免疫疾患による高度の萎縮性胃炎などが基礎病変で，抗内因子抗体や抗胃壁細胞抗体を認めることが多い．抗内因子抗体は悪性貧血の60%で陽性となり特異度が高いが，抗胃壁細胞抗体は90%以上で検出されるものの，自己免疫性甲状腺疾患や胃炎などでも検出され，特異度は低い[2]．また悪性貧血は，自己免疫性甲状腺疾患，副腎不全，1型糖尿病を呈するpolyglandular autoimmune syndrome type 2や自己免疫性萎縮性胃炎および胃癌などが基礎疾患となっていることがあり，注意が必要である．

　ビタミンB_{12}はDNA合成時の補酵素であり，造血細胞だけではなくすべての組織の細胞増殖にかかわるため，欠乏時にはさまざまな症状を呈する．主訴は動悸，息切れ，倦怠感などの貧血症状であるが，味覚障害，舌乳頭萎縮（Hunter舌炎），亜急性連合性脊髄変性症（痙性歩行，知覚・振動覚・位置覚障害など）も認める．汎血球減少を呈することが多く，網赤血球は低値を示す．LD分画はLD1がLD2に比して上昇する[3]．治療は，上記理由により経口投与は吸収率が悪いため，ビタミンB_{12}製剤の筋注が推奨されるが，高用量の経口製剤を用いることもある．通常は，筋注で2週間は1,000 μgを隔日投与，その後1か月間は週に1回投与し，その後は維持投与を月に1回の筋注か経口ビタミンB_{12}製剤で行う．

〔奈良美保〕

参考文献

1) Stabler SP : Clinical practice. Vitamin B12 deficiency. N Engl J Med **368** : 149-160, 2013
2) Kapadoa CR, et al : Disorders of cobalamin (vitamin B12) absorption and transport. Annu Rev Med **36** : 93-110, 1985
3) Green R : Vitamin B12 deficiency from the perspective of a practicing hematologist. Blood **129** : 2603-2611, 2017

問題 066

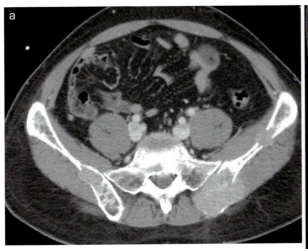
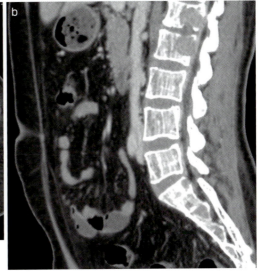

図1 造影CT
a：腹部水平断像，b：腹部矢状断像．

- ●**症　例**　42歳の男性．
- ●**主　訴**　腰痛．
- ●**既往歴・家族歴**　特記すべきことはない．
- ●**現病歴**　4か月前から仕事をしている際に腰痛を自覚し，整体に通っていた．腰痛は軽快せず悪化したため，近くの診療所を受診した．精査にて多発骨折を認め，血液検査でHb 7.2 g/dLの貧血を認めたことから，紹介され来院した．
- ●**身体所見**　身長172 cm，体重78 kg．体温36.8℃．脈拍68/分，整．血圧122/84 mmHg．眼瞼結膜に貧血がある．左右肋骨，腰椎および骨盤に圧痛がある．
- ●**検査所見**　血液所見：赤血球262万/μL，Hb 7.2 g/dL，Ht 23％，網赤血球14.9‰，白血球5,300/μL（好中球64％，好酸球0％，単球3％，リンパ球32％），血小板23万/μL．血液生化学所見：随時血糖94 mg/dL，TP 11.7 g/dL，Alb 3.4 g/dL，β_2-ミクログロブリン6.4 mg/dL（基準1.0〜1.9），IgG 188 mg/dL（基準739〜1,649），IgA 6,891 mg/dL（基準107〜363），IgM 42 mg/dL（基準46〜260），BUN 23.6 mg/dL，Cr 1.1 mg/dL，UA 9.7 mg/dL，総ビリルビン0.4 mg/dL，AST 24 U/L，ALT 23 U/L，LD 134 U/L（基準120〜245），ALP 218 U/L（基準80〜260），γ-GTP 31 U/L（基準10〜50），Ca 10.7 mg/dL，P 5.0 mg/dL．CRP 0.08 mg/dL．血清タンパク免疫電気泳動でIgAλのMタンパクを認める．

全身造影CTを**図1**に示す．

この疾患について正しいのはどれか．1つ選べ．

- a：全例が治療の対象となる．
- b：予防的透析が必要である．
- c：治療は同種造血幹細胞移植である．
- d：ビスホスホネート製剤を投与する．
- e：リツキシマブ（抗CD20モノクローナル抗体）を投与する．

解答 066

d ビスホスホネート製剤を投与する．

● 診 断　多発性骨髄腫

腰痛を主訴として整形外科を受診後に，内科での精査で多発性骨髄腫と診断された症例である．Hb 7.2 g/dL と貧血を認め，Mタンパクの検出，IgAの増加，IgG・IgMの抑制およびβ_2-ミクログロブリンの増加を認める．また，**図2**の全身造影CTでは椎体と骨盤との溶骨性変化を認めた．

本症例のように，骨髄腫は，骨痛，病的骨折や骨腫瘍を初発症状として診断されることが少なくない．骨髄腫の初発症状は60％が腰痛などの疼痛で，貧血，体重減少，易感染性がこれに続く．骨髄腫を疑う検査所見には，溶骨性変化，病的骨折および健康診断でのMタンパク検出がある．骨髄腫の診断時の年齢中央値は70歳で，患者の37％は65歳未満と高齢発症が特徴であり[1]，腰痛を訴える年齢層でもあるため，整形外科や内科の日常診療での注意が必要である．

近年，The International Myeloma Working Group〈IMWG〉によって多発性骨髄腫の診断基準と治療適応基準との改定が行われた[2]．診断された骨髄腫はすべて治療適応となるわけではない．従来からのCRABで称される臓器障害，すなわち高カルシウム血症，腎不全，貧血および骨病変が治療対象となる．さらに，骨髄中にモノクローナルな plasma cell が10％以上，または骨や髄外に形質細胞腫を認め，骨髄腫診断事象〈myeloma defining events：MDE〉を1項目以上満たすものを症候性骨髄腫と定義する．**図3**に骨髄腫細胞を示す．MDEとは，フリーライトチェーン〈free light chain：FLC〉比の大きな異常，5 mm以上のMRIでの病変および腎不全が挙げられる．腎不全の定義には血清クレアチニン値ではなく推算糸球体濾過率〈estimated glomerular filtration rate：eGFR〉を用いる．原因がない年35％以上のeGFRの低下やeGFR 50 mL/分未満，腎生検による light chain ne-

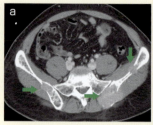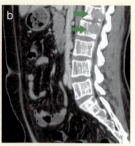

図2　図1再掲
矢印は溶骨性変化を示す．

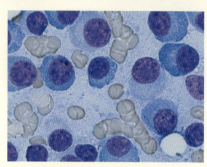

図3　骨髄血塗抹 May-Giemsa 染色標本

phropathyを認めた場合に腎不全と診断する．

治療は，ボルテゾミブ，イキサゾミブ及びカルフィルゾミブなどのプロテアソーム阻害薬〈PI〉とサリドマイド，レナリドミド及びポマリドマイドなどの免疫調節薬〈IMID〉，さらにエロツズマブやダラツムマブなどのモノクローナル抗体により，全生存期間〈OS〉は3年から7～10年に改善している[3]．ビスホスホネート製剤は骨髄腫の病的骨折だけでなく骨髄腫そのものにも効果が期待されている．症候性骨髄腫は治癒できる病態とはいえないが，治療介入により長期生存を目指し，一般に65歳未満の患者には自家造血幹細胞移植併用大量抗腫瘍化学療法を行う．

〔奈良美保〕

参考文献

1) Gandolfi S, et al：How I treat young patient with multiple myeloma. Blood **132**：1114-1124, 2018
2) Rajkumar SV, et al：International Myeloma Working Group updated criteria for the diagnosis of multiple myeloma. Lancet Oncol **15**：e538-e548, 2014
3) Richardson PG, et al：Early or delayed transplantation for multiple myeloma in the era of novel therapy：does one size fit all? Hematology Am Soc Hematol Educ Program：255-261, 2014

問題 067

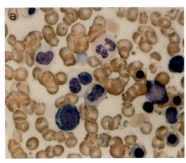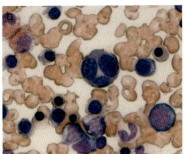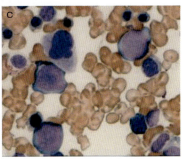

図1 骨髄血塗抹 May-Giemsa 染色標本

- ●症　例　76歳の男性．
- ●主　訴　息切れ．
- ●既往歴　心房細動で内服治療中．
- ●現病歴　息切れを主訴に来院した．貧血を認めたため，精査加療目的で入院した．
- ●身体所見　身長170.3 cm，体重79.0 kg．体温36.1℃．脈拍84/分．血圧108/68 mmHg．SpO$_2$ 99%（room air）．眼瞼結膜に貧血がある．眼球結膜に黄染はない．表在リンパ節は触知しない．呼吸音に異常はない．心音は不整である．腹部に肝脾腫はない．下肢浮腫はない．
- ●検査所見　血液所見：赤血球312万/μL，Hb 8.6 g/dL，Ht 28%，白血球2,600/μL（芽球3%，骨髄球5%，後骨髄球1%，桿状核好中球6%，分葉核好中球35%，好酸球3%，好塩基球1%，単球6%，リンパ球40%），血小板13万/μL，エリスロポエチン16.8 mU/mL（基準8～30）．血液生化学所見：TP 6.9 g/dL，Alb 4.1 g/dL，Cr 0.9 mg/dL，UA 4.1 mg/dL，総ビリルビン1.1 mg/dL，AST 38 U/L，ALT 22 U/L，LD 168 U/L（基準120～245），ALP 177 U/L（基準80～260），Na 140 mEq/L，K 4.1 mEq/L，Cl 108 mEq/L，Ca 8.9 mg/dL，Fe 383 μg/dL，フェリチン1,130.7 ng/mL（基準21～282），ビタミンB$_{12}$ 253 pg/mL（基準260～1,050），葉酸10.5 ng/mL（基準2～10），CRP 0.2 mg/dL．便潜血陰性．骨髄穿刺：有核細胞25.2万/μL（基準10万～25万），巨核球141/μL（基準50～150），芽球5.2%（基準0.2～2.9）．染色体核型：43, XY, del（5）（q），－7，－12, der（16）t（12；16）（q12；q24），－20，－20［9］/46, XY［3］

骨髄血塗抹 May-Giemsa 染色標本を**図1**に示す．

治療として適切なのはどれか．1つ選べ．

- a：アザシチジン療法
- b：レナリドミド療法
- c：同種造血幹細胞移植
- d：エリスロポエチン療法
- e：タンパク同化ホルモン療法

解答 067

a アザシチジン療法

● 診 断　骨髄異形成症候群

骨髄異形成症候群〈myelodysplastic syndromes：MDS〉は造血幹細胞の異常により，赤血球，白血球および血小板のうち1～3系統の血球減少をきたす疾患である．骨髄中および末梢血中の芽球の割合と血球の形態学的異常とにより病型分類がなされる．骨髄中の芽球の割合，染色体核型および血球減少の程度により予後を評価する国際予後スコアリングシステム〈International Prognostic Scoring System：IPSS〉と改訂IPSS〈IPSS-R〉とが治療方針の決定に有用である[1]．IPSSで1.5点以上あるいはIPSS-Rで5点以上の場合，高リスクMDSと診断され急性骨髄性白血病への移行や感染症の合併などにより生存期間中央値は1年前後である．

本症例では血球3系統に異型性を認め(図1)，骨髄中の芽球が5.2%であることから，骨髄異形成症候群〈MDS-EB-1〉と診断した．またIPSSで2点(intermediate-2)，IPSS-Rで7点(very high)であることから高リスクMDSと診断した．

高リスクMDSでは55歳未満で心機能，肝機能および腎機能などの臓器障害を認めない場合，骨髄破壊的前処置による同種造血幹細胞移植が勧められる．近年は70歳程度までで重度の臓器障害を認めない場合は，低強度前処置による同種造血幹細胞移植も施行される．一方，重度の臓器障害を認める場合や70歳以上の高齢者の場合，同種造血幹細胞移植による死亡のリスクが高いため，移植以外の治療が勧められる．アザシチジン療法は通常治療(支持療法，低用量抗腫瘍化学療法，強化抗腫瘍化学療法)と比して9か月の生存期間延長が報告されており，移植適応のない高リスクMDSに対する第1選択の治療となる[2]．アザシチジン療法は効果がある限りは継続することが推奨される．

本症例ではアザシチジン療法により貧血の改善を認め息切れ症状が軽快し，アザシチジン療法を継続中である．

〔藤巻克通〕

参考文献

1) 宮﨑泰司：骨髄異形成症候群．日内会誌 104：1425-1431, 2015
2) Fenaux P, et al：Efficacy of azacitidine compared with that of conventional care regimens in the treatment of higher-risk myelodysplastic syndromes：a randomised, open-label, phase III study. Lancet Oncol 10：223-232, 2009

問題 068

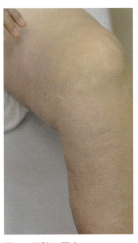

図1　下肢の写真

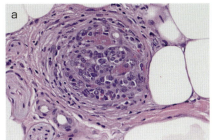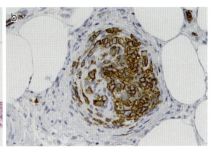

図2　皮膚生検標本
a：H-E染色標本，b：CD20免疫染色標本

- ●症　例　81歳の女性．
- ●主　訴　両下肢の発赤と疼痛．
- ●既往歴　60歳時：脳梗塞．
- ●生活歴　喫煙歴と飲酒歴とはない．独居でADLは自立している．
- ●現病歴　1か月前から微熱，両下肢全体の腫脹，部分的な発赤および疼痛が出現し，徐々に増悪したため，2週前にかかりつけ医を受診した．血液検査でCRP 6 mg/dLと炎症反応の上昇を認めたため両側蜂窩織炎と診断され，セフトリアキソン1 g/日の点滴投与を開始した．1週前からはレボフロキサシン500 mg/日の内服に変更したが症状の改善がみられず，紹介され入院した．

システムレビュー：上記の症状以外で倦怠感を認めるが体重減少はなく，消化器と呼吸器とに症状はない．

- ●身体所見　意識は清明．身長150 cm，体重46 kg．体温36.9℃．脈拍96/分，整．血圧106/48 mmHg．呼吸数12/分．SpO$_2$ 98％（room air）．心音と呼吸音とに異常はない．腹部はやや膨隆，触診で圧痛，腫瘤および肝脾腫を認めない．腸蠕動に異常はない．両大腿以下全体に右優位の圧痕を残す浮腫を認める．両大腿内側〜後面と，両下腿〜足背とに辺縁不明瞭な発赤を認め，発赤部分と一致した圧痛と軽度の硬結とを認める．両足背動脈の触知に異常はない．
- ●検査所見　尿所見：タンパク（－），潜血（－）．血液所見：赤血球297万/μL，Hb 8.2 g/dL，Ht 25％，白血球4,570/μL（好中球81％，好酸球1％，単球8％，リンパ球10％），血小板15万/μL．血液生化学所見：空腹時血糖92 mg/dL，TP 5.0 g/dL，Alb 2.1 g/dL，BUN 11.5 mg/dL，Cr 0.7 mg/dL，総ビリルビン0.7 mg/dL，AST 40 U/L，ALT 19 U/L，LD 301 U/L（基準120〜245），ALP 279 U/L（基準80〜260），γ-GTP 36 U/L（基準9〜32），CK 60 U/L（基準32〜180），Na 137 mEq/L，K 3.4 mEq/L，Cl 108 mEq/L．免疫血清学所見：CRP 7.3 mg/dL，sIL-2R 5,897 U/mL（基準220〜530）．

入院後経過：下肢挙上，局所冷却およびセファゾリン3 g/日の点滴加療を開始したが，微熱，両下肢の発赤および疼痛の改善に乏しく，第4病日に左大腿皮膚発赤部位の皮膚生検を施行した．

下肢の写真を**図1**に，皮膚生検標本を**図2**に示す．

考えられるのはどれか．1つ選べ．

- a：皮膚結核
- b：転移性皮膚腫瘍
- c：サルコイドーシス
- d：閉塞性血栓血管炎
- e：血管内大細胞型B細胞リンパ腫

解答 068

e 血管内大細胞型B細胞リンパ腫

●診断　血管内大細胞型B細胞リンパ腫

　血管内大細胞型B細胞リンパ腫〈intravascular large B-cell lymphoma：IVLBCL〉は，リンパ節腫脹や腫瘤を形成せず，毛細血管や小動静脈内腔にリンパ腫細胞が増殖することを特徴とする，成熟B細胞リンパ腫に分類される稀な疾患である．発症年齢は平均60～70歳とされ，性差は明らかでない[1]．

　その臨床像は，発熱，体重減少および寝汗といったB症状を認める頻度が高いものの，リンパ腫細胞が小血管を閉塞することによって障害される臓器由来の多彩な症状と所見とを呈するため，診断が困難な場合が多い．障害臓器の分布は地域によって異なることが知られており，欧米では中枢神経系病変や皮膚病変を，わが国を含めたアジアでは骨髄病変，肝病変および血球貪食症候群を認めることが多い[2]．

　血液検査においては，LD上昇，CRP・赤沈といった炎症所見の上昇，貧血などの非特異的異常および障害臓器に応じた多彩な異常を認め，画像所見も同様に多彩な異常を呈するため，診断にはIVLBCLをまず疑うことが重要である．診断確定には本疾患に特徴的である小血管内の大型リンパ腫細胞を証明できるランダム皮膚生検が有用とされる[2]．本手技は，皮疹の有無にかかわらず，前腕，大腿および腹壁の合計3～4か所から，血管が豊富な皮下脂肪組織を含むように生検する方法であるが，比較的簡便かつ有用な検査であり，IVLBCLが疑われる症例では積極的に施行すべきと考えられる．

　治療は，B細胞リンパ腫に対する標準治療法であるR-CHOP療法（rituximab＋cyclophosphamide＋hydroxydaunorubicin＋oncovin＋prednisolone）が有効とされる[2]．

　本症例は発熱，両下肢の発赤・疼痛，炎症所見上昇，軽度の貧血およびsIL-2R高値を認め，結節性多発動脈炎などの血管炎症候群，サルコイドーシス，Weber-Christian病といった脂肪組織炎およびIVLBCLが鑑別に挙がった．

　"Tissue is the issue"――すなわち「異常を認める臓器の生検を行うことが診断への早道となる」という言葉があるが，本症例でも第4病日に皮疹部分（図1）に対して，皮下脂肪組織を含めた生検を行ったところ，脂肪組織内の血管内腔にCD20陽性大型細胞の増殖・充満が認められ（図2），IVLBCLと診断した．本症例は高齢者であり，パフォーマンスステータス〈PS〉が2と低下していたが認知機能障害はなく，抗腫瘍化学療法による治療を希望したため，血液腫瘍内科に転科後，年齢に応じて抗腫瘍薬を50％減少したR-miniCHOP療法（3週間おき，6コース）による加療を開始した．現在，全身状態良好となり，外来にて抗腫瘍化学療法継続中である．

〔金澤健司〕

参考文献

1) Ferreri AJ, et al：Intravascular lymphoma；Clinical presentation, natural history, management and prognostic factors in a series of 38 cases, with special emphasis on the 'cutaneous variant'. Br J Haematol **127**：173-183, 2004
2) Ponzoni M, et al：Definition, diagnosis, and management of intravascular large B-cell lymphoma；Proposals and perspectives from an international consensus meeting. J Clin Oncol **25**：3168-3173, 2007

問題 069

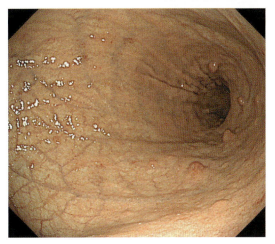

図1 上部消化管内視鏡像

- ●症　例　72歳の男性.
- ●主　訴　ふらつき.
- ●既往歴　特記すべきことはない.
- ●現病歴　1か月前からふらつき，脱力感および食欲低下を認めたため来院した.
- ●身体所見　意識は清明．身長173.5 cm，体重72.4 kg．脈拍96/分，整．血圧142/90 mmHg．眼瞼結膜に貧血はない．眼球結膜に黄染はない．表在リンパは節触知しない．心音と呼吸音とに異常はない．腹部に肝脾腫はない．第Ⅰ～Ⅻ脳神経に異常はない．四肢麻痺の症状はない．腱反射に異常はない．Romberg試験は陽性である．下肢の深部感覚低下がある.
- ●検査所見　血液所見：赤血球252万/μL，Hb 11.0 g/dL，Ht 31％，白血球3,900/μL（好中球60％，好酸球1％，好塩基球1％，単球3％，リンパ球35％），血小板18万/μL．血液生化学所見：Alb 4.7 g/dL，Cr 1.0 mg/dL，UA 5.0 mg/dL，総ビリルビン3.2 mg/dL，AST 21 U/L，ALT 16 U/L，LD 257 U/L（基準120～245），ALP 172 U/L（基準80～260），Na 143 mEq/L，K 4.8 mEq/L，Cl 106 mEq/L，Ca 9.5 mg/dL，Fe 104 μg/dL，ビタミンB_{12} 108 pg/mL（基準260～1,050），葉酸41.8 ng/mL（基準2～10）．免疫血清学所見：CRP 0.2 mg/dL，抗核抗体40倍（基準40倍未満），抗内因子抗体 陽性，*Helicobacter pylori* IgG抗体 陽性.

上部消化管内視鏡像を図1に示す.

治療方針として適切なのはどれか．1つ選べ．

- a：赤血球輸血
- b：ビタミンB_{12}筋注
- c：胃粘膜保護薬内服
- d：副腎皮質ステロイド内服
- e：*Helicobacter pylori* 除菌

解答 069

b　ビタミンB_{12}筋注

● 診　断　悪性貧血

　悪性貧血は，胃の壁細胞から分泌される内因子の作用低下によりビタミンB_{12}吸収が障害され発症する巨赤芽球性貧血である[1]．上部消化管内視鏡検査では，粘膜は萎縮し壁細胞が存在する胃底部・胃体部を中心とした萎縮性胃炎の像を呈する(**図1**)．

　ビタミンB_{12}は内因子と結合し，回腸末端の内因子受容体を介して吸収される．タンパク質である内因子が自己免疫の攻撃を受けて抗内因子抗体が生じると，ビタミンB_{12}と内因子の結合を障害，もしくはビタミンB_{12}と結合した内因子が内因子受容体と結合することを障害する．

　ビタミンB_{12}が欠乏すると，貧血に伴う諸症状のほかHunter舌炎による舌痛，悪心，食欲不振，便通異常などの消化器症状および四肢のしびれや感覚障害によるふらつきや歩行障害など，多様な症状を呈する．神経学所見に関しては，後索障害を示唆する下肢の深部感覚低下や，立位で閉眼すると倒れるRomberg徴候が診断に有用である．

　治療はビタミンB_{12}の吸収不全が原因のため，注射によるビタミンB_{12}の非経口投与が基本となる．初期治療としてビタミンB_{12} 500 μgを週3回筋注または静注，その後維持療法として3か月ごとにビタミンB_{12} 500 μgを補充する．ビタミンB_{12}は内因子を介さずに受動的拡散によりある程度吸収する[2]．吸収効率に個人差があるが，非経口投与が困難な場合にはビタミンB_{12} 1,500 μgの連日内服も選択肢となる[3]．　〔藤巻克通〕

参考文献
1) 廣川　誠：悪性貧血．日内会誌 **103**：1609-1612, 2014
2) Butler CC, et al：Oral vitamin B_{12} versus intramuscular vitamin B_{12} for vitamin B_{12} deficiency：a systematic review of randomized controlled trials. Fam Pract **23**：279-285, 2006
3) 高崎由美, 他：悪性貧血およびビタミンB_{12}欠乏性貧血に対するビタミンB_{12}製剤の経口投与の有用性．臨床血液 **43**：165-169, 2002

問題 070

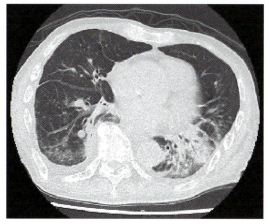

図1 胸部単純CT

- **症　例**　79歳の男性.
- **主　訴**　発　熱.
- **既往歴**　6か月前に肺炎.
- **現病歴**　3日前から発熱と咳嗽とを認めたため来院した.胸部単純CTで左下肺に浸潤影を認め,肺炎球菌尿中抗原陽性.肺炎球菌性肺炎の診断で入院した.
- **身体所見**　身長164.0 cm,体重48.0 kg.体温38.7℃.脈拍116/分,整.血圧144/90 mmHg.SpO₂ 94％（room air）.眼瞼結膜に貧血がある.眼球結膜に黄染はない.表在リンパ節は触知しない.胸部聴診でラ音を聴取する.腹部に肝脾腫はない.
- **検査所見**　血液所見：赤血球246万/μL,Hb 7.8 g/dL,Ht 24％,白血球17,700/μL（骨髄球1％,後骨髄球1％,桿状核好中球2％,分葉核好中球67％,好酸球2％,好塩基球1％,単球10％,リンパ球16％）,血小板33万/μL.血液生化学所見：TP 6.0 g/dL,Alb 2.5 g/dL,IgG 464 mg/dL（基準739〜1,649),IgA 16 mg/dL（基準107〜363),IgM 5 mg/dL（基準46〜260),Cr 2.0 mg/dL,UA 8.8 mg/dL,総ビリルビン0.6 mg/dL,AST 25 U/L,ALT 12 U/L,LD 287 U/L（基準120〜245),ALP 425 U/L（基準80〜260),Na 135 mEq/L,K 4.6 mEq/L,Cl 102 mEq/L,Ca 9.6 mg/dL,CRP 19.7 mg/dL.

入院後経過：抗菌薬治療で入院10日目に肺炎は軽快した.

胸部単純CTを**図1**に示す.

> 診断確定と治療方針決定とに**必要でない検査**はどれか.1つ選べ.

- **a**：骨髄穿刺
- **b**：全身骨X線撮影
- **c**：尿中免疫電気泳動
- **d**：血清 β_2-ミクログロブリン測定
- **e**：血中 Major *BCR-ABL* mRNA

解答 070

e 血中 Major *BCR-ABL* mRNA

● 診 断　多発性骨髄腫

多発性骨髄腫は，骨髄を主たる病変としMタンパクを産生する多発性の形質細胞腫瘍である．

Mタンパクの型ではIgGが最も多く，IgA，Bence Jones タンパク，IgDと続く．Mタンパクの存在とともに，骨髄中に10％以上の形質細胞を認めることにより，多発性骨髄腫の診断をする．また臓器障害の有無により症候性骨髄腫と無症候性骨髄腫とに分類される．高Ca血症(血清Ca＞11 mg/dLまたは正常上限値よりも1 mg/dLを超えて増加)，腎不全(クレアチニンクリアランス＜40 mL/分または血清Cr＞2.0 mg/dL)，貧血(Hb＜10 g/dLまたは正常下限値よりも2 g/dLを超えて低下)，骨病変(1つ以上の病変を骨X線，CT，またはPET-CTで認める)のうち1つ以上を認めると，臓器障害ありと診断する[1,2]．またアミロイドーシスや繰り返す細菌感染も，多発性骨髄腫を疑う症候である．

本症例では高Ca血症，貧血および骨病変(**図1**：胸椎骨病変)を示しており，肺炎を繰り返している．また全身骨X線撮影を施行したところ，頭蓋骨，上腕骨および大腿骨に打ち抜き像〈punched-out lesion〉を認めた．骨髄検査では18％の形質細胞を認め，尿中免疫電気泳動でλ型のBence Jones タンパクのMタンパクを認め，症候性多発性骨髄腫と診断した．

病期分類には International Staging System 〈ISS〉分類が用いられる．本症例では β_2-ミクログロブリン 13.2 mg/dL で ISS 分類のⅢであった．

治療は65歳未満で重篤な合併症がない場合は，導入抗腫瘍化学療法後に自己末梢血幹細胞移植を施行することが推奨されている．一方，65歳以上あるいは重篤な合併症がある場合は，ボルテゾミブやレナリドミドによる抗腫瘍化学療法が勧められる[3]．本症例では65歳以上のためボルテゾミブとデキサメタゾンとによる抗腫瘍化学療法を9サイクル施行し very good partial response が得られ，高Ca血症，貧血が軽快した．

〔藤巻克通〕

参考文献

1) International Myeloma Working Group：Criteria for the classification of monoclonal gammopathies, multiple myeloma and related disorders：a report of the International Myeloma Working Group. Br J Haematol **121**：749-757, 2003
2) 石田禎夫：多発性骨髄腫の診断．日内会誌 **105**：1209-1215, 2016
3) 伊藤薫樹, 他：多発性骨髄腫に対する標準治療．日内会誌 **105**：1238-1245, 2016

神経

問題
071-096
神経

問題 071

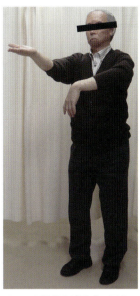

図1 上肢挙上試験時の写真
手掌面を上にして,両上肢を水平前方挙上するように指示した際の所見(Barré徴候)

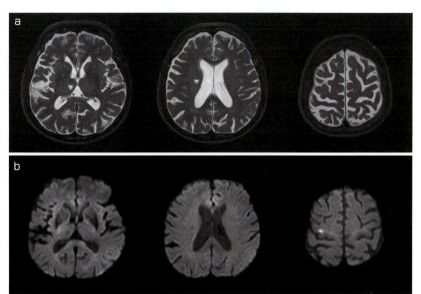

図2 救急外来受診時の頭部単純MRI(発症2時間後)
a:T2強調像,b:拡散強調像

- **症　例** 73歳の男性.
- **主　訴** 左上肢の筋力低下.
- **既往歴** 脳梗塞の既往が2回(69歳時に左半身の感覚障害,72歳時に左不全片麻痺)あるが,いずれも入院加療にて後遺症なく回復した.
- **現病歴** 畑仕事をしていた午後2時ころ,急に左手に力が入りにくくなり,救急外来を受診した.高血圧でかかりつけ医に通院中であり,抗血小板薬も処方されている.
- **身体所見** 意識は清明.構音障害はない.眼球運動に異常はない.左上肢には遠位部優位の筋力低下を認め,物をつかむことや手関節の背屈が困難であるが,上肢を肩のレベルまで挙上することは可能である.左下肢と右上下肢の筋力低下は明らかでなく,歩行にも問題はない.感覚障害はない.腱反射は左上下肢で軽度に亢進しているが,病的反射は認めない.
- **検査所見** 血液生化学検査でも高コレステロール血症以外に特記すべき異常はない.

上肢挙上試験時の写真を**図1**に,緊急で施行した発症2時間後の頭部単純MRIを**図2**に示す.

> この患者の責任病巣はどれか.1つ選べ.

a:視　床
b:内　包
c:放線冠
d:中心前回
e:中心後回

解答 071

d 中心前回

● 診 断　右中心前回(precentral knob)梗塞

　単麻痺(pure motor monoparesis)は一肢に限局した運動障害を特徴とし，末梢神経や神経根，神経叢の障害，大脳の限局性病変により生じることが知られている．本症例は右側の中心前回領域に生じた脳梗塞により，左上肢の単麻痺を呈したと考えられた．脳梗塞による単麻痺は遠位部優位の麻痺を呈し，偽性末梢神経障害(pseudoperipheral neuropathy)の像を呈する場合が多い．手のみに麻痺が生じた場合はisolated hand palsy，手指のみの場合はisolated finger palsyとも呼ばれる．顔面筋麻痺や構音障害などの脳神経系の異常，感覚障害は認めず，腱反射の亢進，Babinski反射などの病的反射も認めないことが多い．末梢神経障害や，単神経麻痺と診断された症例のなかに，微小梗塞の症例が存在する可能性があり，大脳の局在性病変を念頭に置いて検索する必要がある．本症例でも橈骨神経，尺骨神経，正中神経の支配筋に筋力低下を認めた点や(図1)，急性発症である点から，末梢神経障害よりも中枢病変による可能性が考えられた．

　近年のfunctional MRIなどの研究により，中心前回外側で中心溝に接する部位がmotor hand area(手指運動に対応した大脳皮質領域)であることが示され，その形状が逆Ω形をしていることから「precentral knob」と呼称される(図3)．precentral knobの外側は橈側手指を支配し，内側(近位部)は尺側手指の運動を支配していると考えられている．precentral knob付近の梗塞により，上肢全体，前腕以遠，全手指，尺側手指，橈側手指，母指，示指など，上肢に限局したさまざまな麻痺症状を呈する．

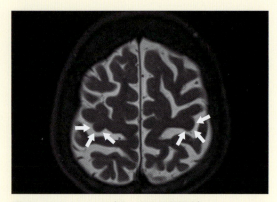

図3　precentral knob(MRI・T2強調画像)
precentral knobは上前頭溝と前中心溝が交差する部位の後外方に位置し，逆Ω形を呈する(矢印)．MRIでprecentral knobを同定できれば，中心溝や中心前回を推定可能である．

　頭部CT，MRIのT1強調画像やT2強調画像のみでは，陳旧性の梗塞巣と新しい責任病巣を区別することは困難であるが，超高速撮像法〈echo planar imaging法〉を用いた拡散強調画像〈diffusion-weighted imaging〉では，脳虚血性疾患の急性期において微小病変でもとらえることが可能である．脳梗塞の超急性期から高信号として描出され，陳旧性病巣と新鮮病巣を区別することが可能である．本症例の頭部MRIでは右precentral knobの外側(遠位部)領域に急性期脳梗塞を認めた(図2b)．右視床と右放線冠にT2強調画像で高信号を認めたが(図2a)，拡散強調画像では高信号を呈しておらず，既往歴の陳旧性梗塞巣と推定された．　　〔岩崎　靖〕

参考文献

1) 平山幹生，他：Isolated hand palsy．神経内科 62：223-231, 2005
2) Yousry TA, et al：Localization of the motor hand area to a knob on the precentral gyrus. A new landmark. Brain 120：141-157, 1997
3) 荒木信夫，他(著)：脳卒中ビジュアルテキスト，第4版．医学書院，2015

問題 072

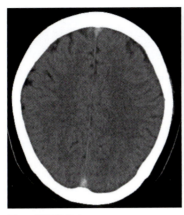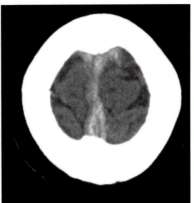

図1　頭部単純 CT

- ● 症　例　52 歳の女性．
- ● 主　訴　鎮痛薬で改善しない頭痛．
- ● 既往歴　30 歳台から緊張型頭痛(ロキソプロフェン内服で改善)と 52 歳時の乳癌(Stage I)．
- ● 内服薬　ロキソプロフェン(ロキソニン®)頓用．
- ● 家族歴　特記すべきことはない．
- ● 現病歴　3 か月前に乳癌の手術を施行した．術後より抗癌化学療法として FEC 療法(フルオロウラシル〈5-FU〉・エピルビシン〈EPI〉・シクロホスファミド〈CPA〉)を実施した．転移巣は特になく術後経過は良好であった．3 日前から右後頭部～頭頂部の拍動性頭痛が持続した．ロキソプロフェンを内服したが効果がなく，過去の頭痛と性状が違うため来院した．
- ● 身体所見　意識は清明．身長 152 cm，体重 65 kg．体温 36.8℃．脈拍 92/分，整．血圧 148/92 mmHg．呼吸数 18/分．頭頸部と胸腹部とに特記すべき異常所見はない．右乳房には手術痕がある．神経学所見：高次脳機能，脳神経，運動系および感覚系に異常はない．Valsalva 手技で頭痛が増強する．
- ● 検査所見　血液所見：赤血球 433 万/μL，Hb 12.6 g/dL，Ht 38%，白血球 3,000/μL，血小板 14.2 万/μL．凝固・線溶所見；APTT 23.4 秒(基準 25～40)，PT-INR 1.04(基準 0.9～1.1)．血液生化学所見：空腹時血糖 98 mg/dL，TP 6.1 g/dL，Alb 3.1 g/dL，BUN 9 mg/dL，Cr 0.7 mg/dL，総ビリルビン 1.3 mg/dL，AST 23 U/L，ALT 21 U/L，Na 137 mEq/L，K 4.2 mEq/L，Cl 108 mEq/L．CRP 0.8 mg/dL．

頭部単純 CT (図1)を示す．

考えられるのはどれか．1つ選べ．

- a：椎骨動脈解離
- b：巨細胞性動脈炎
- c：脳静脈洞血栓症
- d：トキソプラズマ感染症
- e：帯状疱疹に関連した疼痛

解答 072

C 脳静脈洞血栓症

●診 断　脳静脈洞血栓症（上矢状静脈洞血栓症）

　本症例は，筋緊張型頭痛の既往がある患者の新規発症の頭痛である．50歳以上，増悪傾向，担癌患者という点から，二次性頭痛を積極的に疑った．凝固系異常をきたしやすい薬剤内服状況や疾患があり，血栓症を基礎にした頭痛を鑑別に挙げるべきである．

　脳静脈洞血栓症の発症率は10万人当たり5人/年で，全脳卒中の0.5〜1.0%を占める．女性に多く，何らかの凝固機能亢進状態が存在することが多い．原因は，遺伝性因子〔アンチトロンビンⅢ〈ATⅢ〉・プロテインC・プロテインS欠損症，第Ⅴ因子Leiden変異，プロトロンビンG20120A変異など〕のほか，後天性の原因に妊娠・産褥，外傷，悪性腫瘍，抗リン脂質抗体症候群，ホルモン療法，脳膿瘍などの感染症が挙げられる[1]．本症例では，乳癌とホルモン療法の2つの凝固機能亢進状態を示唆する状況であった．

　診断には，頭部単純・造影CT（CT venographyを含む），頭部MRI・MR venography〈MRV：脳静脈洞を描出〉，カテーテル脳血管造影〈DSA〉が有用である．頭部単純CTは二次性頭痛診療で最初に選択される画像検査であるが，所見を呈さない可能性が最大30%ある．有名な所見は上矢状静脈洞後方の血栓が高信号を呈する"empty delta sign"（**図2**矢印）である[2]．

　CT検査が陰性でも，脳静脈洞血栓症を否定はできない．そのため，陽性所見を拾い上げるのに有用なのが，動脈・静脈洞・脳実質を同時に評価できるMRIとMRV（**図3**）である．

　治療は未分画ヘパリンを使用した抗凝固療法である．経過中に脳出血をきたす症例が20〜30%ほど認められるが，安全に実施できることが多い．積極的な抗凝固療法を実施しても増悪する場合には，血管内治療を考慮してもよいと考える．急性期を脱した後は，長期的にビタミンK拮抗薬（ワルファリン）でPT-INR 2.0〜3.0にコントロールする．一過性の誘発因子を伴う症例では，3〜6か月の治療期間が必要である[3]．

〔難波雄亮〕

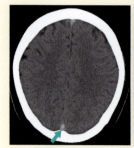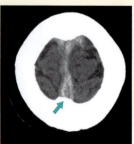

図2　頭部単純CT（図1再掲）

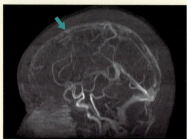

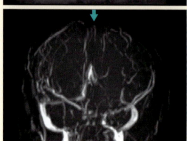

図3　MR venography（MRV）
上矢状静脈洞の描出不良（矢印）を認める．

参考文献

1) Saposnik G, et al：Diagnosis and management of cerebral venous thrombosis；a statement for healthcare professionals from the American Heart Association/American Stroke Association. Stroke 42：1158-1192, 2011
2) Linn J, et al：Noncontrast CT in deep cerebral venous thrombosis and sinus thrombosis；comparison of its diagnostic value for both entities. AJNR Am J Neuroradiol 30：728-735, 2009
3) 日本脳卒中学会脳卒中ガイドライン委員会（編）：脳卒中治療ガイドライン2015. 協和企画, 2015

問題 073

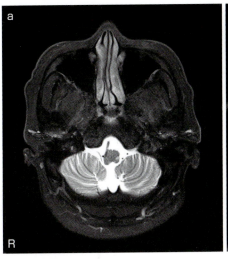
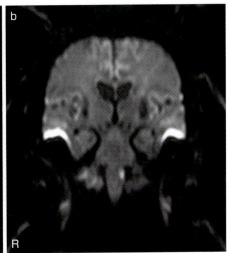

図1 頭部単純MRI
a：T2強調水平断像（延髄レベル）
b：拡散強調冠状断像（脳幹レベル）

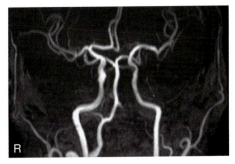

図2 頭部MRAの正面像

- ●症　例　59歳の男性．
- ●主　訴　めまいとふらつき．
- ●既往歴　高血圧症と脂質異常症で治療中．
- ●現病歴　3日前の午後，仕事中に回転性めまい，悪心および歩行時のふらつきが急に出現した．同日夕方にかかりつけ医を受診したが頭部CTでは異常はなく，抗めまい薬を処方され帰宅した．その後も症状が持続するため来院した．
- ●検査所見　受診時の頭部単純MRI（図1）と頭部MRA（図2）とを示す．

この疾患でみられやすいのはどれか．1つ選べ．

a：難　聴
b：顔面神経麻痺
c：舌下神経麻痺
d：動眼神経麻痺
e：Horner症候群

解答 073

e Horner 症候群

●診 断　延髄外側症候群〈lateral medullary syndrome，またはWallenberg症候群〉

　延髄外側症候群は特徴的な神経症候を呈し，典型例では画像所見がなくても診断可能である．臨床的によく知られた症候群であるが，時に末梢性めまい（内耳性めまい）と誤診されることがあり，注意が必要な中枢性疾患である．

　内耳神経は前庭神経と蝸牛神経の2つの感覚神経から構成され，本症では前庭神経核の障害により回転性めまい，悪心・嘔吐，眼振を呈するが，橋下部と延髄の境界部付近に位置する蝸牛神経核は障害されないため聴力は保たれる．疑核（舌咽神経と迷走神経の運動核）の障害により，嚥下障害，構音障害，嗄声およびカーテン徴候（発声時に咽頭後壁が病巣と反対側に引かれる）を呈し，孤束核（顔面神経，舌咽神経および迷走神経に含まれる味覚線維の終止核）の障害により病巣側の味覚障害が生じる．顔面の温痛覚低下は，典型例では三叉神経脊髄路と核との障害により病巣側に認められるが，病変の広がりによっては病巣と反対側もしくは両側に認められる場合もあり，症例によっては認められない場合もある．交感神経下行路の障害によりHorner症候群を呈し，病巣側に縮瞳と眼裂狭小とを認める．下小脳脚の障害により病巣側の上下肢に失調症状がみられ，外側脊髄視床路の障害により対側の頸部以下の温痛覚障害を呈する．延髄呼吸中枢の障害により中枢性肺胞低換気を続発する例があり，時に厳重な呼吸管理が必要となる．動眼神経，滑車神経および外転神経は障害されないため眼球運動は保たれる．顔面神経の運動核も障害されないため顔面神経麻痺は呈さない．延髄内側症候群〈medial medullary syndrome，またはDejerine症候群〉では，舌下神経麻痺による病変側の舌の麻痺と萎縮，錐体路障害による対側の片麻痺，内側毛帯の障害による対側の深部感覚障害が認められるが，本症では認められない．

　CTでは延髄外側病変を描出することは困難であり，MRIが必須である．提示した単純MRIのT2強調画像と拡散強調画像では，左延髄外側に高信号域がみられ（図1a, b），MRAでは左椎骨動脈は脳底動脈との合流部近位で途絶している（図2）．

　本症は，以前は後下小脳動脈の閉塞によると考えられていたが，椎骨動脈の閉塞による例が多いことが明らかとなっている．原因はアテローム血栓症によることが多く，高血圧を有する中高年男性に比較的多くみられるが，動脈解離による若年発症例も稀ではない．予後は比較的良好であり後遺症なく改善する例も多いが，感覚障害が残存する例，嚥下障害が残存し経管栄養となる例，呼吸不全により急性期に死亡する例もある．

〔岩崎　靖〕

参考文献

1) 徳岡健太郎，他：延髄外側梗塞，Wallenberg症候群．新領域別症候群シリーズNo. 26 神経症候群I（日本臨牀別冊），第2版．pp 67-70，日本臨牀社，2013
2) 若山吉弘：Wallenberg症候群．領域別症候群シリーズNo. 26 神経症候群I（日本臨牀別冊）．pp 88-89，日本臨牀社，1999

問題 074

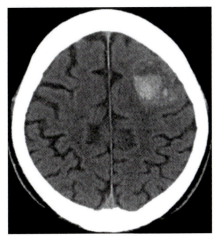

図1 頭部単純CT

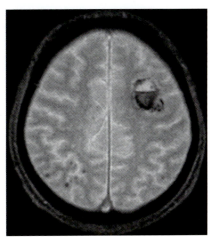

図2 頭部単純MRI T2*強調像

● 症　例　81歳の男性．
● 主　訴　言葉が出にくい．
● 現病歴　元来話好きな性格であったが，昨日から急に口数が少なくなり，問いかけに対する返答に時間がかかるようになった．自宅で1日様子をみたが，症状が改善しないため来院した．
● 身体所見　体温36.8℃．脈拍92/分，整．血圧182/100 mmHg．見当識は保たれているが，ぼんやりとした様子で発話は少なく非流暢である．その他，顔面・四肢の運動麻痺や感覚障害などの神経症状は認めない．
● 検査所見　血液検査では特記すべき異常はない．

頭部単純CT（図1）と頭部単純MRI T2*強調像（図2）とを示す．

現時点での対応として適切なのはどれか．1つ選べ．

a：経過観察
b：降圧療法
c：開頭手術
d：抗血栓療法
e：穿頭ドレナージ術

解答 074

b 降圧療法

● 診 断　脳出血（皮質下出血）

　本症例は，左前頭葉の脳出血により軽度の非流暢性（運動性）失語をきたした患者である．脳出血は脳実質内の血管が破れて血腫をきたした状態であり，わが国の脳卒中症例のおよそ20％を占める．発症頻度には人種差があり，欧米人と比べてアジア人では発症率が2倍ほど高いことが知られている[1]．

　脳出血の原因に関しては，高血圧に起因するものが約80％と大部分を占め，高血圧以外の原因としてはアミロイドアンギオパチーや血管奇形などの血管病変によるものや，脳腫瘍や脳梗塞に続発するものなどがある．高血圧性脳出血には好発部位があり，テント上では被殻，視床および皮質下，テント下では脳幹（橋）と小脳とがある．なかでも被殻出血の頻度が高いことが知られていたが，近年では視床出血や本症例のような皮質下出血（脳葉型出血）が増加しており，診療する機会が増えている[2]．

　皮質下出血は高齢者に多く，高血圧だけでなくアミロイドアンギオパチーの関与も指摘されている．アミロイドアンギオパチーは，皮質動脈にアミロイドが沈着し血管の脆弱性をきたした状態であり，Alzheimer型認知症にもよくみられる所見である．アミロイドアンギオパチー患者のMRI T2*強調像を見ると，発症した脳出血巣だけでなく，その周囲や他の脳葉にも過去の微小な出血痕である脳微小出血〈cerebral microbleeds〉の多発が確認できることがある．本症例もT2*強調像で患側や対側の頭頂葉などに脳微小出血の多発がみられ，アミロイドアンギオパチーの関与が考えられた．

　皮質下出血では出血部位により症状はさまざまであり，本症例のように四肢の運動麻痺を呈さず，軽度の意識障害や高次脳機能障害のみで来院することもある．高齢者が皮質下出血を発症した場合，単なる認知症症状の増悪と考えて受診や診断が遅れることもあり，見逃さないことが肝要である．脳出血では一般的に急性に神経症状が出現するため，そのような場合は頭部CTやMRIによる頭蓋内の画像評価を緊急で行う必要がある．

　治療に関しては，高血圧性はもとよりアミロイドアンギオパチーなどの非高血圧性であっても脳出血急性期は血圧上昇がみられることがあり，こまめに血圧測定を行い，できるだけ早期から十分に降圧し（収縮期血圧140 mmHg未満を考慮），血腫拡大を防ぐ必要がある[3]．被殻出血，皮質下出血および小脳出血の重症例では血腫除去術を検討する．再発予防にも血圧管理が重要である．高齢者のアミロイドアンギオパチーに関連した脳出血は再発を繰り返すことがあり，厳格な血圧管理に加え，抗血栓薬服用患者ではその継続の必要性について再検討する必要がある．

〔後藤聖司〕

参考文献

1) van Asch CJ, et al：Incidence, case fatality, and functional outcome of intracerebral haemorrhage over time, according to age, sex, and ethnic origin；A systematic review and meta-analysis. Lancet Neurol 9：167-176, 2010
2) Gotoh S, et al：Trends in the incidence and survival of intracerebral hemorrhage by its location in a Japanese community；The Hisayama Study. Circ J 78：403-409, 2014
3) 日本脳卒中学会 脳卒中ガイドライン委員会（編）：脳卒中治療ガイドライン2015. 協和企画, 2015

問題 075

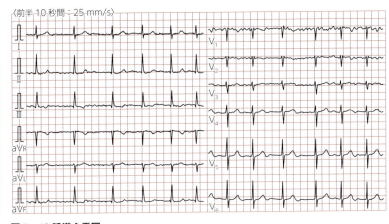

図1 来院時の頭部MRI拡散強調像　図2 12誘導心電図

- ●症　例　76歳の男性．
- ●主　訴　右側が見えにくい．
- ●生活歴　喫煙歴はない．飲酒歴：日本酒1〜2合/日．
- ●既往歴　50歳から高血圧症を指摘され，降圧薬を服用している．
- ●現病歴　2日前に書類を記入しているときに紙の右半分が見えていないことに気がついた．昨日，歩行中に右側から急に人が現れぶつかりそうになったため来院した．
- ●身体所見　意識は清明．体温36.9℃．脈拍68/分，不整．血圧130/84 mmHg．心音に異常はない．対座法で右同名半盲を認める．その他の局所神経症状はない．
- ●検査所見　血液所見：赤血球480万/μL，白血球6,000/μL，血小板18万/μL．凝固・線溶所見：PT-INR 1.0（基準0.9〜1.1），APTT 28秒（基準25〜40），Dダイマー4.4 μg/mL（基準0.5以下）．血液生化学所見：空腹時血糖103 mg/dL，HbA1c 5.4%，Alb 3.9 g/dL，BUN 13 mg/dL，Cr 0.7 mg/dL，TC 174 mg/dL，AST 21 U/L，ALT 8 U/L，Na 141 mEq/L，K 4.8 mEq/L．BNP 226 pg/mL（基準18.4以下）．

来院時の頭部MRI拡散強調像（**図1**）と12誘導心電図（**図2**）とを示す．

この患者で再発予防に有効な薬物はどれか．2つ選べ．

- a：アスピリン
- b：ワルファリン
- c：クロピドグレル
- d：シロスタゾール
- e：直接作用型経口抗凝固薬〈DOAC〉

解答 075

b ワルファリン

e 直接作用型経口抗凝固薬〈DOAC〉

● 診　断　心原性脳塞栓症

　本症例は，左後頭葉の心原性脳塞栓症により右同名半盲をきたした患者である．頭部MRI拡散強調像（図1）をみると，左後大脳動脈領域に一致して高信号を呈しているため脳梗塞の診断は容易である．梗塞巣は大脳皮質（脳表面）を含む，いわゆる塞栓性脳梗塞の所見であり，心電図（図2）で心房細動を認めることから心原性脳塞栓症と考えられる．血液検査でDダイマー値が上昇していることは，体内におけるフィブリン血栓の存在を示唆しており，心原性脳塞栓症の可能性を支持する所見である．

　脳梗塞は，①ラクナ梗塞，②アテローム血栓性脳梗塞，③心原性脳塞栓症，④その他（分類不能）の4つの臨床病型に分類される．病型により発症急性期の治療法や慢性期の再発予防法が異なるため，正確に病型診断することが重要である．動脈硬化の強い心房細動患者では，しばしばアテローム血栓性脳梗塞との鑑別を要するが，心原性脳塞栓症は適切に予防されなければ再発リスクが高く，一度発症すると転帰不良となるケースが多い．そのため，脳梗塞を発症した心房細動患者では，心原性脳塞栓症の可能性を考慮した再発予防を行う必要がある．

　ラクナ梗塞やアテローム血栓性脳梗塞の再発予防には抗血小板薬（アスピリン，クロピドグレル，シロスタゾールなど）を，心房細動による心原性脳塞栓症の再発予防には抗凝固薬を用いる．内服の抗凝固薬には，ワルファリンと直接作用型経口抗凝固薬〈direct oral anticoagulant：DOAC〉の2種類があり，本症例ではいずれかを投薬する必要がある．

　わが国で現在使用可能なDOACはダビガトラン（プラザキサ®），リバーロキサバン（イグザレルト®），アピキサバン（エリキュース®），エドキサバン（リクシアナ®）の4種類がある．本症例のように非弁膜症性心房細動〈nonvalvular atrial fibrillation：NVAF〉であればいずれの抗凝固薬も適応となるが，DOACはワルファリンと比べて同等かそれ以上の有効性・安全性が期待できることから，DOACを用いることが推奨されている[1]．人工弁や僧帽弁狭窄症に伴う心房細動の場合はDOACの適応はなく，ワルファリンを用いる．

　NVAF患者における塞栓症のリスク評価にはCHADS$_2$スコアもしくはCHA$_2$DS$_2$-VAScスコアを，抗凝固療法中の出血性合併症のリスク評価にはHAS-BLEDスコアなどを用い，抗凝固療法の適否について個々の症例で検討している[2]．近年では人口高齢化に伴い心房細動患者が増加しており，高齢者の健康寿命延伸のため，塞栓症の発症を予防することがわが国での重要な課題となっている．

〔後藤聖司〕

参考文献

1) 日本脳卒中学会 脳卒中ガイドライン委員会（編）：脳卒中治療ガイドライン2015．協和企画，2015
2) 循環器病の診断と治療に関するガイドライン2012年度合同研究班：心房細動治療（薬物）ガイドライン（2013年改訂版）．日本循環器学会
http://www.j-circ.or.jp/guideline/pdf/JCS2013_inoue_h.pdf（2019年2月閲覧）

問題 076

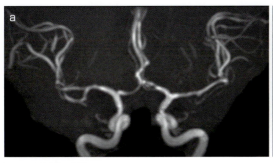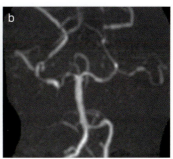

図1 来院時の頭部 MRA
a：内頸動脈系，**b**：椎骨・脳底動脈系

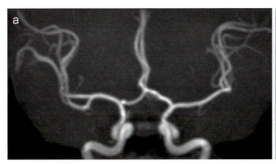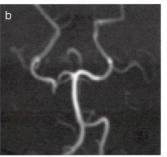

図2 2か月後の頭部 MRA
a：内頸動脈系，**b**：椎骨・脳底動脈系

- **症　例**　34歳の女性．
- **主　訴**　産褥期の激しい頭痛．
- **生活歴**　喫煙歴：20本/日×14年．飲酒歴はない．
- **既往歴**　片頭痛とパニック障害．
- **現病歴**　過去に出産歴があるが，周産期の合併症はなかった．今回の妊娠経過にも異常はなく，産後4日目に退院した．退院当日，自宅で夫と口論した直後から拍動性の頭痛を自覚するようになった．数日間経過をみたが症状の改善がなく，激しい頭痛を繰り返し，夜に眠れない状態が続いたため来院した．
- **身体所見**　意識は清明．局所神経症状は認めない．体温36.8℃．脈拍60/分，整．血圧112/56 mmHg．心音と呼吸音とに異常はない．
- **検査所見**　血液所見：赤血球364万/μL，Hb 10.8 g/dL，Ht 34%，白血球7,600/μL，血小板48万/μL．凝固・線溶所見：PT-INR 0.95（基準 0.9～1.1），APTT 35秒（基準 25～40），D-ダイマー 0.9 μg/mL（基準 0.5以下）．血液生化学所見：空腹時血糖82 mg/dL，HbA1c 5.1%，Alb 3.7 g/dL，BUN 10 mg/dL，Cr 0.5 mg/dL，TC 246 mg/dL，AST 17 U/L，ALT 10 U/L，Na 140 mEq/L，K 4.7 mEq/L，CRP 0.8 mg/dL．

来院時（**図1**）と2か月後（**図2**）の頭部 MRA を示す．

考えられるのはどれか．1つ選べ．

a：もやもや病
b：脳動脈解離
c：脳静脈洞血栓症
d：中枢神経限局型血管炎
e：可逆性脳血管攣縮症候群

解答 076

e 可逆性脳血管攣縮症候群

● 診 断　可逆性脳血管攣縮症候群
〈reversible cerebral vasoconstriction syndrome：RCVS〉

RCVSは，雷鳴様頭痛と呼ばれる突発性の激しい頭痛を繰り返し，脳血管に可逆性の分節状の攣縮を認める疾患であり，脳血管緊張の一過性の障害が原因と考えられている．診断基準として，①急性の激しい頭痛（局所神経症状や痙攣を伴うこともある），②単相性の経過（発症から1か月以上新たな症状がない），③画像検査で示された脳動脈の分節状の血管攣縮，④脳動脈瘤によるくも膜下出血の所見がない，⑤髄液所見は正常もしくはほぼ正常，⑥血管病変の可逆性（発症から12週以内に正常化），という6項目が提唱されている[1]．

本症例は産褥期に出現した頭痛であり，子癇，妊娠高血圧症候群による頭痛や，脳静脈洞血栓症，くも膜下出血，併存疾患である片頭痛などが鑑別として挙げられたが，頭部MRAで多発する脳動脈の狭窄所見を認めたためRCVSとして入院加療を行い，発症2か月後の画像検査で血管形態の正常化を確認し，診断を確定した．

RCVSは，小児から高齢者まで幅広い年齢層で発症するが，これまでの報告から発症のピークは42歳前後であり，女性に多いことが知られている．発症の誘因として挙げられているものは，性行為，排便のいきみ，ストレスや感情的な状況，運動，咳嗽やくしゃみ，排尿，入浴など多岐にわたる．また，発症促進に関連する病態については，産褥，血管作動薬の使用，カテコールアミン産生腫瘍，免疫抑制薬や血液製剤の投与，そのほかに頭頸部の手術や外傷などが報告されている[1]．本症例では，発症リスクが上昇する産褥期にストレスや感情的な状況が加わったことが発症に関与したと考えられた．

RCVSの治療に関しては，まずは誘因の除去や原因薬物の中止など，発症促進に関与する状態を回避する必要がある．有効な治療法として確立したものはなく，エビデンスレベルの高い研究成果はないものの，血管攣縮の緩和を目的としたnimodipine（日本未承認），ベラパミルといったカルシウム拮抗薬や硫酸マグネシウムの有効性が報告されており，使用を考慮する[1]．

本症例では，ベラパミルを投薬し徐々に頭痛は改善し，入院2週目に退院した．RCVS患者の多くは数日～数週で頭痛は治まり，血管病変も回復するため比較的予後良好であるが，なかには経過中に脳卒中や著明な脳浮腫を合併し後遺症を残す例もある．特に，産褥期のRCVSは予後不良との報告もある．

頭痛患者を外来で診療する機会は多いが，詳細に病歴聴取し，何らかの誘因後や産褥など特定の状況下での急性頭痛の場合はRCVSの可能性を疑い，早急に画像評価を行い，診断・治療に繋げることが肝要である[2]．

〔後藤聖司〕

参考文献

1) Ducros A：Reversible cerebral vasoconstriction syndrome. Lancet Neurol 11：906-917, 2012
2) Chen SP, et al：Reversible cerebral vasoconstriction syndrome；Current and future perspectives. Expert Rev Neurother 11：1265-1276, 2011

問題 077

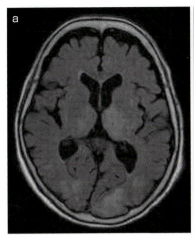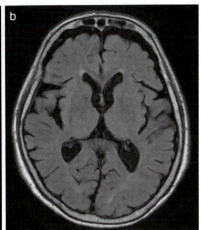

図1 頭部単純MRI FLAIR像
a：初診時，b：意識状態改善1週後

- ●**症　例**　91歳の女性．
- ●**主　訴**　意識障害．
- ●**既往歴**　高血圧症（降圧薬により普段は血圧110/70 mmHg前後），糖尿病および狭心症．
- ●**現病歴**　2日前から活気が低下していた．前日から食事摂取量も低下し徐々に活動性が低下していた．当日には意識レベルが低下したため搬入された．
- ●**身体所見**　意識レベルJCS I-3〜III-100．体温38.4℃．脈拍108/分，整．血圧158/94 mmHg．呼吸数23/分．SpO₂ 96%（酸素2 L/分）．一般身体診察では異常所見はない．神経学所見では動揺性の意識障害を認める．従命は入らない．粗大な四肢麻痺を認めない．病的反射を認めない．
- ●**検査所見**　脳脊髄液所見：肉眼的所見に異常はない，細胞数4/μL（単核球2/μL，多核球2/μL），タンパク130.8 mg/dL（基準15〜45），糖133 mg/dL（血糖357 mg/dL）．血液所見と血液生化学所見とでは軽度の炎症反応の亢進を認める．

頭部単純MRI FLAIR像の初診時（**図1a**）と意識状態改善1週後（**図1b**）とを示す．

考えられるのはどれか．1つ選べ．

- a：細菌性髄膜炎
- b：多発性硬化症
- c：ウイルス性髄膜炎
- d：可逆性後部白質脳症
- e：Guillain-Barré症候群

解答 077

d 可逆性後部白質脳症

● 診　断　可逆性後部白質脳症

　可逆性後部白質脳症〈posterior reversible encephalopathy syndrome：PRES〉は，亜急性〜急性発症の神経学異常を呈する症候群であり，主に頭頂葉から後頭葉にかけての一過性の血管性浮腫により生じる．

　臨床症状は，頭痛，視野・視力障害からさまざまな程度の意識障害，さらに痙攣発作から局所神経症状までと幅広い．

　大部分の患者において血圧上昇がみられ，脳血管の自動調節能を超える血圧上昇による血管浮腫が原因という仮説が提示されている．主に後方循環系に障害が認められる理由としても，交感神経の密度が前方循環系に比べ低く，自動調節能が相対的に脆弱であることによると説明されている．しかし，血圧が正常〜軽度上昇にとどまる例も30％程度でみられ，内因性・外因性毒素による血管内皮障害が病態の中心であるという説もある．免疫抑制薬や抗癌薬使用時，また敗血症や子癇時にみられるPRESを説明する病態として注目されている．

　MRIの画像所見は，主に頭頂葉〜後頭葉白質における血管浮腫を反映したT2強調画像での高信号化が特徴的とされる．ただ，一部灰白質や前頭葉に病変がみられることもある．脳出血や脳梗塞が続発する例もあり，その場合は神経学的予後不良のサインとなる．

　確立した診断基準は現時点ではなく，亜急性〜急性発症で脳血管浮腫に起因すると推定される神経学所見を呈する患者において，後に臨床・画像所見の改善を確認することで診断される．診断初期には除外診断が必要であり，髄膜炎や脳炎の可能性を考慮し，腰椎穿刺による評価は必須である．

　また，PRESにおいては，髄液中のアルブミン増多が高頻度に認められるが，細胞増多は稀とされる．

　基本的には予後良好な疾患であるが，重症度は，出血・梗塞などの合併症の有無や原因となった基礎疾患の重症度に左右される．治療は，降圧薬投与など背景となったと推定される病因の除去と痙攣などの合併症に対する管理となる．

　本症例においても，上記診断にてカルシウム拮抗薬の持続静注により血圧管理にて治療を開始し，翌日には意識レベルが改善した．

〔十倉　満〕

参考文献
1) Fischer M, et al：Posterior reversible encephalopathy syndrome. J Neurol **264**：1608-1616, 2017

問題 078

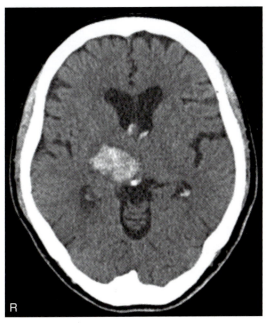

図1 頭部単純CT

- ●症　例　62歳の男性．
- ●主　訴　意識障害．
- ●既往歴　50歳ころから健康診断で高血圧を指摘されていたが，未治療でそのままにしていた．
- ●現病歴　来院当日の午前中，いつもと変わらず仕事をしていた．12時前に急に左上下肢のしびれ感を訴え，頭痛と左上下肢の脱力が出現した．次第に意識がもうろうとなってきたため搬入された．
- ●身体所見　脈拍72/分，整．血圧182/102 mmHg．一般内科所見に異常はない．
- ●神経学所見　意識は混濁しており，自発的な発語はない．瞳孔は正円同大で対光反射は両側とも迅速であるが，眼球運動の評価は困難である．痛み刺激に対して，右上下肢には自発的な逃避運動がみられるが，左上下肢は動かさない．左側のBabinski徴候が陽性である．
   来院時の頭部単純CT（**図1**）を示す．

設問① 考えられるのはどれか．1つ選べ．

- a：脳腫瘍
- b：視床出血
- c：被殻出血
- d：くも膜下出血
- e：静脈洞血栓症

設問② まず行うべき治療はどれか．1つ選べ．

- a：降圧療法
- b：低体温療法
- c：止血剤の投与
- d：脳室ドレナージ
- e：開頭血腫除去術

解答 078

設問①

 視床出血

設問②

 降圧療法

● 診 断　視床出血〈thalamic hemorrhage〉

視床出血は脳出血全体の約 30％ を占め，被殻出血に次いで頻度が高い．好発年齢は 60～65 歳で，後大脳動脈から分枝する視床穿通動脈，視床膝状体動脈の破綻による例が多い．原因としては高血圧が最も多く，70～90％ を占める．

日中の活動的な時間帯に，頭痛，顔面を含む対側の感覚障害で突然発症する例が多い．症状は数分～数時間でピークに至り，血腫の大きさにもよるが，次第に頭蓋内圧亢進症状（悪心や嘔吐），意識障害および運動麻痺を呈する．眼球の内下方偏位（thalamic eye），斜偏視，病巣側の Horner 症候群（縮瞳と眼瞼下垂），対光反射消失などの眼症状が出現する例もある．血腫の増大により脳幹を圧迫すれば呼吸障害を呈し，予後不良となる．

臨床的に脳卒中が疑われても，臨床症状のみで脳梗塞か脳出血を区別することは困難であり，診断には CT あるいは MRI が絶対的に必要である．MRI に比べ CT は出血性病変の検出に優れ，出血部位は高吸収域として認められるので画像診断は容易である（図 1）．第三脳室や側脳室への穿破も診断可能であり，血腫周囲の浮腫や水頭症の程度も評価可能である．意識障害や神経症状が進行する例，呼吸障害を呈する例では適宜再検する必要がある．血腫は経過とともに次第に吸収され，やがて低吸収域を呈する（図 2）．視床出血では約半数の例で脳室穿破が，約 20％ の例で水頭症の所見が認められる．血腫が外側に拡大すると被殻に及び，どちらが原発か鑑別困難になる場合があり，混合型出血と呼ばれる．

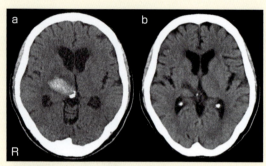

図2　本症例の発症 1 週後と 12 週後の頭部単純 CT
a：発症 1 週後には血腫の高信号域はやや淡くなり，周囲に淡い低信号域を伴っている．脳浮腫と midline shift の所見に加え，軽度の水頭症の所見（側脳室の拡大）を認める．b：発症 12 週後には血腫は吸収され低吸収域となり，脳浮腫や側脳室拡大の所見も改善している．

まず行うべき急性期治療は適切な血圧の管理であり，収縮期血圧 140 mmHg 未満への降圧が推奨される．脳浮腫が進むと脳ヘルニアを呈するため，頭蓋内圧亢進例では高浸透圧利尿薬（グリセロール）の投与を考慮してもよい．血液凝固系の異常を合併した例では血液製剤の投与を考慮してもよいが，血液凝固系が正常な例では止血剤や血液製剤の投与は行わない．一般的に血腫除去術の適応はないが，脳動静脈奇形，もやもや病，硬膜動静脈瘻および破裂動脈瘤による出血例では外科治療を要する場合もある．

一方で，被殻出血は定位的脳血腫除去術や開頭血腫除去術が適応になる例が多い．水頭症が重篤な場合には脳室ドレナージが検討される例もある．低体温療法は頭蓋内圧亢進時には考慮してもよいが，有効性はまだ十分に検討なされていない．意識障害，呼吸障害のある例では気道確保や人工呼吸管理が必要である．

〔岩崎　靖〕

参考文献

1) 日本脳卒中学会 脳卒中治療ガイドライン委員会（編）：脳卒中治療ガイドライン 2015（追補 2017 対応）．協和企画，2017
2) 見崎孝一，他：視床出血．日本臨牀別冊―神経症候群 I，第 2 版．pp 217-219，日本臨牀社，2013
3) 三上　毅：視床出血の病態．日本臨牀 72 巻増刊号 7―最新臨床脳卒中学（下）．pp 352-355，日本臨牀社，2014
4) 荒木信夫，他：脳卒中ビジュアルテキスト，第 4 版．医学書院，2015

問題 079

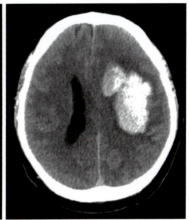

図1 頭部単純CT

- **症　例**　58歳の男性（右手利き）．
- **主　訴**　意識障害．
- **既往歴**　50歳時からかかりつけ医にて高血圧症と脂質異常症とで内服加療中である．
- **現病歴**　午前中は普段と変わらず仕事をしていたが昼食後に頭痛と悪心とを訴え，職場のソファで横になって休んでいた．20分ほどして同僚が見に行くと意識障害がみられ，尿失禁していたため搬入された．
- **身体所見**　脈拍64/分，整．血圧180/98 mmHg．一般内科所見には異常はない．神経学所見：意識は混濁しているが，大きな声で呼びかけたり身体を揺さぶれば開眼する．問いかけに対して返答はなく自発的な発語もない．左側への眼球共同偏倚を認めるが，瞳孔は正円で左右同大で対光反射は両側とも迅速である．痛み刺激に対して左上下肢には自発的な逃避運動がみられたが，右上下肢は動かさない．右側のBabinski徴候が陽性である．

来院時の頭部単純CTを**図1**に示す．

考えられるのはどれか．1つ選べ．

a：脳腫瘍
b：視床出血
c：被殻出血
d：くも膜下出血
e：静脈洞血栓症

解答 079

C 被殻出血

●診　断　被殻出血〈putaminal hemorrhage〉

　被殻出血は脳出血の約40%を占める．原因は高血圧性が多いが，脳動脈瘤，脳動静脈奇形，アミロイドアンギオパチー，脳腫瘍などによる例もある．中大脳動脈から分枝して大脳基底核を灌流する外側レンズ核線条体動脈〈lateral lenticulostriate artery〉の破綻による例が多い．

　視床出血や脳幹出血に比べて経過は良好といわれるが，症状や予後は出血の量と範囲とによって大きく異なる．出血量が少なく被殻に限局した場合，症状は対側上下肢の運動拙劣など軽度である場合が多い．一方で，内包に障害が及ぶと対側の運動麻痺や感覚障害を呈し，広範な血腫や脳浮腫および脳ヘルニアによって脳幹まで圧迫が及ぶと重篤な意識障害や呼吸障害を示すこともある．病巣側への眼球共同偏倚がしばしば認められ，優位半球の障害であれば失語症を，劣位半球であれば半側空間無視や病態失認を呈することもある．

　臨床症状で被殻出血を診断することは困難であるが，高血圧症を有する患者が，日中活動的な時間帯に頭痛や悪心を訴え，数分～数時間で意識障害，片麻痺および眼球共同偏倚を呈する経過が多い．一方で，発症当初は半身のしびれ感のみを自覚し，遅れて片麻痺が出現した例や，眼球の内下方偏位や斜偏倚，病巣側の縮瞳および眼瞼下垂を伴う場合は視床出血の可能性が高い．診断にはCTあるいはMRIが必須である．単純CTは出血性病変の検出に優れ，出血部位は高吸収域として認められるので診断は容易である．

　脳出血の急性期治療は降圧療法が重要で，収縮期血圧140 mmHg未満への降圧が推奨される．頭蓋内圧亢進例では高浸透圧利尿薬が投与される．血液凝固系の異常を合併した例では血液製剤の投与を考慮してもよいが，一般的には止血薬や血液製剤の投与は行わない．

　本症例のように神経学所見が中等症，血腫量

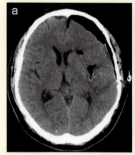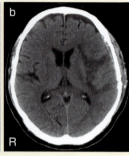

図2　本症例の開頭血腫除去術直後(a)と術後1週(b)の頭部単純CT
a：術後のCTでは血腫はほぼ除去され，軽度の脳浮腫の所見，頭蓋内に少量の空気が認められるが，側脳室の圧迫所見とmidline shiftは著明に改善している．b：1週後には病変部は淡い低吸収域を呈し，脳浮腫の所見も改善傾向である．

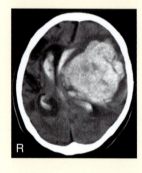

図3　重症被殻出血の頭部単純CT
来院時に昏睡状態に至っており，救命できなかった重症被殻出血の症例．

が31 mL以上(直径約4 cm以上)で，かつ血腫による圧迫所見が高度な被殻出血では手術が考慮され，特にJCSでⅡ-20〜30程度の意識障害を伴う場合には，開頭血腫除去術が施行される例が多い(図2)．定位的血腫吸引除去術や内視鏡下血腫除去術が施行される場合もある．

　少量の出血では内科的治療が選択されるが，経時的な意識レベルや神経症状の評価および頭部CTの再検が重要である．深昏睡の例では，手術適応はないとされる(図3)．全身状態が安定していれば，症状改善と後遺症軽減とを目的に早期からリハビリテーションを行う必要がある．

〔岩崎　靖〕

参考文献
1) 日本脳卒中学会 脳卒中ガイドライン委員会(編)：脳卒中治療ガイドライン2015(追補2017対応)．協和企画，2017
2) 山本拓史：被殻出血．日本臨牀別冊　神経症候群Ⅰ，第2版．pp 212-216，日本臨牀社，2013
3) 杉山　拓，他：被殻出血の病態．日本臨牀72(増刊号7)最新臨床脳卒中学(下)—最新の診断と治療．pp 341-344，日本臨牀社，2014

問題 080

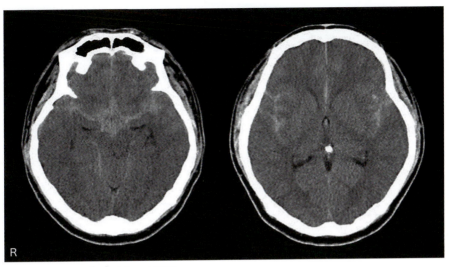

図1　頭部単純CT（頭痛発症2時間後）

- **症　例**　45歳の男性．
- **主　訴**　頭痛．
- **既往歴**　30歳台から不眠症，神経症および緊張型頭痛で通院加療中であり，かかりつけ医から睡眠導入薬，抗うつ薬および非ステロイド性抗炎症薬〈NSAIDs〉が処方されていた．高血圧症に対して2年前から降圧薬も処方されていた．
- **生活歴**　喫煙歴：30本/日（25年間）．飲酒歴：日本酒3合/日程度（20年間）．
- **現病歴**　2日前，入浴後に頭痛が出現し，常用しているNSAIDsを内服したがあまり効果はなかった．昨日も頭重感は持続していたが，通常の生活をしていた．今朝，排便時に激しい後頭部痛が出現し，いつもの頭痛発作とは異なる痛みが継続するため来院した．
- **身体所見**　意識は清明．身長168.5 cm，体重90.5 kg．体温36.0℃．脈拍76/分，整．血圧156/96 mmHg．一般内科所見に異常を認めない．神経学所見：頭痛のため苦悶表情である．脳神経に異常はなく，眼振と構音障害とを認めない．運動麻痺，感覚障害および四肢の失調症状は明らかでない．項部硬直とKernig徴候とを認める．

頭痛発症2時間後の頭部単純CTを**図1**に示す．

次に依頼する診療科として最も適切なのはどれか．1つ選べ．

a：心療内科
b：脳神経内科
c：循環器内科
d：脳神経外科
e：かかりつけ医

解答 080

d 脳神経外科

● 診 断　くも膜下出血

頭痛の大部分は片頭痛や緊張型頭痛などの機能性頭痛であるが，くも膜下出血〈subarachnoid hemorrhage：SAH〉，脳出血および髄膜炎などの症候性頭痛は絶対に見逃してはならない．SAHは，脳血管障害の約10％，突然死の約7％を占める．約50％の患者は初回出血で死亡するか，病院に到着できても治療対象とならない．約30％の患者は後遺症なく社会復帰し，約20％の患者は後遺障害を残す．わが国の発症率は比較的高く，年間約2万人である．50歳台に好発し男性と比べて女性に若干多い．発症のリスク要因には，高血圧，喫煙，過度の飲酒，ストレス及びSAHの家族歴などがある．

発症は，排便や性交，重労働などの緊張時や努力時が約40％を占めるが，通常の生活中に約35％，睡眠中にも約10％が発症する．典型例では瞬時に痛みがピークに達する雷鳴頭痛〈thunderclap headache〉を呈するが，発症前に軽度の警告頭痛〈sentinel headache〉を生じている例が約30％ある．多くの患者は救急車で来院し，診察時に意識障害，激烈な頭痛による苦悶表情，項部硬直および悪心・嘔吐を呈するため見逃すことはないが，歩いて来院し一般外来を受診する症例も存在する．もともと機能性頭痛もちである，激しくない頭痛が数日続く，重篤感がない，局所神経症状がないなどの所見のため頭部CTを施行せず，かぜ，片頭痛，高血圧症などとして見逃される例が約5％ある．以前から頭痛もちの患者であっても，いつもと違う頭痛を訴えた場合は要注意である．

原因の多くは脳動脈瘤の破裂であるが，脳動静脈奇形，もやもや病および脳動脈解離も原因となる．動脈瘤は，前交通動脈，中大脳動脈および内頸動脈–後交通動脈分枝部に好発する（図

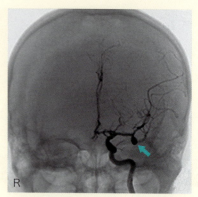

図2　脳神経外科にて施行した本患者のDSA像（発症3時間後）
左中大脳動脈に動脈瘤を認める（矢印）．

2）．頭部単純CTは診断の要であり，くも膜下腔に高吸収域が認められる（図1）．発症後3日以内では感度は90％以上であるが，5～7日目には不明瞭となり脳脊髄液検査が必要となる．脳脊髄液検査は単純CTで診断がつけば必要なく，徐脈や乳頭浮腫などの脳圧亢進症状がある場合は脳ヘルニアを助長するため禁忌である．動脈瘤の検索にはCT血管造影検査〈CT angiography：CTA〉または観血的カテーテルによるデジタルサブトラクション血管造影検査〈digital subtraction angiography：DSA〉が考慮される．

迅速な診断に加えて内科医に求められる重要な対応は，患者を速やかに経験豊富な脳神経外科医へ依頼し，集中治療管理下に置くことである．自院での対応が困難であれば，対応可能な大規模病院へ速やかに搬送しなければならない．再破裂が最も重要な死因であり，約20％の症例が再破裂し，初回破裂の6時間以内に多い．

〔岩崎　靖〕

参考文献
1) 日本脳卒中学会 脳卒中ガイドライン委員会（編）：脳卒中治療ガイドライン2015（追補2017対応）．協和企画，2017
2) 中溝　玲：くも膜下出血．別冊日本臨牀 新領域別症候群シリーズ 神経症候群Ⅰ（第2版）―その他の神経疾患を含めて．pp 255-258，日本臨牀社，2013

問題 081

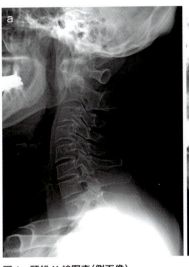
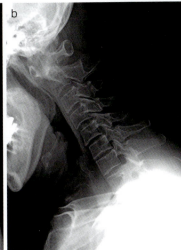
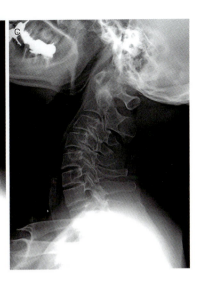

図1　頸椎X線写真（側面像）
a：中間位，b：前屈位，c：後屈位

- ●症　例　62歳の男性．
- ●主　訴　後頸部の痛み．
- ●既往歴　関節リウマチ（整形外科で治療中）．
- ●現病歴　3か月前から後頸部の慢性的な痛みを自覚していた．近くの診療所で緊張型頭痛と診断されて筋弛緩薬の投薬を受けたが，症状は改善しなかった．1か月前からめまいや両上肢のしびれ感も出現してきたため来院した．
- ●身体所見　意識は清明．構音障害はない．脳神経に異常はない．明らかな運動麻痺はなく，腱反射に異常はない．

頸椎X線写真を図1に示す．

考えられるのはどれか．1つ選べ．

a：化膿性脊椎炎
b：環軸椎亜脱臼
c：頸椎圧迫骨折
d：頸椎椎間板ヘルニア
e：頸椎後縦靱帯骨化症

解答 081

b 環軸椎亜脱臼

● **診断** 環軸椎亜脱臼〈atlanto-axial dislocation，またはatlanto-axial subluxation〉

環椎（第1頸椎），軸椎（第2頸椎）および環軸関節は特殊な形態をしており，環椎横靱帯が軸椎の歯突起を環椎前弓に押しつけるように存在している．何らかの原因でこの靱帯が緩んだり切れたりすると，環軸関節が不安定となり本症を生じる．基礎疾患としては関節リウマチが重要であり，Down症候群や透析患者でも頻度が高く，外傷によって生じる場合もある．関節リウマチでは歯突起周囲の滑膜炎やパンヌス（関節の滑膜細胞が増殖して形成された組織）形成による歯突起侵食，滑膜炎の靱帯への波及による靱帯の脆弱化が本症を惹起する．

初期症状は後頸部痛や後頭部痛が多く，眼窩部痛やはちまき状の前頭部痛を訴えることもあり，しばしば緊張型頭痛と診断される．環軸椎間の椎弓孔から出る後頭神経が圧迫されると，後頭部から側頭部にかけて広い範囲に痛みを訴え，頸部を動かした際に痛みが増強する．亜脱臼が進行すると頸髄が圧迫され，両上肢のしびれ感や感覚障害，巧緻運動障害が出現する．めまいは椎骨動脈の圧迫により生じ，前屈時に眼前暗黒感を呈することもある．さらに進行すると，歩行障害や膀胱直腸障害，腱反射亢進（錐体路徴候）も呈する．上位頸髄の圧迫が高度になると，睡眠時無呼吸や呼吸不全を呈し，突然死の可能性もある．

頸椎のX線写真側面像で環椎と軸椎の位置関係を観察することにより比較的容易に診断可能である．中間位よりも前屈位で開大が明瞭化するため，本症を疑った場合には機能撮影（頸部を動かした状態での撮影）を追加するべきである．

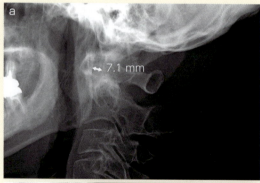
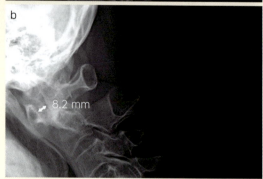

図2 本症例の頸椎X線写真での環椎歯突起間距離
中間位（a）では7.1 mm，前屈位（b）では8.2 mmであり，環軸椎亜脱臼と診断される．

環椎歯突起間距離〈atlanto-dental interval〉は正常では2 mm以下であり，3 mm以上であれば本症と診断される（**図2**）．8 mm以上となれば頸髄圧排症状が発現する可能性がある．

痛みに対しては鎮痛薬も使用されるが，根本的な薬物治療法はない．姿勢の工夫や頸椎カラーにより頸部の安静を保つことが初期治療の基本である．保存療法で症状が軽快しない場合や神経症候が出現した場合には，環軸椎後方固定術などの手術療法を考慮すべきである．

〔岩崎　靖〕

参考文献
1) 住谷昌彦，他：頭蓋・頸椎異常と頭痛．Medicina 52：1330-1332, 2015
2) 平泉　裕：関節リウマチによる環軸椎亜脱臼．神経内科 69：135-140, 2008

問題 082

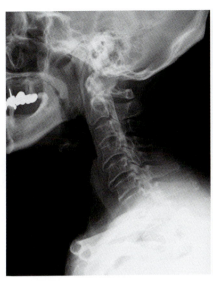

図1　頸椎X線写真（側面像）

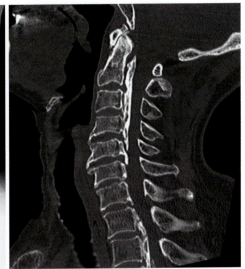

図2　頸椎単純CT（矢状断像）

- ●**症　例**　59歳の男性.
- ●**主　訴**　四肢のしびれと歩行障害.
- ●**既往歴**　糖尿病でかかりつけ医にて加療中（55歳〜）.
- ●**現病歴**　3年前から肩こり，頸部の痛み及び両手指のしびれを自覚していた．2か月前から両手指の巧緻運動障害も自覚していた．今朝，玄関でつまずいて後方へ転倒し，背部を打撲した．その直後から四肢のしびれが増強し，歩行障害も出現したため来院した．
- ●**身体所見**　意識は清明．身長166.8 cm，体重88.5 kg．脈拍72/分，整．血圧138/78 mmHg．一般内科所見に異常はない．神経学所見：脳神経に異常はない．眼振や構音障害を認めない．運動麻痺は明らかでないが，両下肢の腱反射が亢進し，Babinski反射が陽性である．四肢に自発的なしびれを訴えるが感覚障害は明らかでない．

来院時の頸椎X線写真（**図1**）と頸椎単純CT（**図2**）とを示す．

考えられるのはどれか．1つ選べ．

- a：脊髄腫瘍
- b：強直性脊椎炎
- c：環軸椎亜脱臼
- d：後縦靱帯骨化症
- e：椎間板ヘルニア

解答 082

d 後縦靱帯骨化症

● 診　断　後縦靱帯骨化症

　後縦靱帯骨化症〈ossification of posterior longitudinal ligament：OPLL〉は，脊柱管内の後縦靱帯に骨化を生じる疾患である．椎体骨の後縁を上下に連結する後縦靱帯が骨化した結果，脊柱管が狭窄し，脊髄や神経根が圧迫されて感覚障害や運動障害を生じる．発症は50歳以降が多く，男性に多い．単一の原因で生じる疾患ではなく，複数の要因(遺伝的素因，性ホルモンの異常，カルシウムやビタミンDの代謝異常，糖尿病，肥満など)が関与して発病すると考えられている．しばしば前縦靱帯骨化や黄色靱帯骨化も合併して認められる．

　頸椎に出現する例が多いが，胸椎や腰椎に出現する場合もある．頸椎OPLLの初発症状は頸部痛，手指先の痛みおよびしびれが多い．慢性に進行し，次第に痛みやしびれの範囲が拡がり，手指の巧緻運動障害，頸椎可動域制限，両下肢のしびれや感覚障害，歩行障害および膀胱直腸障害が出現する．転倒や頭部打撲によって急激に症状が増悪する例があり，重篤な四肢麻痺を呈する場合もある．

　本疾患はX線写真で診断可能であるが(図1)，変形性脊椎症による骨棘との鑑別が難しい場合もある．CTは骨化病巣の確認に優れており，矢状断(図2)では骨化巣の拡がりやタイプを，水平断(図3)では形状を確認できる．骨化のタイプは限局型，連続型，分節型および混合型に分けられ，本症例は混合型を呈している．MRIでは脊髄や神経根の圧迫の程度が確認できる(図4)．T2強調画像で髄内高信号を認める例は，機能予後不良となる可能性がある．後縦靱帯に骨化を認めても必ずしも症状は出現せず，偶然に見つかる例もある(一般外来を受診する成人の頸椎X線写真で，後縦靱帯の骨化が見つかる頻度は約3％)．

　手指の巧緻運動障害や歩行障害などの脊髄症

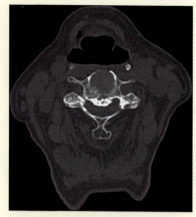

図3　頸椎単純CT（水平断像）

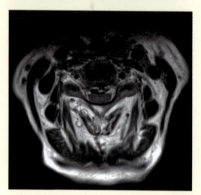

図4　頸部単純MRI（T2強調画像，水平断像）

状を伴わない例では，保存的治療が選択される．頸椎の伸展動作を避ける，外固定装具(頸椎カラー)の装着および薬物療法(非ステロイド抗炎症薬〈NSAIDs〉，筋弛緩薬など)が試みられる．症状が進行する場合や麻痺症状を認める場合は手術療法の適応となる．前方法または後方法による除圧固定術が行われ，術後のリハビリテーションも重要である．　　　　〔岩崎　靖〕

参考文献
1) 日本整形外科学会, 日本脊椎脊髄病学会(監), 日本整形外科学会診療ガイドライン委員会/脊椎後縦靱帯骨化症診療ガイドライン策定委員会(編)：頸椎後縦靱帯骨化症診療ガイドライン 2011. 南江堂, 2011
2) 大橋洋輝, 他：後縦靱帯骨化症. 別冊日本臨牀 新領域別症候群シリーズ 神経症候群Ⅴ(第2版)―その他の神経疾患を含めて. pp 120-126, 日本臨牀社, 2014

問題 083

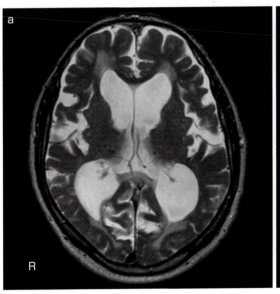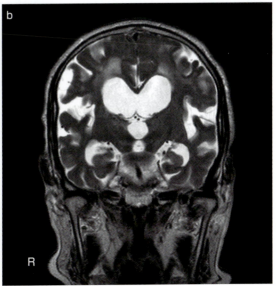

図1 頭部単純MRIのT2強調画像
a：基底核を通る水平断像．b：海馬を通る冠状断像．

- ●**症　例**　76歳の男性．
- ●**主　訴**　記銘力低下，歩行障害および尿失禁．
- ●**既往歴**　高血圧症にてかかりつけ医に通院加療中．
- ●**現病歴**　1年前から歩行が遅くなり，次第に記銘力が低下してきたことに家族が気付いた．最近，尿失禁が出現し，しばしば転倒するようになったため来院した．
- ●**身体所見**　意識は清明．表情は乏しい．構音障害はなく言語理解も良好であるが，動作や質問に対する反応は全体に緩慢である．対光反射に異常はない．眼球運動に異常はない．筋力低下と感覚障害とはない．腱反射に異常はなく，Babinski徴候はない．歩行は開脚位で，不安定な小刻み歩行である．筋強剛と振戦とはない．項部硬直と髄膜刺激徴候とはない．
- ●**検査所見**　脳脊髄液所見：初圧140 mmH₂O（基準70～180），流出は良好，細胞数4/μL（単核球）（基準5以下），タンパク定量31 mg/dL（基準15～45），糖定量55 mg/dL（基準50～75）．血液生化学所見に特記すべき異常はない．甲状腺機能に異常はない．梅毒血清反応　陰性．

初診時の頭部単純MRIを**図1**に示す．

考えられるのはどれか．1つ選べ．

- a：Parkinson病
- b：正常圧水頭症
- c：進行性核上性麻痺
- d：Alzheimer型認知症
- e：線条体黒質変性症（多系統萎縮症）

解答 083

b 正常圧水頭症

● 診 断　正常圧水頭症〈normal pressure hydrocephalus：NPH〉

　NPHは，脳脊髄液が脳室系からくも膜下腔に流出して吸収されるまでの過程に障害があり，脳室拡大を呈する交通性水頭症である．原因疾患が明らかでない場合を特発性NPH〈idiopathic NPH：iNPH〉，くも膜下出血，頭部外傷，脳手術後などに脳脊髄液の循環障害が起こり生ずる場合を続発性NPH〈secondary NPH：sNPH〉として区別する．60歳以降に発症することが多く，「認知症」「歩行障害」「尿失禁」を臨床的3主徴とする．

　認知機能障害は記銘力の障害から始まることが多く，次第に判断力や見当識の障害を呈する．自発性が乏しくなり，周囲への関心や興味を示さず，思考や動作の緩慢が目立つことも特徴である．歩行は小刻みで，左右の足の幅が広い不安定な開脚歩行が特徴であり，小脳失調やパーキンソニズムとは異なる．尿失禁は病初期にはみられず，やや遅れて出現する．頭蓋内圧は正常（200 mmH$_2$O以下）であり，頭痛・悪心などの頭蓋内圧亢進症状は伴わない．

　診断は特徴的な臨床症状と，頭部CT・MRIなどの画像所見が重要である．脳室系が内部から圧迫されるために，丸みを帯びた特徴的な脳室拡大像を呈する（**図1a**）．第3脳室，中脳水道，第4脳室に加え，脳底槽やSylvius裂の拡大も認められる．一部の脳溝に局所的な拡大を認め，くも膜下腔の脳脊髄液分布が不均衡となっている所見はdisproportionately enlarged subarachnoid space hydrocephalus〈DESH〉と呼ばれ，NPHを示唆する所見である．冠状断像における高位円蓋部の脳溝とくも膜下腔の狭小化も診断に重要な所見である（**図1b**）．腰椎穿刺で20〜40 mLの脳脊髄液を排除するタップテスト，またはドレナージチューブから脳脊髄液を持続的に排除する髄液排除試験〈ドレナージテスト〉を施行して臨床症状の改善度をみることも診断の補助となり，シャント術の適否決定にも有用である．

　治療は，脳外科的にシャント術が行われる．シャント経路は，脳室-腹腔〈V-P〉，脳室-心房〈V-A〉，腰椎くも膜腔-腹腔〈L-P〉から選択されるが，わが国ではV-Pシャントが主流である．臨床的3主徴がそろった症例や，歩行障害を初発症状とした症例ではシャント術での改善率が高いと考えられている．NPHは治療可能，回復可能な認知症〈treatable dementia〉であり，特に高齢者において適切な診断・治療が重要である．

〔岩崎　靖〕

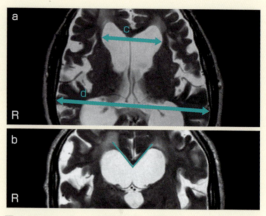

図2　Evans Indexと脳梁角（図1再掲）
a：Evans Index．側脳室前角の最大幅（c）が同スライスレベルにおける頭蓋内腔の幅（d）に対して0.3以上であればNPHが示唆される（この症例のEvans Indexは0.38）．**b**：脳梁角．冠状断像での脳梁角が90°以下であればNPHが示唆される（この症例の脳梁角は82.1°）．

参考文献
1）日本正常圧水頭症学会　特発性正常圧水頭症診療ガイドライン作成委員会（編）：特発性正常圧水頭症診療ガイドライン，第2版．メディカルレビュー社，2011

問題 084

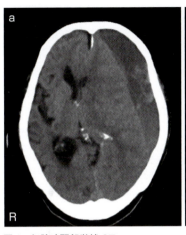 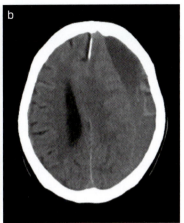

図1 初診時頭部単純CT
a：基底核を通る断面，b：放線冠を通る断面．

- ●症　例　80歳の男性．
- ●主　訴　意識障害と右片麻痺．
- ●生活歴　20歳時からアルコールを多飲している．
- ●既往歴　1か月前に酩酊状態で転倒し，頭部を打撲した．脳神経外科を救急受診したが，神経学所見と頭部単純CT所見とに異常はなく，経過観察となった．
- ●現病歴　1週前から元気がなく，3日前から頭重感を訴えていた．来院前日は終日臥床しており，夕食を嘔吐したため早めに就寝していた．今朝から呼びかけに対する反応が鈍く，右上下肢の動きが悪いため，救急外来を受診した．
- ●身体所見　問いかけには返答するが傾眠傾向である．口頭指示にはゆっくりと反応し，中等度の右片麻痺がある．脳神経，失調，感覚系の詳細な評価は困難である．項部硬直は明らかでない．

初診時の頭部単純CTを図1に示す．

> 考えられるのはどれか．1つ選べ．

- a：脳腫瘍
- b：脳膿瘍
- c：くも膜下出血
- d：急性硬膜外血腫
- e：慢性硬膜下血腫

解答 084

e 慢性硬膜下血腫

●診 断　慢性硬膜下血腫〈chronic subdural hematoma〉

慢性硬膜下血腫は，硬膜とくも膜との間隙に新生被膜に覆われた流動性血腫が貯留する疾患である．約80％の症例で，発症3〜8週前に軽度〜中等度の頭部打撲の既往を認める．発症の危険因子として，①男性，②高齢者，③アルコール多飲の3つが重要であり，閉経前の女性にみられることは稀である．非外傷性の場合は，①癌の硬膜転移，②脳室シャント術，③脳脊髄液減少症（低髄液圧症候群）が原因のことがあり，④抗血小板薬や抗凝固薬を服用中の患者，⑤人工透析患者に発症することもある．

血腫は一側性であることが多いが，約10％の症例では両側性である．増大する血腫が徐々に脳を圧迫し，片麻痺や失語などの大脳皮質巣症状を含め，さまざまな神経症状を呈する．壮年者ではくも膜下腔に余裕がないため，頭蓋内圧亢進による頭痛や嘔吐が主症状となる例が多い．一方，高齢者では認知機能障害，尿失禁，歩行障害が初発症状となる例も多い．自発性低下や食欲不振が前景に出る例があり，特に高齢者においては，認知症と誤診される場合が少なくない．急激な意識障害や片麻痺で発症する急性増悪型も存在する．

頭部CTでは頭蓋骨と脳表との間に，三日月状あるいは凹凸状の病変として認められる．血腫の形成時期により，高吸収域，等吸収域，低吸収域を呈し種々の吸収域が混在する例や，血腫腔内に鏡面形成がみられる例もある．等吸収域の血腫はCTでは識別困難な場合があり，一側性であれば側脳室や正中構造の偏位に注目することが重要で，両側性の場合は脳溝の消失と側脳室の狭小化に留意する必要がある．

MRIは等吸収域血腫の描出に優れるだけでなく，冠状断や矢状断を加えることで，血腫の分布や脳の偏位の程度を三次元的に診断可能であり，治療方針の決定に有用である．

治療は血腫腔内を生理食塩液で洗浄する穿頭血腫洗浄術が一般的である．意識障害のある場合は緊急手術，それ以外は症状に応じて数日以内に手術が行われる．大部分の例では，血腫の除去により速やかな症状の消失を認め治癒に至るが，脳ヘルニアの症状を呈する重症例や，高齢者では機能障害（片麻痺，言語障害や認知症症状）が残る場合もある．手術後の再発は約10％にみられ，1か月以内に起こりやすく，脳萎縮の強い例に多い．自然治癒する例もあるため，偶然に発見された例，血腫量が少ない例，症状が軽微な例では2〜3週間隔でのCTのフォローにより，保存的に経過観察する場合もある．経過観察あるいは再発例に対し，脳圧降下薬の点滴静注，止血薬や副腎皮質ステロイドの投与を行う報告もあるが，効果は証明されていない．

本症の年間発生頻度は，人口10万人に対して1〜2人と推定されている．治療可能な認知症〈treatable dementia〉として認識しておくことが重要であり，特に高齢者において比較的急速に認知症症状がみられた場合には，本症を疑う必要がある．

〔岩崎　靖〕

参考文献
1) 日本脳神経外科学会，日本脳神経外科コングレス：脳神経外科疾患情報ページ「慢性硬膜下血腫」http://square.umin.ac.jp/neuroinf/medical/307.html（2019年2月閲覧）
2) 宮城知也，他：慢性硬膜下血腫の診断ポイント．医事新報 4757：18-23, 2015
3) 古和久朋：慢性硬膜下血腫に伴うdementia．神経内科 80：68-72, 2014

問題 085

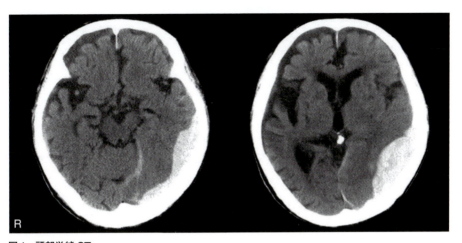

図1 頭部単純CT

●症　例　85歳の男性.
●主　訴　意識障害.
●既往歴　78歳時と81歳時とに脳梗塞の既往があり, 歩行障害の後遺症がある. かかりつけ医から降圧薬と抗血小板薬とを処方されている.
●現病歴　今朝, 自宅の玄関先でつまずいて転倒し, 縁石で左後頭部を打撲した. 直後には意識がもうろうとしていたが, 数分で次第に回復した. その後は普段どおりの生活をしていたが, 3時間後に頭痛と悪心とを訴えた. 間もなく呼びかけに対する反応が鈍くなったため搬入された.
●身体所見　意識は混濁しており, 大きな声で呼びかければかろうじて返答する. 脈拍52/分, 整. 血圧186/102 mmHg. 瞳孔は正円同大で, 対光反射は両側とも迅速であるが, 眼球運動の評価は困難である. 筋力低下や感覚障害の詳細は検査不能であるが, 四肢には自発的な動きがある. 病的反射はなく, 筋緊張に異常はない.
●検査所見　心電図：洞性徐脈がある.
来院時の頭部単純CT（図1）を示す.

考えられるのはどれか. 1つ選べ.

a：脳内出血
b：静脈洞血栓症
c：くも膜下出血
d：急性硬膜外血腫
e：急性硬膜下血腫

解答 085

d 急性硬膜外血腫

● 診　断　急性硬膜外血腫〈acute epidural hematoma または acute extradural hematoma〉

硬膜外血腫は，硬膜の外側と頭蓋骨との間に血液が貯留した状態であり，交通事故，転倒および転落などによる頭部外傷によって生じる場合が多い．激しい頭部打撲によって頭蓋骨が骨折し（図2），頭蓋骨に接する中硬膜動脈が損傷して発症する例が多い．

全頭部外傷の3%程度，致命的な頭部外傷の15%程度を占める．若年層ではスポーツ外傷による場合も多く，骨折を認めない場合も多い．小児では虐待によって生じる例があり，高齢者では抗血小板薬や抗凝固薬の内服の有無を確認する必要がある．

受傷直後は脳振盪によって意識混濁を呈するが，いったん意識は回復し，数分〜数時間後に再度意識障害を呈する例が多い．この意識清明期〈lucid interval〉は，本症の約半数程度に認められる重要な徴候である．初期症状としては，頭蓋内圧亢進による頭痛や嘔吐が多く，血腫が拡大すると意識障害や血腫と対側の片麻痺を呈する．また，頭蓋内圧亢進により，血圧の上昇と徐脈とを認める例も多い（Cushing現象）．

頭部外傷患者では，たとえ意識清明であっても，本症を呈する場合があることを念頭に置き，数時間は経過観察しCTを再施行することが重要である．頭部打撲から1日以上経過して異常がなければ本症を発症する心配はまずないが，数週後には慢性硬膜下血腫を発症する可能性があるため，患者への説明と経過観察とが必要である．

CTでは，頭蓋骨と脳実質との間に両凸レンズ型の高吸収として血腫が認められる．通常は打撲側に生じ，正中偏位や脳溝の変形などのmass

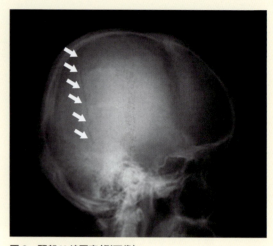

図2　頭部X線写真（側面像）
本症例では左の側頭頭頂部に線状骨折を認めた（矢印）．骨折線の下を走行する中硬膜動脈が損傷し，動脈出血によって急性硬膜外血腫を呈したと推定された．

effectを伴うことも多い．脳挫傷やくも膜下出血を伴う場合もある．

血腫の厚さが1〜2cm以上で，進行性に神経症状が悪化している場合には緊急手術（開頭血腫除去術）が必要である．速やかに手術を行った場合は比較的予後良好であるが，脳挫傷やびまん性軸索損傷を伴う場合や意識障害が高度な場合に，認知機能障害や四肢の機能障害が残ることもある．

手術までの頭蓋内圧管理も重要であり，頭部挙上による静脈還流の促進，適度な過換気療法，脳圧降下薬の投与も併用される．血腫が小さく，意識障害や頭蓋内圧亢進症状がない場合には，外科的処置が直ちに取れる厳重な監視下で保存的に経過をみる場合もある．　　〔岩崎　靖〕

参考文献
1) 長谷川譲：外傷性急性硬膜外血腫．日本臨牀別冊　新領域別症候群シリーズ　神経症候群（第2版）I—その他の神経疾患を含めて．pp 466-469, 日本臨牀社, 2013
2) 河井信行：急性硬膜外血腫．日医師会誌 142（特別2）：S275-S276, 2013

問題 086

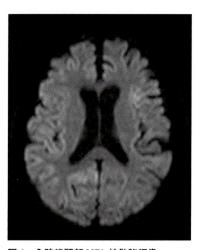

図1 入院後頭部MRI 拡散強調像

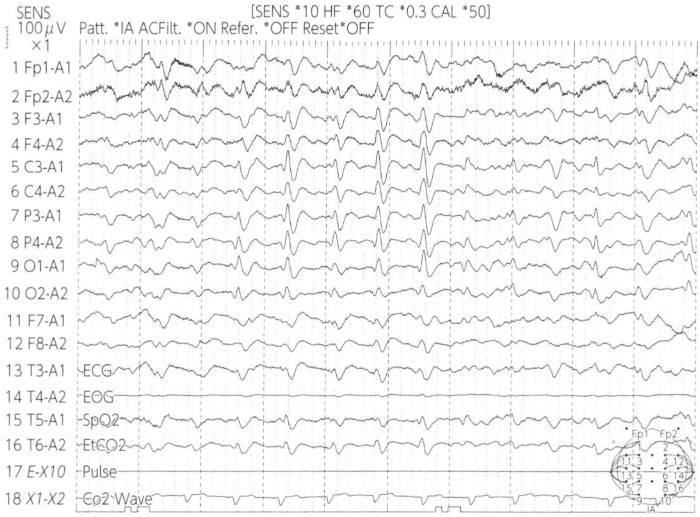

図2 脳波

- ● 症　例　81歳の女性．
- ● 主　訴　ふらつきと言動異常．
- ● 既往歴　特記すべきことはない．
- ● 現病歴　もともとADLは自立していた．2週前から歩行時のふらつき感を訴えていた．1週前から異常に細かいこだわりをもつようになるなど言動がおかしくなり，会話が噛み合わなくなっていった．来院当日，かかりつけ医を受診した際に撮影された頭部MRIにて脳梗塞を疑われ搬入された．
- ● 身体所見　会話に易怒性がある一方で，過度に笑顔を見せたりする様子を認める．バイタルサインに異常はない．一般身体所見に異常はない．脳神経学所見に異常はない．上下肢の筋力低下を認めない．腱反射の亢進，減弱および病的反射はない．指鼻試験と回内回外試験とでは左上肢の運動が稚拙である．失調様歩行を認める．入院1週後，右上肢にミオクローヌスが出現した．
- ● 検査所見　尿検査と血液検査とで異常所見はない．脳脊髄液所見：肉眼的所見に異常はない，細胞数 2/μL（基準5以下），タンパク 42.7 mg/dL（基準 15〜45），糖 61.5 mg/dL（血糖 108 mg/dL），ADA 1.2 U/L（基準4.0以下），単純ヘルペスウイルスPCR陰性．血液生化学所見：ビタミンB_1 45.7 ng/mL（基準20〜50），ビタミンB_{12} 514 pg/mL（基準260〜1,050）．免疫血清学所見：抗核抗体40倍未満，抗SS-A/Ro抗体 陰性，サイログロブリン抗体 陰性，抗TPO抗体 陰性．

入院後に撮影された頭部MRI拡散強調像（図1）と脳波（図2）とを示す．

考えられるのはどれか．1つ選べ．

- a：橋本脳症
- b：代謝性脳症
- c：てんかん重積
- d：自己免疫性脳炎
- e：Creutzfeldt-Jakob病

解答 086

e Creutzfeldt-Jakob 病

● 診 断　Creutzfeldt-Jakob 病〈CJD〉

プリオン病は，感染因子プリオンによる致死的な神経変性疾患である．人口100万人当たりの発症率は，年間1人程度である．多くは50～60歳台に発症するが，80歳以上でも認められる．

プリオン病を疑うポイントとしては，急速進行性の認知症（典型例では数か月以内に無動性無言に至る），またその他の精神神経症候（錐体路・錐体外路徴候，ミオクローヌス，小脳失調，視症状，無動性無言）を呈する症例で疾患を想起することが重要である．ただし，異常プリオンタンパクの構造の違いによる病像が異なる非典型例があり，比較的緩徐（1～3年）な経過をとる原因不明の認知症や小脳失調がみられる場合にも，鑑別に入れることが推奨されている．

検査法では，頭部MRI，脳波検査および脳脊髄液検査が有用である．頭部MRIでは，拡散強調像にて大脳皮質の複数箇所または線条体前半部を中心とする基底核に異常信号を示すことが多い．しかし，てんかん重積，橋本脳症，代謝性脳症，自己免疫性脳炎でも同様の異常を示すことがあり，病歴，身体所見，血液検査および脳波などから鑑別することが重要である．本症例（図1）では，両側側頭葉～右前頭皮質部にみられる拡散制限，FLAIR像での高信号化が認められ，1か月後の撮影でも同様の所見が持続していた．

脳波検査では，周期性同期性放電〈periodic synchronous discharge：PSD〉の検出が有用であるが，初期にはPSDが検出されないことも多く，検査を繰り返すことも重要である．また橋本脳症など他疾患でも同様の所見を呈する例が報告されており，留意すべきである[1]．本症例も入院当初は脳波上PSDが検出されなかったが，1か月後脳波検査（図2）にて検出されている．

脳脊髄液検査では，14-3-3タンパクや総タウタンパクの陽性化が診断の参考となるが，CJD以外の診断でも陽性を示すことがあり，解釈には注意が必要である．real-time quaking-induced conversion〈RT-QuIC〉法では，異常型プリオンタンパクが感度87～91％，特異度99～100％で検出され，診断上の有用性が示されている．本症例では，総タウタンパク陽性，14-3-3陽性，RT-QuIC法陽性が確認されている．

本症例のプリオンタンパク遺伝子検査では，正常多型であり遺伝性は否定的であり，また過去の脳神経外科手術歴や英国滞在歴もなく，孤発性CJDと診断した．本症例は，発症後2か月の経過で無動性無言に至った．〔十倉　満〕

参考文献

1) 村松倫子, 他：Periodic synchronous discharge を呈し Creutzfeldt-Jakob 病との鑑別を要した橋本脳症の1例. 臨床神経 53：716-720, 2013
2) プリオン病及び遅発性ウイルス感染に関する調査研究班, プリオン病のサーベイランスと感染予防に関する調査研究班（編）：プリオン病診療ガイドライン 2017 http://prion.umin.jp/guideline/guideline_2017.pdf（2019年2月閲覧）

問題 087

- ●症　例　68歳の男性.
- ●主　訴　発熱と嘔吐.
- ●既往歴　くも膜下出血後遺症の水頭症のため1年前に脳室-腹腔内シャント〈VPシャント〉留置術. 胃瘻造設後で施設入所中.
- ●現病歴　夕方, 経管栄養を施行後に数回の嘔吐があった. その後, SpO_2 の低下, 38℃台の発熱, 喘鳴および呼吸困難があり, 吸引処置を行ったが改善しないため搬入され入院した.
- ●身体所見　意識レベルはJCS I-3. 体温38.5℃. 脈拍112/分, 整. 血圧158/102 mmHg. 呼吸数22/分. SpO_2 96%（酸素6 L/分）. 両側胸部でcoarse cracklesを聴取する. 胃瘻周囲の異常はない. 腹部に明らかな圧痛はない. VPシャントの頭頸部に異常はない.
- ●検査所見　尿所見：白血球（-）. 血液所見：Hb 14.3 g/dL, 白血球 11,300/μL, 血小板 21万/μL. CRP 4.2 mg/dL. 胸部X線所見：両側下肺野に淡い浸潤影を認める. 頭部単純CT所見：水頭症とシャント留置を確認できるが出血は認めない.

　誤嚥性肺炎を疑い, 入院のうえ抗菌薬治療（アンピシリン, スルバクタム）を開始した. その後も解熱せず, 普段と比べ意識レベルが低下した状態であった.

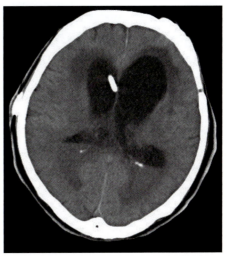

図1　頭部単純CT

第5病日に再検した頭部単純CTを**図1**に示す.

考えられるのはどれか. 1つ選べ.

- a：くも膜下出血
- b：多発性脳梗塞
- c：脳出血脳室穿破
- d：単純ヘルペス脳炎
- e：シャント関連脳室炎

解答 087

e シャント関連脳室炎

● 診 断　シャント関連脳室炎

　VPシャント留置後の高齢男性の発熱，嘔吐および呼吸不全である．当初は誤嚥性肺炎と診断されたが，頭部単純CT再検にて脳室内に高吸収の液体貯留を認めた．脳脊髄液所見は細胞数7,024/μL（多核球74%），タンパク402 mg/dL，糖0 mg/dLであり，シャント関連脳室炎・脳室内膿瘍と診断した．脳外科にてVPシャント抜去術と脳室ドレナージとを施行した．膿性貯留液から Serratia marcescens が分離された．血液培養は陰性であった．抗菌薬を変更（セフタジジム・メロペネム）し，脳室ドレナージ治療を継続したが，脳出血と多臓器不全を合併し永眠された．

　脳室内デバイス感染は最も注意すべき中枢神経感染の1つである．VPシャントや脳外科術後のドレナージ，Parkinson病に対する脳深部刺激装置などに関連して発症する．挿入時の創部感染としての発症が多いが，菌血症からの血行性波及，腹腔内などシャント遠位端からの逆行性感染の場合がある．

　症状は非特異的であり，発熱，頭痛，嘔吐および意識障害からほぼ無症状の場合もある．髄膜刺激症状は認めにくい．VPシャントのある患者での発熱や嘔吐では，常にシャント感染の可能性を念頭に置くべきである．発赤や疼痛など局所所見がないことで除外はできない．発熱がなく水頭症の悪化のみのこともあり，機械的なトラブルと誤認されうる．積極的に疑うことが診断のために必要である．ADLの低下した高齢者の発熱と肺異常陰影とをみたとき，安易に「誤嚥性肺炎」と診断することは，しばしば重篤な疾患の見逃しにつながり危険である．

　診断はシャントから採取した脳脊髄液の評価が重要である．脳脊髄液外観が膿性，Gram染色や培養での細菌検出，糖の低下などは感染を示唆するが，軽度の細胞数とタンパクの増加は術後変化のみでもみられ，脳脊髄液所見は術後変化との区別が時に困難である．また，脳脊髄液異常が軽微であっても感染の除外はできない[1]．血液培養も積極的に施行する．画像検査ではCTでの水頭症の悪化やMRIでの脳室周囲高信号などが脳室炎を示唆する．重症例では本症例のように脳室内膿瘍に至る．

　原因菌は，黄色ブドウ球菌，コアグラーゼ陰性ブドウ球菌，Propionibacterium や Corynebacterium，腸内細菌，緑膿菌を含むブドウ糖非発酵菌，真菌など多岐にわたる．初期治療ではメチシリン耐性黄色ブドウ球菌〈MRSA〉や緑膿菌をカバーし，原因菌に応じて抗菌薬治療を最適化する[1]．

　治療には感染デバイスの抜去が重要である．必要に応じて新規のドレナージを追加する．脳外科医との密接な連携が必要である．〔脇坂達郎〕

参考文献
1) Tunkel AR, et al：2017 Infectious Diseases Society of America's clinical practice guidelines for healthcare-associated ventriculitis and meningitis. Clin Infect Dis 64：e34-e65, 2017

問題 088

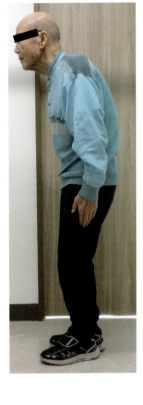
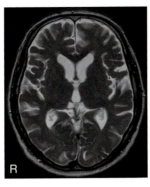

図1 患者の立位側面の写真

図2 頭部単純MRIのT2強調画像
基底核を通る水平断

図3 MIBG心筋シンチグラム
H/M比は早期像（a）1.54，後期像（b）1.22，正常カットオフ値は2.0

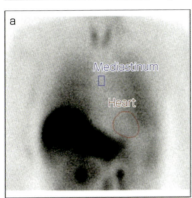
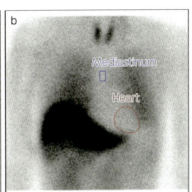

- ●症　例　70歳の男性．
- ●主　訴　右手の振戦．
- ●既往歴・家族歴　特記すべきことはない．
- ●現病歴　2年前から右手の震えを周囲から指摘されていた．次第に震えが増強し，動作も緩慢になってきたため来院した．
- ●身体所見　意識は清明．表情は乏しい．構音障害はないが，小声で単調な話し方である．右上肢に4～5Hzの安静時振戦を認める．右上下肢に中等度の筋強剛を認める．四肢筋力，表在感覚および深部感覚に異常はない．
- ●検査所見　血液生化学所見では特記すべき異常はない．

　初診時の立位姿勢の写真を図1に，頭部単純MRIを図2に，メタヨードベンジルグアニジン〈MIBG〉心筋シンチグラムを図3に示す．

この疾患で認められるのはどれか．1つ選べ．

- a：眼球運動障害
- b：自律神経障害
- c：錐体路徴候
- d：体幹失調
- e：運動失語

解答 088

b 自律神経障害

● 診 断　Parkinson 病

わが国における Parkinson 病の有病率は人口 10 万人当たり 100〜150 人と推定されている．発症年齢は 50〜65 歳に多いが，近年は高齢発症例の増加が目立つ．初発症状は振戦が最も多く，次に動作の拙劣さが続くが，症状がいつ始まったのか本人が気付いていない例も多い．安静時振戦〈resting tremor〉，筋強剛（固縮），動作緩慢（無動，寡動），姿勢反射障害が Parkinson 病の 4 大症状と呼ばれる．

振戦は無意識の状態で出現しやすいので，座って手を膝の上に置いているときや歩行時に観察しやすい．筋強剛は頸部や四肢の筋にみられ，他動的に関節を屈伸する際に連続的な抵抗を感じる「鉛管様の筋強剛〈lead-pipe rigidity〉」と，規則的な抵抗の変化を感じる「歯車様の筋強剛〈cogwheel rigidity〉」がある．表情は変化に乏しく（仮面様顔貌），発語は単調で小声である．歩行は歩幅が狭い「小刻み歩行」を呈する．進行例では，歩行時に足が地面に張り付いて離れなくなり，歩行の開始が困難となる「すくみ足〈frozen gait〉」がみられ，方向転換時や狭い場所を通過する際に目立つ．姿勢反射障害は初期にはみられないが，発症から数年経過してから出現し，とっさに足が出ないためバランスを崩して転倒することが多くなる．Parkinson 病に特徴的な前傾姿勢は「Parkinson 姿勢」（図 1）とも呼ばれる．頭部と体幹を前方に曲げ，両腕を肘で軽度屈曲し，両膝も軽度に曲げて，身をかがめるような姿勢を呈する．

Parkinson 病は，①パーキンソニズムがある，②頭部 CT または MRI で特異的異常（多発脳梗塞，被殻萎縮，脳幹萎縮，著明な脳室拡大や大脳萎縮）がない（図 2），③パーキンソニズムを起こす薬物・毒物への曝露がない，④抗 Parkinson 病薬（L-dopa 製剤またはドパミン受容体刺激薬）投与にてパーキンソニズムに改善がみられる，などの条件を満たした場合に診断できる．パーキンソニズムとは，前述の 4 症状である①典型的な左右差のある安静時振戦，②歯車様筋強剛，③動作緩慢，④姿勢反射障害，のうち 2 つ以上が存在することと定義される．

Parkinson 病では合併する非運動症状の観察や対応も重要であり，睡眠障害（日中過眠，REM 睡眠行動異常，寝言），自律神経障害（便秘，頻尿，発汗異常，起立性低血圧），嗅覚の低下，うつ，痛みやしびれ，下肢の浮腫などさまざまな症状を伴う．非運動症状が運動症状の発症に先行することも稀ではない．Parkinson 病では，MIBG シンチグラフィにおける薬剤の心筋集積低下が認められ（図 3）診断に有用である．

Parkinson 症候群は，パーキンソニズムを呈する Parkinson 病以外の疾患の総称で，薬剤性パーキンソニズム，脳血管性パーキンソニズム，進行性核上性麻痺，多系統萎縮症，大脳皮質基底核変性症，正常圧水頭症などが含まれる．パーキンソニズムの左右差が目立たない場合や初期からすくみ足が目立つ場合，あるいは Parkinson 病で通常みられない眼球運動障害や錐体路徴候，失語，失調を認めた場合はこれらの疾患を疑う必要がある．

〔岩崎　靖〕

参考文献
1）日本神経学会（監）：パーキンソン病診療ガイドライン 2018. 医学書院, 2018
2）厚生労働省科学研究費補助金難治疾患克服研究事業 神経変性疾患に関する調査研究班パーキンソン病と関連疾患（進行性核上性麻痺・大脳皮質基底核変性症）の療養の手引き，2005 年
　http://plaza.umin.ac.jp/neuro2/pdffiles/tebiki.pdf
　（2019 年 2 月閲覧）
3）難病情報センター：パーキンソン病
　http://www.nanbyou.or.jp/entry/314（2019 年 2 月閲覧）

089

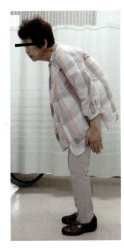
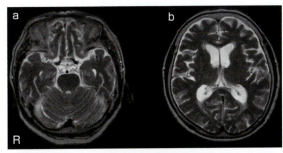
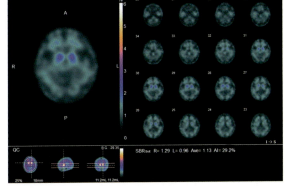

図1　立位姿勢の写真
図2　頭部単純MRIのT2強調画像
　a：海馬レベルの水平断，b：基底核レベルの水平断
図3　ドパミントランスポーターシンチグラム

- **症　例**　72歳の女性．
- **主　訴**　歩行障害，幻視および物忘れ．
- **家族歴**　特記すべきことはない．
- **既往歴**　2年前から便秘でかかりつけ医を受診している．ほかに特記すべきことはない．
- **現病歴**　1年前から歩行が小刻みになり，次第に動作が緩慢になった．2か月前から「知らない人が部屋に入ってきた」「裏庭で子どもが遊んでいる」「壁に虫がたくさんいる」などの幻視が出現した．最近，物忘れが目立つようになってきたため，家族に連れられて来院した．
- **身体所見**　意識は清明．脳神経に明らかな異常はない．構音障害と失語とは明らかでないが，小声で単調な話し方である．表情は乏しく，仮面様の顔貌である．腱反射は正常で病的反射はない．四肢と体幹とに筋強剛があるが，左右差は明らかでない．振戦などの不随意運動はない．小刻みな歩行に加えて，前傾姿勢も目立つ．
- **検査所見**　改訂長谷川式簡易知能スケール23/30点，Mini Mental State Test 24/30点で，見当識の障害や記銘力の低下を認めるが高度ではない．

外来診察時の立位姿勢の写真（**図1**），頭部単純MRI（**図2**）及びドパミントランスポーターシンチグラム（**図3**）を示す．

考えられる疾患はどれか．1つ選べ．

a：正常圧水頭症
b：多系統萎縮症
c：進行性核上性麻痺
d：Lewy小体型認知症
e：Alzheimer型認知症

解答 089

d　Lewy小体型認知症

● 診　断　Lewy 小体型認知症〈dementia with Lewy bodies：DLB〉

　DLB は初老〜老年期に発症し，神経変性症性の認知症疾患のなかでは Alzheimer 型認知症〈Alzheimer disease：AD〉に次いで頻度が高い．進行性の認知機能障害，パーキンソニズムおよび幻視を主症状とする．パーキンソニズムとしては，仮面様顔貌，動作緩慢，筋強剛，前傾姿勢（図1），姿勢反射障害などを呈するが，安静時振戦が目立たない例や，初期にはパーキンソニズムが明らかでない例もある．典型例では初期からしばしば幻覚や妄想を伴い，明瞭で具体性を帯びた幻視（子ども，虫，動物が見えるなど）を訴えることが特徴である．認知機能障害は AD ほど高度でない傾向があり，初期には見当識の障害や記銘力の低下が目立たない例も多い．失神や一過性の意識障害などの自律神経障害が目立つ例もあり，便秘や睡眠障害を伴う例も多い．

　臨床診断基準が提唱されているが[1]，AD と誤診されている例は多い．診断確定には剖検による病理学的検索が必要であり，大脳新皮質，辺縁系および脳幹諸核に Lewy 小体を広範に認めれば確定となる．頭部 CT や MRI では AD ほど脳萎縮は高度でなく（図2），海馬の萎縮や側脳室下角の拡大が目立たない例も多い．

　^{123}I-ioflupane（ダットスキャン®）を用いた，ドパミントランスポーターの分布を反映するシンチグラフィは AD との鑑別に有用であり，正常者や AD では両側線条体に明瞭な集積を認める（図4）が，本症ではびまん性の取り込み低下を示す（設問の図3）．Parkinson 病と同様に，^{123}I-meta-iodobenzylguanidine〈MIBG〉を用い

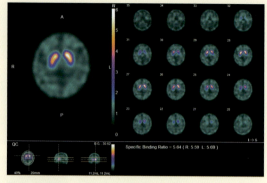

図4　正常のドパミントランスポーターシンチグラム
両側線条体にコンマ型の集積がみられる．

た心筋シンチグラフィにおける心筋への集積低下も DLB の診断に有用である．鑑別疾患として重要な AD では運動障害やパーキンソニズムを認めることは稀であり，進行性核上性麻痺では垂直性眼球運動障害を認めることが DLB との鑑別の参考となる．多系統萎縮症では高度の認知機能障害は稀であり，正常圧水頭症との鑑別には MRI 所見が参考となる．

　DLB はパーキンソニズムがある点で，AD よりも寝たきり状態になるまでの経過が短い．治療は L-dopa 製剤などの抗 Parkinson 病薬が試みられ，パーキンソニズムに対して効果は得られるが，精神症状が悪化する場合もある．DLB の脳内では神経伝達物質のアセチルコリンが減少しており，アセチルコリンエステラーゼ阻害作用を有する AD 治療薬であるドネペジル（アリセプト®）が治療薬として認可されている．

〔岩崎　靖〕

参考文献

1) McKeith IG, et al：Diagnosis and management of dementia with Lewy bodies；Third report of the DLB Consortium. Neurology 65：1863-1872, 2005
2) 「認知症疾患診療ガイドライン」作成合同委員会（編）：レビー小体型認知症．認知症疾患診療ガイドライン 2017, pp 237-262, 医学書院, 2017

問題 090

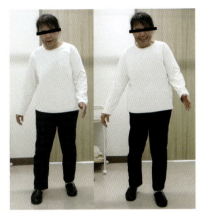

図1 歩行時の写真
体幹失調のため上半身が動揺し，両腕を外転して平衡を保とうとしている．

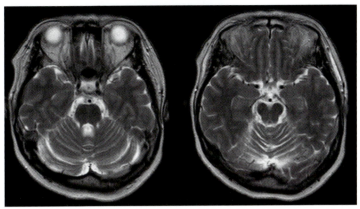

図2 頭部単純MRIのT2強調画像（脳幹レベルの水平断）

- **症　例** 50歳の女性．
- **主　訴** 歩行時のふらつき．
- **既往歴** 特記すべきことはない．治療中の疾患はない．
- **家族歴** 両親は血族結婚ではない．母親は55歳ころから歩行時のふらつきがあり，10年ほどの経過で次第に寝たきりとなった．兄，母方叔父および母方従兄弟にも同様の歩行障害がある．
- **現病歴** 2年前から，階段下降時のふらつきを自覚していた．次第に歩行時のふらつきが進行し，バランスを崩して転倒するようになった．半年前から呂律が回りにくくなったことも自覚し，周囲から「酔っ払ったような話し方」と言われるようになったため来院した．
- **身体所見** 意識は清明．脈拍72/分，整．血圧122/74 mmHg．一般内科所見に異常はない．神経学的所見：認知機能障害は明らかでないが，失調性の構音障害がある．眼球運動に制限はないが，水平性の注視方向性眼振がある．筋力低下と感覚障害とは明らかでない．病的反射はない．筋緊張は全体に低下している．体幹失調と下肢優位の四肢の失調があるが，左右差はない．歩行は失調性の開脚歩行である（**図1**）．
- **検査所見** 血液生化学検査で特記すべき異常はない．甲状腺機能検査と心電図検査とに異常はない．

頭部単純MRI（**図2**）を示す．

考えられるのはどれか．1つ選べ．

a：多発性硬化症
b：Parkinson病
c：脊髄小脳変性症
d：進行性核上性麻痺
e：筋萎縮性側索硬化症

解答 090

C 脊髄小脳変性症

●診 断　脊髄小脳変性症〈spinocerebellar degeneration：SCD〉

　SCDは，小脳，脳幹および脊髄の神経細胞が進行性に障害される神経変性疾患の総称であり，多くの病型が含まれる．臨床症状はふらつきや構音障害などの小脳失調が主体であり，頭部MRIで小脳，脳幹および脊髄の萎縮を認め，緩徐進行性に悪化する．病型によって，起立性低血圧や便秘などの自律神経障害，腱反射亢進や病的反射などの錐体路徴候，ジストニアや振戦などの不随意運動やパーキンソニズムなどの錐体外路徴候などさまざまな症状を合併する．

　SCDは孤発性と遺伝性とに分けられ，孤発性SCDの大部分はオリーブ橋小脳萎縮症〈olivopontocerebellar atrophy：OPCA〉型の多系統萎縮症〈multiple system atrophy：MSA〉である．MSA以外の孤発性SCDは，多くが皮質性小脳萎縮症〈cortical cerebellar atrophy：CCA〉に分類されるが，CCAにも多数の病型が含まれる．アルコール中毒，フェニトイン中毒，甲状腺機能低下症などによる症候性小脳萎縮症の鑑別も重要である．

　遺伝性SCDには優性遺伝性，劣性遺伝性およびX染色体劣性遺伝性があり，原因遺伝子により細分類される．欧米では劣性遺伝性が多いが，わが国では優性遺伝性が多い．従来，遺伝性OPCAやMenzel型遺伝性SCDと呼ばれた患者の多くは，脊髄小脳失調症1型〈spinocerebellar ataxia type 1：SCA1〉，SCA2，SCA3のいずれか，遺伝性CCAまたはHolmes型遺伝性SCDと呼ばれた患者の多くはSCA6かSCA31であったと考えられている．提示した症例は優性遺伝性の家族歴を有し，遺伝子解析によりSCA3と診断された．SCA3はMachado-Joseph病〈MJD〉とも呼ばれ，わが国の遺伝性SCDではSCA6，SCA31，歯状核赤核淡蒼球ルイ体萎縮症〈dentatorubral-pallidoluysian atrophy：DRPLA〉と並んで頻度が高い．原因遺伝子は第14番染色体長腕に位置する*MJD1*遺伝子であり，CAGリピートの伸長が発症に関与するトリプレットリピート病〈triplet repeat disease〉に分類される．

　MSAを含めたSCDの患者は，全国で3万人以上と推定されている．根本的な治療法はないが，甲状腺刺激ホルモン放出ホルモン誘導体であるタルチレリン（セレジスト®）の投与が運動失調にある程度有効である．リハビリテーション，生活指導に加え，難治性疾患克服研究事業や身体障害者の認定など社会医療補助制度の取得指導，介護保険申請など社会的サポートの手配も重要である．遺伝性SCDでは遺伝相談も重要であり，精神的なケアやカウンセリングを十分に考慮する必要がある．

〔岩崎　靖〕

参考文献

1) 石川欽也, 他：脊髄小脳変性症の分類. 別冊日本臨牀 神経症候群—その他の神経疾患を含めて（第2版）II. pp 330-335, 日本臨牀社, 2014
2) 高橋　真, 他：遺伝性脊髄小脳変性症. Clin Neurosci 30：1198-1199, 2012
3) 市川弥生子, 他：遺伝性脊髄小脳変性症の早期診断. 神経内科 86：44-51, 2017

問題 091

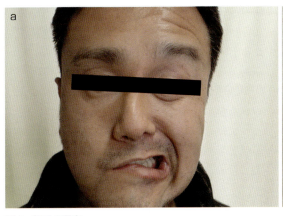 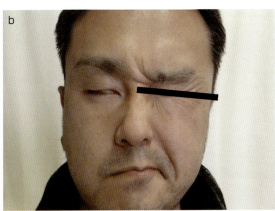

図1　顔面の写真
a：両側の口角を外側へ強く引くよう指示した際．
b：両眼を強く閉じるよう指示した際．

●**症　例**　42歳の男性．
●**主　訴**　右顔面の運動障害．
●**現病歴**　前日の午後から右頬部にしびれ感を感じていた．来院当日出勤すると，同僚から「顔が歪んでいる」と指摘された．右眼が閉じづらく，右口角から唾液や水がこぼれるため来院した．特記すべき既往症や治療中の疾患はない．
●**身体所見**　意識は清明．構音障害はない．眼球運動に異常はない．外耳道や耳介を含めて顔面に皮疹や発赤はない．
●**検査所見**　血液生化学検査では特記すべき異常はない．

両側の口角を外側へ強く引くよう指示した際の写真と，両眼を強く閉じるよう指示した際の写真を図1に示す．

この疾患について正しいのはどれか．1つ選べ．

a：男性に多い．
b：味覚は障害されない．
c：原因は血管障害である．
d：後遺症が残る場合が多い．
e：副腎皮質ステロイドの投与が有効である．

解答 091

e 副腎皮質ステロイドの投与が有効である.

● 診 断　特発性末梢性顔面神経麻痺（Bell 麻痺）

　特発性の末梢性顔面神経麻痺は Bell 麻痺とも呼ばれ，40 歳台に発症のピークがあり，男女差はない．予後は比較的良好で，約 90％の症例は数か月で完全回復するが，高齢者，味覚障害を伴う例，完全麻痺例では後遺症が残ることもある．比較的急速に始まる片側顔面筋の運動麻痺が主症状であり，「眼を閉じられない」，「口角からよだれが垂れる」などと訴えるが，「顔の片側がはれぼったい」とか「顔の半分がしびれる」と訴え，麻痺を自覚していないこともある．多くは単純ヘルペスウイルス 1 型の再活性化に関連して発症すると推定され，顔面神経管内での浮腫により麻痺が出現すると考えられている．急性期治療としては副腎皮質ステロイド療法が最も効果的であり，発症早期にプレドニゾロン 60 mg/日を 7 日間経口投与し，その後，漸減中止する．中等症以上の症例に対しては，抗ウイルス薬（アシクロビル 1,000〜2,000 mg/日もしくはバラシクロビル 1,000 mg/日）を併用投与することが推奨される．神経修復の促進を期待して，ビタミン B_{12} 製剤やビタミン E 製剤も併用される．

　顔面神経麻痺が中枢性か末梢性かの鑑別法として，随意的に前額部にしわを寄せるように指示し，可能であれば中枢性（核上性），困難であれば末梢性（核性または核下性）と考えるとわかりやすい．末梢性顔面神経麻痺では一側の顔面筋がすべて麻痺するので一目瞭然であることが多く，麻痺側では額のしわが浅く（図 1a），眼裂が開大し，瞬目が弱く，鼻唇溝（いわゆる「ほうれい線」）は浅く，口角は下がり健側に引かれる．中枢性の麻痺であれば前額部だけでなく眼輪筋の麻痺症状も軽く，麻痺は下顔面筋に目立つ．

閉眼しようとしても完全にできない状態を兎眼と呼び，その際に眼球が上転して白い強膜が見える Bell 現象が観察され（図 1b），これらの症候があれば末梢性顔面神経麻痺の場合が多い．アブミ骨筋反射の障害により鼓膜の緊張が増すため麻痺側の聴覚が過敏となり，音が大きく響くように感じることもある．顔面神経の中間神経が障害されると麻痺側の涙腺と唾液腺の分泌低下，舌の前方 2/3 の味覚障害を伴う．「食事のときに，金属を口に入れたような感じがする」と訴えたりするが，中枢性顔面神経麻痺では中間神経の麻痺症状は伴わない．また，中枢性の顔面神経麻痺が単独に出現することは稀で，片麻痺や他の脳神経症状，失調症状を伴っている場合が多い．

　末梢性顔面神経麻痺で Bell 麻痺に次いで頻度の高い Ramsay Hunt 症候群は帯状疱疹ウイルスの再活性化によって発症する．皮疹に先行して顔面筋の麻痺を発症する場合があり，この間は臨床的に Bell 麻痺と鑑別ができない．Bell 麻痺と比べて，麻痺がより重症であり後遺症を残す症例が多い．抗ウイルス薬による早期の治療が重要であることや，zoster sine herpete と呼ばれる皮疹を伴わない症例が Bell 麻痺に含まれている可能性があることも，Bell 麻痺で抗ウイルス薬の投与が推奨される根拠となっている．ほかに末梢性顔面神経麻痺の原因疾患として腫瘍，外傷，糖尿病，サルコイドーシス，Sjögren 症候群，Guillain-Barré 症候群，ライム病，多発性硬化症などがあり，鑑別には MRI などの画像診断，血液検査などが必要である．

〔岩崎　靖〕

参考文献

1) 日本顔面神経研究会：顔面神経麻痺診療の手引き—Bell 麻痺と Hunt 症候群．金原出版，2011
2) 日本神経治療学会治療指針作成委員会（編）：標準的神経治療：Bell 麻痺．日本神経治療学会，2008　https://www.jsnt.gr.jp/guideline/img/bell.pdf（2019 年 2 月閲覧）

問題 092

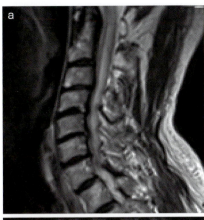

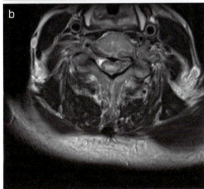

図1 脊髄単純MRI T2強調画像
a：矢状断（拡大），b：C5レベル水平断

- ●症　例　73歳の男性．
- ●主　訴　後頸部痛，視力低下および右下肢脱力．
- ●既往歴　高血圧症と左白内障．
- ●内服薬　エナラプリル，アムロジピン．
- ●家族歴　特記すべきことはない．
- ●現病歴　6日前から持続する後頸部痛を自覚した．頸部への外傷の病歴はなかったが，かかりつけ医を受診し頸椎捻挫と診断された．5日前の起床時から右足に力が入りにくいことを自覚した．視力低下も認めたため，4日前に搬入された．救急外来で頭部MRIを撮影したところ，明らかな異常がなく帰宅となった．その後も症状が持続したため，神経内科に入院した．普段は眼鏡をかければ新聞も読めていたが，入院時には字がかなり見えにくくなっていた．
- ●身体所見　意識は清明．身長168 cm，体重66 kg．体温35.8℃．脈拍64/分，整．血圧132/68 mmHg．呼吸数16/分．頸部に放散痛がある．胸腹部に特記すべき所見はない．神経学所見：脳神経では対光反射は迅速，両眼視力低下を認める．運動系では右不全片麻痺（Brunnstrom stage：手指Ⅴ，上肢Ⅴ，下肢Ⅴ）を認める．感覚系では右下肢触覚低下を認める．腱反射では下顎反射−，上腕二頭筋腱反射R++/L+，上腕三頭筋腱反射++/+，膝蓋腱反射++/+，アキレス腱反射++/+，Babinski徴候+/−，Chaddock徴候+/−を認める．
- ●検査所見　脳脊髄液検査所見：初圧130 mmH₂O，外観 水様透明，細胞数1/μL（単核球1），タンパク85 mg/dL，糖56 mg/dL，オリゴクローナルバンド陰性．赤沈3 mm/1時間．血液所見：特記すべきことはない．血液生化学所見：ビタミンB_{12} 423 pg/mL（基準260～1,050），葉酸3.3 ng/mL（基準2～10）．ホルモン検査所見：TSH 4.6 μU/mL（基準0.3～4.0），FT_4 1.2 ng/dL（基準0.9～1.8）．免疫血清学所見：CRP 0.01 mg/dL，抗核抗体40倍未満，MPO-ANCA 2.0 EU/mL未満（基準10未満），PR3-ANCA 2.0 EU/mL未満（基準10未満），抗アクアポリン（AQP）4抗体陽性，抗カルジオリピン抗体IgG 8 U/mL未満（基準10未満），抗マイクロゾーム抗体100倍未満（基準100倍未満），眼科検査：両眼ともに視神経炎所見を認める．頭部単純MRI：多発性硬化症〈MS〉を示唆する所見はない．

脊髄単純MRI T2強調画像を**図1**に示す．

この疾患について正しいのはどれか．1つ選べ．

- a：男性に多い．
- b：好発年齢は60歳台である．
- c：脳脊髄液オリゴクローナルバンドの陽性率が高い．
- d：抗AQP4抗体の検出感度は，測定法で大きな違いはない．
- e：脊髄MRIでは3椎体以上にわたる連続性脊髄病変が特徴である．

解答 092

> **e** 脊髄MRIでは3椎体以上にわたる連続性脊髄病変が特徴である。

● 診 断　視神経脊髄炎〈neuromyelitis optica：NMO〉

本症例は，視力低下，頸部痛を認める徐々に進行する右下肢麻痺で発症した．以下のWingerchukのNMO診断基準[1]のすべての条件を満たすため，NMOと診断した．

①視神経炎，②急性脊髄炎，および③補助的基準（以下のうち，2項目以上を満たす）
1) 3椎体以上にわたる連続性脊髄病変
2) 脳MRI所見がMSの診断基準を満たさない
3) NMO-IgG〈抗AQP4抗体〉陽性

最近になりNMOの病態が判明してきた．アストロサイトの足突起には水チャネルタンパクであるAQP4が存在する．そのAQP4に抗体が付着することにより炎症を惹起する[2]．

好発年齢は30～40歳台（特に30歳台後半）で，男女比は1：9（MSでは1：2）と女性に多い．頻度は10万人に0.5～4.4人である．自己免疫疾患（Sjögren症候群，全身性エリテマトーデス〈SLE〉，抗リン脂質抗体症候群，重症筋無力症，関節リウマチなど）を合併することもある．NMOと鑑別すべき疾患は，MS，急性散在性脳脊髄炎〈ADEM〉，視神経脊髄炎関連疾患〈NMOSD〉，神経Behçet病，神経サルコイドーシス，脊髄動静脈瘻，脊髄梗塞，脊髄腫瘍，頸椎症などがある．

脊髄単純MRI所見上は，頸椎症は髄内中心部に信号域が多発し，病変部が長いため考えにくい．また，脊髄梗塞は病変の大きさにしては錐体路障害が軽いため考えにくい．脱髄疾患では，病変部位が大きい割に神経症状が軽いことがよく経験される．診断の補助のために，抗AQP4抗体を測定することが必要となる．

抗AQP4抗体の測定法には，cell-based assay〈CBA〉法，indirect immunofluorescence〈IIF〉法，fluorescence activated cell sorter〈FACS〉法，enzyme-linked immunosorbent assay〈ELISA〉法がある．IIF法とELISA法は測定感度が低い．

最近では，抗AQP4抗体陰性のNMOの10～30％に，anti-myelin oligodendrocyte glycoprotein〈MOG〉抗体陽性の疾患も含まれることが判明してきた．

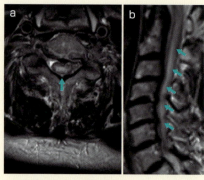

図2　脊髄単純MRI T2強調画像
a：矢状断，b：C5レベル水平断．C2～C7レベルにかけて髄内中心部に高信号を呈する長大病変を認める（矢印）．

脳脊髄液検査では，脳脊髄液中のオリゴクローナルバンドの陽性率は20％以下と低い（MSでは80％程度の陽性率）．NMOの脊髄MRIの特徴は急性期では，「脊髄の腫大」「矢状断で3椎体以上に及ぶ長い病変」「脊髄の中心部に病変を認める」といった点が挙げられる[3]．ガドリニウム〈Gd〉によるMRI T1強調画像では，発症数週～数か月間，病変部位が造影される可能性がある．MSの急性期では，脊髄病変は1椎体以下と短く，側索や後索に認めることが多い[4]．図2の矢印部分は本症例の病変部位で，NMOの特徴的な画像所見を呈している．

脊髄に3椎体以上を超える長大病変を認める場合にはNMOも鑑別疾患に考慮し，抗AQP4抗体を含め精査を進める必要がある．〔難波雄亮〕

参考文献
1) Wingerchuck DM, et al：Revised diagnostic criteria for neuromyelitis optica. Neurology 66：1485-1489, 2006
2) 日本神経治療学会指針作成委員会（編）：標準的神経治療；視神経脊髄炎（NMO）．神経治療 30：777-794, 2013
3) Jiao Y, et al：Update estimateof AQP4-IgG serostatus and disability outcome in neuromyelitis optica. Neurology 81：1197-1204, 2013
4) Trebst C, et al：Update on the diagnosis and treatment of neuromyelitis optica：Recommendation of the Neuromyelitis Optica Study Group (NEMOS). J Neurol 261：1-16, 2014

問題 093

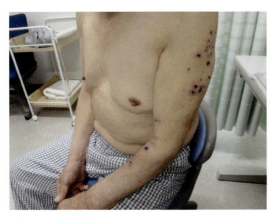

図1 左上肢の写真
一部が痂皮化した皮疹を認める.

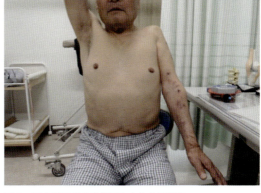

図2 両上肢の挙上を指示したときの写真

- **症　例**　71歳の男性.
- **主　訴**　左腕の挙上困難.
- **既往歴**　糖尿病(かかりつけ医にて治療中).
- **現病歴**　2週間前に左上腕～前腕にかけてぴりぴりとした痛みを自覚し, 翌日に水疱を伴う浮腫性紅斑が出現した. 市販の消炎鎮痛薬の内服で様子をみていたところ, 次第に紅斑は痂皮化し, 痛みも改善してきた. 昨日から左腕に力が入りにくくなり, 今朝から挙上困難となったため来院した.
- **身体所見**　意識は清明. 左上肢のC5～C6皮膚分節(デルマトーム)に痂皮化した皮疹を認める(図1). 他の一般内科所見に異常はない. 神経学所見: 構音障害はない. 脳神経に異常はない. 左上肢の挙上が困難であり(図2), 左側の三角筋, 上腕二頭筋, 上腕三頭筋および腕橈骨筋に高度の, 橈側手根伸筋に中等度の筋力低下を認める. 右上肢と両下肢とに筋力低下はない. 左側の上腕二頭筋反射と腕頭骨筋反射とは消失している.

診察時の上肢の写真を図1, 2に示す.

考えられるのはどれか. 1つ選べ.

a: 脊髄梗塞
b: 多発性硬化症
c: 帯状疱疹後運動麻痺
d: Guillain-Barré症候群
e: 糖尿病性末梢神経障害

| 解答 093

C 帯状疱疹後運動麻痺

● 診　断　帯状疱疹後運動麻痺〈herpes zoster paresis〉

　帯状疱疹は，神経節（三叉神経節，顔面神経の膝神経節，脊髄後根神経節）に潜伏感染していた水痘・帯状疱疹ウイルス（varicella zoster virus：VZV）の再活性化によって発症し，糖尿病や関節リウマチなどの基礎疾患，加齢，ストレス及び過労などによる免疫力低下が誘因となる．帯状疱疹の罹患率は人口1,000人当たり年間1.5～3人であるが，60歳以上では約7人であり，高齢社会の進行に伴って患者数は近年増加している．

　VZVは，知覚神経のみならず運動神経も障害することが知られている．顔面神経麻痺を伴うRamsay Hunt症候群が有名であるが，本症例のような分節性運動麻痺を呈する場合もあり，segmental zoster paresisと呼ばれる．帯状疱疹に運動麻痺を伴う頻度は，5～30％程度と考えられている．運動麻痺発現の機序は，VZVによる脊髄後根神経節の炎症が前根や前角に波及するためと推測されている．運動麻痺は皮膚症状出現の数日後～3週以内に出現する．

　本症の診断は特徴的な皮疹，臨床経過，運動麻痺の分布をみれば容易であるが，解剖学的知識が欠かせない．本症例では左上肢のC5～C6領域に痂皮化した皮疹が認められ，筋力低下は左側の三角筋（C5, C6），上腕二頭筋（C5, C6），上腕三頭筋（C6～C8），腕橈骨筋（C5, C6），橈側手根伸筋（C6～C8）に認められた．

　頸髄領域の帯状疱疹では上肢の麻痺を生じ，稀ではあるが横隔膜の麻痺を生じることもある．上位胸髄領域の帯状疱疹では肋間筋麻痺の併発が考えられるが，限局的な肋間筋麻痺では臨床症状として観察しにくいため，胸髄領域の帯状疱疹が多いにもかかわらず，運動麻痺が明らかとなる例は少ない．下位胸髄の帯状疱疹では腹筋麻痺を認める例もある．腰仙髄領域の帯状疱疹では下肢の麻痺を生じ，膀胱・直腸障害を伴う例もある．

　本症は高齢者あるいは皮疹の初期治療が遅れた症例に発症する傾向がある．皮疹出現後，早期に抗ウイルス薬（アシクロビル，バラシクロビル，ファムシクロビル）を投与すれば，神経節の炎症や障害が減少し，運動麻痺の出現を予防し，出現したとしても軽症化することができる．運動麻痺出現後の治療としては，多くの症例で副腎皮質ステロイドが投与されるが，麻痺の改善にどの程度の効果があるのか，パルス療法を含めた投与方法や投与量，投与期間については，今後の検証が必要である．

　帯状疱疹による運動麻痺は発症3～6か月後には約80％の症例でほぼ正常に回復するが，一部の症例では後遺症が残る．リハビリテーションの施行も重要である．

〔岩崎　靖〕

参考文献
1) 仙波恵美子, 他：帯状疱疹における痛みと運動麻痺—解剖学的理解. 日ペインクリニック会誌 22：513-520, 2015
2) 野中明彦, 他：帯状疱疹による運動神経麻痺—上肢と下肢麻痺の2症例の報告. 日ペインクリニック会誌 15：424-425, 2008
3) Thomas JE, et al：Segmental zoster paresis；A disease profile. Neurology 22：459-466, 1972

問題 094

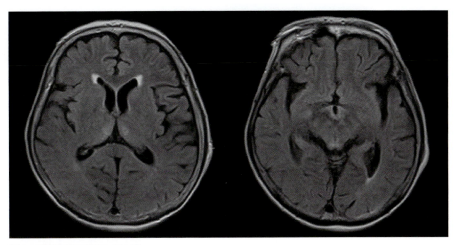

図1 頭部単純 MRI FLAIR 像

- ●症　例　76歳の女性．
- ●主　訴　意識障害．
- ●既往歴　65歳時：大腸癌の手術（人工肛門造設術），75歳から慢性甲状腺炎の診断で治療をしている．
- ●生活歴　独居でADLは自立していた．偏食があり，白米と食パンを主体とした食生活が続いていた．機会飲酒．
- ●現病歴　宅配に来た配達員に自宅内で転倒して身動きがとれなくなっているところを発見され搬入された．
- ●身体所見　意識レベルはJCS Ⅱ-10，GCS 12（E4V3M5）．体温36.5℃，脈拍76/分，整．血圧92/40 mmHg．項部硬直はない．わずかに水平性眼振と注視麻痺とがある．四肢の腱反射は消失している．下腿浮腫はない．麻痺や痙攣はない．
- ●検査所見　頭部単純 MRI FLAIR 像を図1に示す．

考えられる疾患はどれか．1つ選べ．

- a：髄膜炎
- b：低血糖脳症
- c：転移性脳腫瘍
- d：Wernicke脳症
- e：粘液水腫性昏睡

解答 094

d Wernicke 脳症

● 診 断 Wernicke 脳症

　Wernicke 脳症は，ビタミン B_1（チアミン）欠乏に起因する脳の代謝障害である．アルコール依存症患者で多くみられるが，悪性腫瘍，摂食障害，胃切除後，抗癌化学療法および感染性疾患など低栄養状態を伴う患者や重症膵炎に伴ってみられる[1]．ビタミン B_1 の脳内での作用は，糖代謝，脂質代謝およびアミノ酸産生であり，ビタミン B_1 の枯渇により，小脳，脳幹，乳頭体，視床および視床下部の障害をきたす[2]．古典的三徴として，意識障害，眼球運動障害および体幹失調があるが，すべてそろう症例は 16% 程度であり，またすべて陰性の症例は 19% という報告がある[3]．しかし，症例の多くは急性発症で，意識障害，外眼筋麻痺，小脳失調および精神症状が起こるとされる[4]．

　診断には詳細な病歴聴取が最も重要であるが，本症例のように独居の患者が意識障害で搬入されるような場合，病歴を正しく判断することは困難であり，客観的な血液検査や画像検査に頼らざるをえない．頭部 MRI は診断に有用であり，T2 強調像や FLAIR 像，拡散強調像で視床・視床下部の脳室周囲や中脳水道周囲に左右対称性の高信号領域を認めることが特徴である（**図2**）．

　本症例ではビタミン B_1 検査は検出感度以下であり，原因は偏った食生活によるビタミン B_1 欠乏症が考えられた．原因不明の意識障害の鑑別疾患として，Wernicke 脳症も考慮して検査を行う必要がある．　　　　　　　　　　〔竹本 聖〕

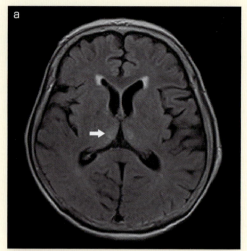

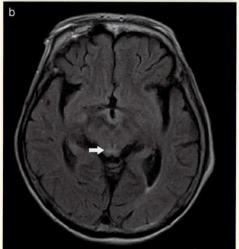

図2　頭部単純 MRI FLAIR 像（図1 再掲）
a：視床に高信号領域を認める（矢印）．
b：中脳水道周囲に高信号領域を認める（矢印）．

参考文献
1) Sun GH, et al：Pancreatic encephalopathy and Wernicke encephalopathy in association with acute pancreatitis；a clinical study. World J Gastroenterol **12**：4224-4227, 2006
2) Sochi G, et al：Wernicke's encephalopathy；new clinical settings and recent advances in diagnosis and management. Lancet Neurol **6**：442-455, 2007
3) Happer CG, et al：Clinical signs in the Wernicke-Korsakoff complex；a retrospective analysis of 131 cases diagnosed at necropsy. J Neurol Neurosurg Psychiatry **49**：341-345, 1986
4) Zuccoli G, et al：Neuroimaging findings in acute Wernicke's encephalopathy；review of the literature. Am J Roentgenol **192**：501-508, 2009

問題 095

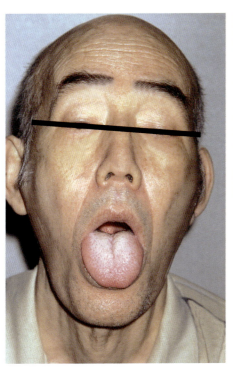

図1 顔面の写真

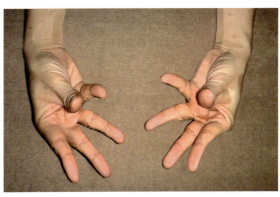

図2 両手の写真

- ●症　例　67歳の男性．
- ●主　訴　四肢の筋力低下．
- ●既往歴　糖尿病でかかりつけ医に通院中．
- ●現病歴　以前から日中過眠を指摘されているが，本人は気にしていない．50歳台から四肢の筋力低下や歩行障害が緩徐に進行し，ペットボトルの蓋が開けにくく，しばしばつまずくようになっていた．最近，立ち上がりや階段昇降が困難になってきたため来院した．弟にも同様の症状がある．両親は血族婚ではない．
- ●身体所見　意識は清明．構音障害はない．前頭部の禿頭と顔面筋の萎縮とを認める．四肢遠位部に筋萎縮と筋力低下とを認め，拳を握った後に弛緩させるのが困難である．腱反射は全体に低下しているが，病的反射は認めない．
顔面（図1）と両手（図2）の写真とを示す．
- ●検査所見　血液生化学検査に特記すべき異常はない．

この疾患について正しいのはどれか．1つ選べ．

- a：心筋は障害されない．
- b：伴性劣性遺伝を呈する．
- c：しばしば白内障を合併する．
- d：再発と寛解を繰り返す例が多い．
- e：ステロイドパルス療法が有効である．

解答 095

C しばしば白内障を合併する.

● 診断　筋強直性ジストロフィー〈myotonic dystrophy：DM〉

　筋強直性ジストロフィー(以前は「筋緊張性ジストロフィー」と呼ばれた)は成人の筋ジストロフィーでは最も頻度が高い. 筋強直現象(ミオトニー)と筋萎縮, 筋力低下が主な症状であるが, 骨格筋だけでなく多臓器が障害される全身疾患である. ミオトニーとは, いわゆる筋のこわばりで, 手を強く握るとその後すぐに指が伸ばせない把握ミオトニー〈grip myotonia, 図2〉, 母指球や舌をハンマーで叩打すると筋収縮がみられる叩打ミオトニー〈percussion myotonia〉が代表的である.

　筋萎縮は側頭筋, 頰筋, 胸鎖乳突筋, 骨間筋, 前脛骨筋および足底筋で目立つことが多い. 前頭部脱毛と西洋斧様の顔貌(斧状顔貌；hatchet face)は診断に役立つ特徴であるが(図1), 女性例では脱毛が目立たないこともある. 中枢神経症状(病識の欠如, 認知機能障害, 精神発達遅滞, 白質脳症, 性格変化, 日中過眠), 心病変(心伝導障害, 不整脈, 心筋障害), 眼症状(白内障, 網膜色素変性症), 難聴, 内分泌異常(耐糖能障害, 脂質異常症, 精巣萎縮), 呼吸器症状(低酸素血症, 睡眠時無呼吸症候群), 骨肥厚, 低 IgG 血症など多彩な合併症を示す.

　種々の良性・悪性腫瘍も合併しやすく, 不妊症・早産・死産などの周産期異常もしばしば認められる. 筋症状が目立たない例では, 白内障や糖尿病のみで神経内科以外の科で加療されている症例も多い. 本症であると気付かれないまま帝王切開などの全身麻酔手術を受け, 抜管困難などの術後合併症により本症が判明する症例がある. 軽症例では臨床診断が容易でない場合もあるが, 針筋電図でミオトニア放電〈myotonic discharge〉と呼ばれる特徴的な波形, スピーカーで聴取される急降下爆撃音〈dive bomber sound〉を確認できれば診断可能である.

　症例によって発症年齢, 症状出現パターンや重症度はさまざまであり, 男女比はほぼ等しい. 発症年齢から先天型, 若年型, 成人型に分けられ, 先天型は出生時より著明な筋力低下を示す. 原因遺伝子によりタイプ1(DM1)とタイプ2(DM2)に分けられ, いずれも常染色体優性遺伝形式をとり, DM1 の頻度は人口10万人当たり5〜7人程度である. 第19番染色体に存在するミオトニンプロテインキナーゼ〈dystrophia myotonica protein kinase：DMPK〉遺伝子のCTG反復配列の異常な伸長が原因である. 患者家系では世代を経るに従って反復数が増加し, 発症年齢が低下, 重症化する表現促進現象〈anticipation〉が観察される.

　筋力低下や筋萎縮は緩徐に進行し, 平均寿命は 55 歳程度である. 治療はリハビリテーションで関節拘縮を予防することや, 歩行機能や日常生活動作を維持するために病状に合った装具や杖, 車椅子を用いるなどの対症療法にとどまり, 現時点では根本的な治療法はない. 一方で合併症の一部は治療可能なため, その存在を念頭に置いて適宜検査を行う必要があり, 特に嚥下機能や呼吸機能の検査, Holter 心電図の評価と適切な対応が重要である. 不整脈についてはペースメーカや植込み型除細動器の適応となることもあり, 呼吸障害に対しては非侵襲的人工呼吸法が用いられることもある.

〔岩崎　靖〕

参考文献

1) 門間一成, 他：筋強直性ジストロフィー1型. 日本臨牀別冊　骨格筋症候群(第2版)上. pp 181-187, 2015
2) 栗原照幸：Myotonic dystrophy type 1(DM1). Clin Neurosci 33：223-225, 2015
3) 趙　一夢, 他：筋強直性ジストロフィー研究の現在. Brain Nerve 66：259-264, 2014
4) 難病情報センター：筋緊張性ジストロフィー. http://www.nanbyou.or.jp/entry/718 (2019年2月閲覧)

問題 096

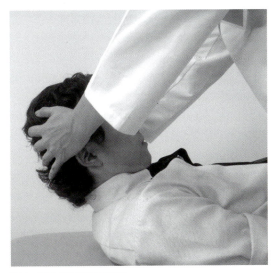

図1 項部硬直の診察写真

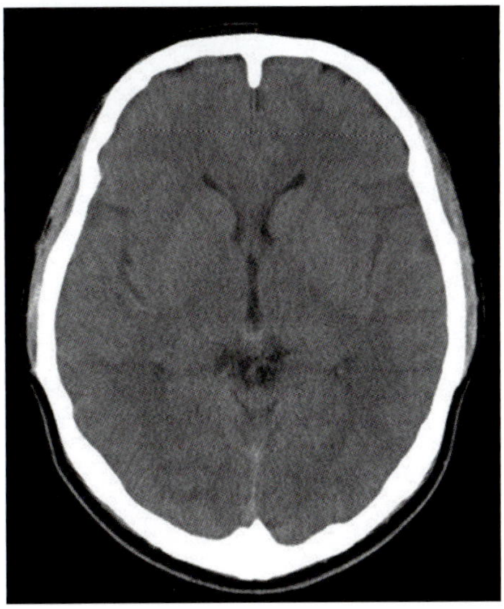

図2 頭部単純CT

- ●症　例　30歳の男性.
- ●主　訴　頭痛.
- ●既往歴　特記すべきことはない.
- ●現病歴　20歳ころから頭痛が月に1回程度あったが，この2週間で3回の頭痛があった．本日も今までと同様に視野の中心付近にキラキラ光る境界をもつ暗点が出現し，約30分後に強い拍動性頭痛と悪心とが出現したため来院した．
- ●身体所見　意識は清明．脈拍68/分，整．血圧108/68 mmHg．一般内科所見には異常を認めない．神経学所見：構音障害を認めない．脳神経に異常を認めない．運動麻痺，感覚障害および四肢の失調症状は明らかでない．

患者の項部硬直の診察写真（図1）と頭部単純CT（図2）とを示す．

考えられる疾患はどれか．1つ選べ．

a：髄膜炎
b：片頭痛
c：緊張型頭痛
d：くも膜下出血
e：慢性硬膜下血腫

b 片頭痛

●診　断　片頭痛〈migraine〉

　頭痛の診療で重要な点は，髄膜炎，くも膜下出血および脳出血などの器質的疾患に基づく症候性頭痛を鑑別することである．一方で，頭痛の大部分は明らかな器質的異常を認めない機能性頭痛であり，多くは片頭痛(偏頭痛とも表記される)か緊張型頭痛(筋収縮性頭痛とも呼ばれる)である．片頭痛は人口の約8％にみられ(緊張型頭痛は20〜30％)，10〜40歳台の若い世代に多い．男性に比べて女性に多くみられるが，男性患者も稀ではない．

　片頭痛は，血液検査や脳脊髄液検査，頭部CT(図2)やMRIなどの画像検査によっても異常は見いだされないため，診断には頭痛の性質や経過，随伴症状についての病歴聴取が重要である．項部硬直などの髄膜刺激徴候も認められない(図1)．急速に強い頭痛が出現し，悪心や嘔吐を伴うこともある．通常は側頭部から前頭部に片側性・拍動性の頭痛を訴えるが，両側性の場合や非拍動性の例もある．頭痛の持続時間は通常1日以内，長くとも3日以内で，睡眠により軽減する．光過敏や羞明，音過敏および気分の変調もしばしば伴い，歩行などの動作により頭痛が増強するため，発作時には暗い静かな部屋で安静にすることを好む．

　閃輝暗点〈scintillating scotoma〉や視野欠損などの前兆〈aura〉を伴う古典型(migraine with aura)が典型例として知られているが，前兆のない普通型(migraine without aura)のほうが多い．前兆は数分以上継続し，頭痛は前兆から60分以内に生じる．また，発作の数時間〜2日前ぐらいに情緒不安定，抑うつ傾向および眠気などを訴えることがあり，予兆と呼ばれる．発作の誘因には，食品(チョコレート，チーズなど)，ストレス，疲労，入浴および経口避妊薬などがあり，女性では月経周期と関連している例も多い．

　急性期治療には，トリプタン製剤が第1選択薬として推奨されるが，頭痛の程度によっては非ステロイド性抗炎症薬が有効である例も多い．トリプタン製剤は，頭痛が始まってからの投与でも効果がある点で使用しやすく，60〜70％の患者に有効である．頭痛発作の頻度が月に3〜4回以上あれば発作予防薬の使用も推奨される．抗痙攣薬のバルプロ酸やカルシウム拮抗薬のロメリジンなどが発作予防薬として使用されている．

　頭痛を訴える患者は，症候性頭痛を心配していることが多い．また，頭痛の原因は神経疾患領域以外にも眼疾患，耳疾患，歯科疾患，整形外科疾患，中毒および感染症など多彩であり，神経症やうつ病などの精神疾患や更年期障害を含めた婦人科疾患との関連も深い．頭痛はありふれた訴えであるが，症候性頭痛との鑑別，患者のニーズに応える適切な治療および異なった観点からの慎重な対応が重要である．〔岩崎　靖〕

参考文献
1) 日本神経学会/日本頭痛学会(監)，慢性頭痛の診療ガイドライン作成委員会(編)：慢性頭痛の診療ガイドライン2013．医学書院, 2013
2) 竹島多賀夫：慢性頭痛：診断と治療の最前線．神経治療学 34：173-177, 2017

アレルギー・膠原病

問題
097-104

アレルギー・
膠原病

問題 097

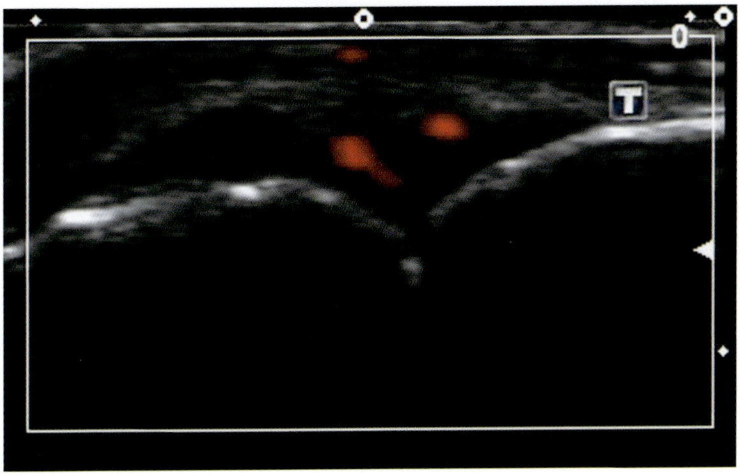

図1 左第3 MCP関節の超音波像
左第3 MCP関節に滑膜肥厚と滑液貯留(無〜低エコー域の増大),パワードプラシグナルを認める.線状の高エコーは骨皮質であり,左が中手骨,右が基節骨である.

- **症 例** 51歳の女性.
- **主 訴** 両手指の疼痛.
- **既往歴・家族歴** 特記すべきことはない.
- **生活歴** 職業:パート(事務職).喫煙歴はない.飲酒:ビール350 mL/週.
- **現病歴** 3週前から左第3 MCP(中手指節間)関節の疼痛が出現し,その後両手指に疼痛が広がってきたため近くの診療所を受診した.ロキソプロフェンを処方されたが改善しないため来院した.
- **身体所見** 意識は清明.身長158 cm,体重62 kg.体温36.7℃.脈拍64/分.血圧138/74 mmHg.SpO_2 98%(room air).結膜に貧血と黄染とはない.表在リンパ節は触知しない.心音と呼吸音とに異常はない.腹部所見に異常はない.下肢浮腫はない.左第2,3 MCP関節に軽度の腫脹がある.右手,左第3 MCP,左第3 PIP(近位指節間)関節で圧痛がある.
- **検査所見** 赤沈28 mm/1時間.血液所見:赤血球465万/μL,Hb 13.5 g/dL,Ht 41%,白血球5,300/μL(好中球69%,単球11%,リンパ球20%),血小板26万/μL.血液生化学所見:BUN 13 mg/dL,Cr 0.6 mg/dL,UA 5.3 mg/dL,AST 17 U/L,ALT 11 U/L,LD 167 U/L(基準120〜245),CK 88 U/L(基準32〜180).免疫血清学所見:CRP 0.2 mg/dL,RF 124.7 U/mL(基準15以下),抗核抗体40倍未満,CH_{50} 48.4 U/mL(基準30〜45),MMP-3 129.6 ng/mL(基準17.3〜59.7),抗CCP抗体42.0 U/mL(基準4.5未満).胸部X線写真:異常はない.両手部・足部X線写真:骨びらん,関節裂隙の狭小化はない.

来院時の左第3 MCP関節の超音波像(**図1**)を示す.

まず行う治療として適切なのはどれか.1つ選べ.

- **a**:ジクロフェナク内服
- **b**:アダリムマブ皮下注射
- **c**:メトトレキサート内服
- **d**:プレドニゾロン少量内服
- **e**:クラブラン酸・アモキシシリン内服

解答 097

C メトトレキサート内服

● 診 断　関節リウマチ

　関節リウマチ〈rheumatoid arthritis：RA〉は多関節炎を主徴とする炎症性疾患であり，複数の遺伝的要因に環境要因が加わって自己免疫応答が惹起されることが発症原因と推測される．炎症に伴い初期には滑膜が増殖し，次第に周囲の軟骨や骨が侵され，進行すると関節破壊をきたす．有病率は人口当たり0.5～1％とされ，男女比は1：3～5で女性に多い．発症年齢は幅広いが，40～50歳台にピークがある．

　診断には長らく1987年の米国リウマチ学会〈ACR〉の分類基準[1]が用いられたが，発症早期の診断能に乏しかった．骨破壊は発症早期に進みやすいため，2010年，ACRと欧州リウマチ学会〈EULAR〉によって早期診断を可能とする新たな分類基準が作成された[2]．これによると本症例は関節腫脹が存在し，滑膜炎を説明できるRA以外の疾患はなく，スコアリングで罹患関節3点（小関節4～10か所），免疫血清学検査3点（RF，抗CCP抗体ともに高値陽性），急性期反応物質1点（CRP，赤沈ともに陽性），症状持続期間0点（6週未満）より計7点となり，RA（6点以上）と診断できる．

　関節超音波検査はX線撮影で評価できない軟部組織の観察に優れる．グレースケールで無～低エコーを示す滑液貯留・滑膜肥厚の広がりを観察する．次に，パワードプラを用いて活動性滑膜炎に伴う新生血管をドプラシグナルとして検出する．超音波検査は滑膜炎の検出において触診よりも感度が高く，特に触診上腫脹の存在の判断に迷う例で非常に有用である．

　治療についてはEULARよりリコメンデーション[3]，ACR及び日本リウマチ学会よりガイドライン[4,5]が発表されており，メトトレキサート〈MTX〉が第1選択薬として位置付けられている．まずMTX単独あるいはMTXと他の合成抗リウマチ薬の併用を行い，合併症などによりMTXを使用しにくい場合には他の抗リウマチ薬を考える．病勢が強い場合には治療初期の一時的な少量の副腎皮質ステロイド内服も考慮する．効果が不十分な場合には生物学的製剤の併用や他の抗リウマチ薬への変更や併用を行う．

〔吉見竜介〕

参考文献

1) Arnett FC, et al：The American Rheumatism Association 1987 revised criteria for the classification of rheumatoid arthritis. Arthritis Rheum 31：315-324, 1988
2) Aletaha D, et al：2010 Rheumatoid arthritis classification criteria：an American College of Rheumatology/European League Against Rheumatism collaborative initiative. Ann Rheum Dis 69：1580-1588, 2010
3) Smolen JS, et al：EULAR recommendations for the management of rheumatoid arthritis with synthetic and biological disease-modifying antirheumatic drugs：2013 update. Ann Rheum Dis 73：492-509, 2014
4) Singh JA, et al：2015 American College of Rheumatology guideline for the treatment of rheumatoid arthritis. Arthritis Rheumatol 68：1-26, 2016
5) 日本リウマチ学会：関節リウマチ診療ガイドライン2014．メディカルレビュー社，2014

問題 098

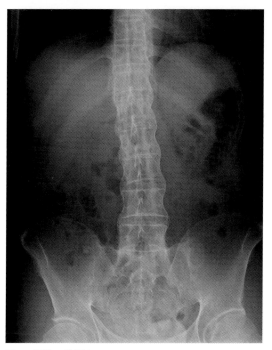

図1 腰椎X線写真

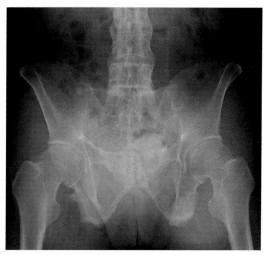

図2 股関節X線写真

- ●症　例　50歳の男性．
- ●既往歴　特記すべきことはない．
- ●生活歴　喫煙歴はない．機会飲酒．
- ●内服薬　常用薬はない．
- ●現病歴　20歳時から朝を中心とした腰殿部痛があったが，そのままにしていた．その後慢性的な腰痛，上背部および頸部痛などがあり，整体などにかかりながら様子をみていた．健康診断のPET-CTにて胸鎖関節の炎症を指摘され来院した．
- ●身体所見　vital signに異常はない．結膜に貧血と黄染とはない．心音と呼吸音とに異常はない．腹部は平坦，軟で，圧痛はない．手指を含め関節腫脹はないが，頸椎の可動域制限と前屈背屈制限とを認める．明らかな皮疹はない．
- ●検査所見　血液所見：赤血球499万/μL，Hb 13.8 g/dL，Ht 44％，白血球6,500/μL（好中球70％，好酸球2％，好塩基球1％，単球3％，リンパ球24％），血小板41万/μL．血液生化学所見：空腹時血糖102 mg/dL，TP 7.4 g/dL，IgG 1,473 mg/dL（基準739～1,649），IgA 333 mg/dL（基準107～363），IgM 85 mg/dL（基準46～260），BUN 8.1 mg/dL，Cr 0.7 mg/dL，TC 146 mg/dL，TG 82 mg/dL，AST 18 U/L，ALT 15 U/L，ALP 429 U/L（基準80～260），γ-GTP 27 U/L（基準10～50）．免疫血清学所見：CRP 0.9 mg/dL，RF 5 U/mL（基準15以下），抗核抗体40倍以下．

腰椎X線写真を図1に，股関節X線写真を図2に示す．

考えられるのはどれか．1つ選べ．

- a：関節リウマチ
- b：強直性脊椎炎
- c：変形性脊椎症
- d：SAPHO症候群
- e：びまん性特発性骨増殖症

解答 098

b 強直性脊椎炎

● 診　断　強直性脊椎炎

　本症例は強直性脊椎炎である．仙腸関節炎や脊椎炎による腰背部痛や殿部痛が初発症状となることが多い．疼痛が運動により軽快し，安静や就寝により増悪するのが特徴である．多くが30歳前後の若年者に発症し，頸〜背〜腰殿部，胸部，さらには股，膝，肩関節など全身広範囲に炎症性疼痛が拡がり，次第に各部位の拘縮（運動制限）や強直（運動性消失）を生じる．遺伝的背景により，わが国の患者数は欧米と比べきわめて少なく，医師の間でも十分に周知されていないため診断が遅れがちとなり，初発から診断までに平均9.3年を要している．

　根治療法はないが，近年，生物学的製剤（TNFα阻害薬）の適応が承認され，60%以上の患者でその有効性が証明されている．

　本症例は仙腸関節の関節裂隙が消失し，腰椎はbamboo spineとなっている[1]．発症時は仙腸関節と腰椎とに炎症があったが，現在では硬直し，健康診断では最近生じてきた胸鎖関節の炎症を指摘されたものと思われる．胸鎖関節の炎症ではSAPHO〈synovitis-acne-pustulosis-hyperostosis-osteitis〉症候群も鑑別が重要であるが，皮疹がないことと，仙腸関節・腰椎の病変から強直性脊椎炎と診断される（表1）．

〔甲斐基一〕

表1　強直性脊椎炎の診断基準（文献2より）

鑑別診断を除外した確実例（Definite）を対象とする．
1. 臨床症状
   a) 腰背部の疼痛，こわばり（3か月以上持続．運動により改善し，安静により改善しない．）
   b) 腰椎可動域制限（Schober試験で5cm以下）
   c) 胸郭拡張制限（第4肋骨レベルで最大呼気時と最大吸気時の胸囲の差が2.5cm以下）
2. X線所見（仙腸関節）
両側の2度以上の仙腸関節炎，あるいは一側の3度以上の仙腸関節炎所見
0度：正常
1度：疑い（骨縁の不鮮明化）
2度：軽度（小さな限局性の骨のびらん，硬化，関節裂隙は正常）
3度：明らかな変化（骨びらん・硬化の進展と関節裂隙の拡大，狭小化または部分的な強直）
4度：関節裂隙全体の強直

参考文献

1) 黒崎貴久：bamboo spine. 臨床画像 32（suppl-2）：140-141, 2016
2) 厚生労働省難病情報センター：強直性脊椎炎 http://www.nanbyou.or.jp/entry/4847（2019年2月閲覧）

問題 099

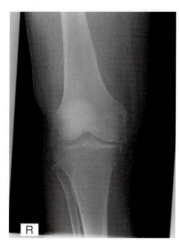

図1 右膝X線写真

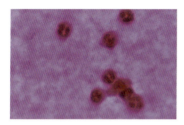

図2 膝関節液のGram染色標本

- ●症　例　88歳の男性.
- ●主　訴　発熱と両膝関節痛.
- ●既往歴　脂質異常症，心房細動，両側白内障，右下肢深部静脈血栓症，脳梗塞，認知症（要介護3）および前立腺肥大（経尿道的前立腺切除術〈TUR-P〉後）.
- ●内服歴　ワルファリン2.25 mg，アロプリノール（100 mg）1錠，ファモチジン（20 mg）1錠，フロセミド（40 mg）1錠，カルベジロール（10 mg）1錠，シロスタゾール（50 mg）4錠，アトルバスタチン（10 mg）2錠，レボフロキサシン（100 mg）4錠.
- ●現病歴　もともとADLは保たれていたが，転倒することがあった．1週前に右肩〜首の痛みを訴え整形外科を受診した．4日前に自宅でベッドから転落したが，特に外傷はなかった．しかし，それからまったく動けなくなり，その日に施設に入所した．入所日の夜から38℃台の発熱があったためかかりつけ医を受診した．血液検査で白血球9,300/μL，インフルエンザ検査は陰性でレボフロキサシン（100 mg）4錠が処方された．3日前から昼間は36℃台だが夜になると38℃に上昇した．昨日からは両膝痛も訴えたため入院した．
- ●身体所見　意識は清明．体温37.6℃．脈拍80/分，整．血圧128/86 mmHg．呼吸数16/分．SpO_2 98%（room air）．結膜に充血と黄染とはない．項部硬直はない．jolt accentuationはない．後頸部圧痛はない．副鼻腔に圧痛はない．咽頭発赤，扁桃腫大および白苔はない．頸部リンパ節腫脹はない．甲状腺に圧痛はない．心音と呼吸音とに異常はない．腹部はやや膨満，軟で，圧痛はない．脊柱に圧痛と叩打痛とはない．左肩に圧痛がある．発赤腫脹は明らかでない．両膝に腫脹と圧痛とがある．
- ●検査所見　尿所見：タンパク（+），糖（−），潜血（−），ケトン体（−），白血球（+），亜硝酸塩（−），沈渣；白血球1〜4/1視野，細菌+．血液所見：Hb 11.8 g/dL，Ht 34%，白血球8,400/μL，血小板15万/μL．血液生化学所見：随時血糖175 mg/dL，TP 7.2 g/dL，BUN 31.9 mg/dL，Cr 1.5 mg/dL，UA 5.6 mg/dL，総ビリルビン1.0 mg/dL，AST 147 U/L，ALT 93 U/L，Na 137 mEq/L，K 3.6 mEq/L，Cl 98 mEq/L，CRP 29.3 mg/dL．血液培養（2セット）と尿培養の結果はいずれも陰性（後日判明）．膝関節裂隙に石灰化所見を認める．関節穿刺で得られた膝関節液では白血球の貪食像を認める．

右膝X線写真を図1に，膝関節液のGram染色標本を図2に示す．

考えられるのはどれか．1つ選べ．

- a：化膿性関節炎
- b：関節リウマチ
- c：変形性膝関節症
- d：結晶誘発性関節炎
- e：全身性エリテマトーデス

解答 099

d 結晶誘発性関節炎

● 診 断　結晶誘発性関節炎

　本症例では，認知症もあり全身の痛みという病歴があるが，発熱と関節痛とで受診している．身体所見上，膝関節炎を疑う所見があることから，まずは膝が主たる病変であると考えて化膿性関節炎の存在を疑い，膝関節穿刺を行った．穿刺した関節液のGram染色標本では細菌を認めず，結晶成分の貪食像を認めた．その結果，結晶誘発性関節炎と診断した．非ステロイド抗炎症薬〈NSAIDs〉を投薬したところ，解熱し，膝の痛みも改善した．

　抗菌薬の先行投与もあるため，絶対に化膿性関節炎がないかどうかは不確実ではあるが，膝の痛みに関しては抗菌薬使用後に出現していることからも，この状況では結晶誘発性関節炎が最も疑われると考えた．結果として，膝関節穿刺液の培養からは細菌は検出されなかった．

　化膿性関節炎と結晶誘発性関節炎との鑑別に重要なのは，やはり関節穿刺である．化膿性関節炎における，穿刺した関節液のGram染色・培養の感度は90％であるといわれている[1]．穿刺した関節液のGram染色標本で，針状の尿酸結晶を認めれば痛風，棒状またはひし形のピロリン酸カルシウム（CPPD）結晶を認めれば偽痛風と診断できる．両者の区別がつかず全身状態が悪ければ，化膿性関節炎が否定できるまで抗菌薬を使用することも必要となる[2]．本症例も入院後に抗菌薬治療を併用したが，NSAIDsの効果があり症状が改善したため，血液培養と尿培養の陰性も確認し，抗菌薬は不要と考えて中止した．

　結晶誘発性関節炎には，尿酸塩結晶による痛風とCPPD結晶による偽痛風とがある．初期の痛風発作は約半数で第1中足趾関節〈metatarsophalangeal joint：MTP関節〉に生じる．いわゆる足の親指の付け根のところであり，30～50歳台の男性に多い．足関節などに関節炎をきたすこともある．多くの場合は単関節炎である．無症候性高尿酸血症（血清UA値が7.0 mg/dLを超える）が高リスク群であり，高尿酸血症が持続すると痛風発作が生じるといわれているが，痛風発作時には血清尿酸値が逆に低下して正常値となっていることがある．

　一方で，偽痛風は高齢者の急性単関節炎として出現することが多く，膝や手関節，足関節などに起こることが多い．急性多（寡）関節炎となる場合もある．結晶誘発性関節炎では当然ではあるが，抗菌薬による治療は効果がない．高度な炎症を伴っていることも多く，CRPは化膿性関節炎と同程度上昇する[3]ともいわれている．

〔横江正道〕

参考文献
1）北川　泉，他：病因で診る関節痛・関節炎．総合診療 25：330-332, 2015
2）谷口智宏：膝関節炎．JIM 18：888-891, 2008
3）横山　貴：関節液．臨検 60：490-496, 2016

問題 100

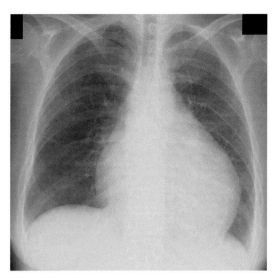

図1 胸部X線写真

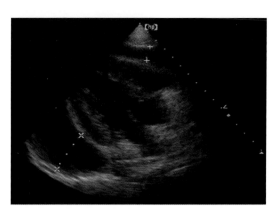

図2 心エコー図

- ●症　例　39歳の女性.
- ●主　訴　胸痛と呼吸困難.
- ●既往歴・家族歴　特記すべきことはない.
- ●生活歴　職業：会社員. 喫煙：20本/日×19年. 飲酒歴はない.
- ●現病歴　12年前から両手指の関節腫脹がみられ, 近くの診療所で関節リウマチが疑われた. メトトレキサートが処方されて一時期内服していたが, その後は無治療であった. 3か月前から39℃台の発熱を繰り返すようになり, 4日前から胸痛と呼吸困難とを伴うようになったため来院し, そのまま緊急入院となった.
- ●身体所見　意識は清明. 身長152 cm, 体重54 kg. 体温38.1℃. 脈拍124/分, 整. 血圧94/68 mmHg. SpO₂ 97%（room air）. 結膜に貧血があるが, 黄染はない. 口腔内に潰瘍がある. 表在リンパ節は触知しない. 心音の低下がある. 胸膜摩擦音はない. 呼吸音に異常はない. 腹部所見に異常はない. 下肢浮腫はない. 両側第2〜5 MCP（中手指節間）関節での尺側偏位がある. 明らかな皮疹はない.
- ●検査所見　血液所見：赤血球353万/μL, Hb 8.1 g/dL, Ht 25%, 白血球7,600/μL（好中球78%, 単球9%, リンパ球13%）, 血小板7万/μL. 血液生化学所見：BUN 30 mg/dL, Cr 0.8 mg/dL, AST 88 U/L, ALT 57 U/L, LD 238 U/L（基準120〜245）. 免疫血清学所見：CRP 10.5 mg/dL, 抗核抗体斑紋型1,280倍以上（基準40未満）, 抗dsDNA抗体7.7 U/mL（基準6.0以下）, 抗カルジオリピンIgG抗体19 U/mL（基準10未満）, CH₅₀ 32.7 U/mL（基準30〜45）. 手部X線写真：第2〜5 MCP関節での尺側偏位と亜脱臼があるが, 骨びらん・関節裂隙狭小化はない.

胸部X線写真を図1に, 心エコー図を図2に示す.

最初に行う治療として適切なのはどれか. 2つ選べ.

- a：抗結核薬内服
- b：心嚢ドレナージ
- c：メトトレキサート内服
- d：エンドキサンパルス療法
- e：高用量副腎皮質ステロイド内服

解答 100

b 心嚢ドレナージ

e 高用量副腎皮質ステロイド内服

●診　断　全身性エリテマトーデス〈systemic lupus erythematosus：SLE〉

　SLEは全身の臓器に炎症をきたす自己免疫疾患である．わが国における有病率は10万人当たり10〜100人と推定されている．男女比は1：9で圧倒的に女性が多く，発症年齢は20〜40歳台であることが多い．原因はいまのところ不明であるが，遺伝的素因に加えて何らかの環境因子が加わることによって発症すると考えられている．全身症状として発熱や全身倦怠感がみられるほか，皮膚・粘膜，関節，腎，神経，心臓，肺，血液，消化器などほぼすべての臓器に症状が出る可能性がある．なかでもループス腎炎〈lupus nephritis〉や神経精神障害〈neuropsychiatric SLE：NPSLE〉は予後を左右する最も重要な臓器障害となる．

　SLEは特徴的な臨床症状と検査所見の組み合わせにより診断される．SLEの分類基準としては米国リウマチ学会〈ACR〉の分類基準(1997年改訂)がよく用いられており，感度，特異度はそれぞれ83％，96％と非常に高いため，わが国の指定難病認定においても利用されている[1]．本症例は口腔内潰瘍，Jaccoud関節症(第2〜5 MCP関節での骨破壊を伴わない尺側偏位)を伴う非びらん性関節炎，心膜炎，リンパ球減少，血小板減少，免疫学的異常(抗dsDNA抗体および抗カルジオリピン抗体陽性)，抗核抗体陽性がみられ，この分類基準を満たす．一方，2012年にSystemic Lupus International Collaborating Clinics〈SLICC〉グループによる新しい分類基準が発表されたが[2]，そのなかでは臨床的あるいは血液学的異常項目がACR基準と比較してより独立した項目となっており，免疫血清学的項目において低補体血症の項目が追加されている．さらに，抗核抗体あるいは抗dsDNA抗体が陽性の場合，腎生検においてループス腎炎に合致した所見さえあれば，SLEに分類されるようになっている．

　SLEにおける心膜炎の発生頻度は約10〜50％程度であり，SLEの初発症状となることもある[3]．発熱と前胸部痛が最も重要な症状であるが，しばしば呼吸困難の訴えもみられる．胸部聴診上の心膜摩擦音は特徴的な所見ではあるが，心嚢水貯留が高度になると聴取されなくなる．しばしば胸膜炎を同時に伴う．中等量の副腎皮質ステロイドに対して比較的良好な反応を示すことが多いが，治療抵抗性を示して重症臓器病変の治療と同様の高用量の副腎皮質ステロイドや免疫抑制薬を必要とする場合もある．時に本症例のように高度な心膜炎のために心タンポナーデをきたして循環動態に影響を与えることがあり，その場合には心膜腔穿刺によるドレナージを必要とする．一般的には急性心膜炎の原因として特発性が最も多く，ウイルス性や結核性の感染症がこれに続くが，若年女性の場合には常にSLEを念頭に置くことが重要である．

　設問の図1では巾着型の著明な心陰影拡大を認めるが，肺野に異常陰影はみられない．図2では多量の心嚢水貯留を認める．　　〔吉見竜介〕

参考文献

1) Hochberg MC, et al：Updating the American College of Rheumatology revised criteria for the classification of systemic lupus erythematosus. Arthritis Rheum 40：1725, 1997
2) Petri M, et al：Derivation and validation of the Systemic Lupus International Collaborating Clinics classification criteria for systemic lupus erythematosus. Arthritis Rheum 64：2677-2686, 2012
3) Doria A, et al：Cardiac involvement in systemic lupus erythematosus. Lupus 14：683-686, 2005

問題 101

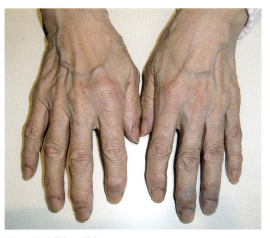

図1 両手背部の写真

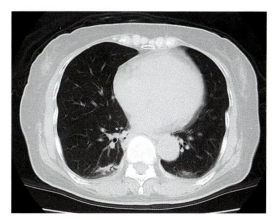

図2 初診時の胸部単純CT

- ●症　例　75歳の女性．
- ●主　訴　発熱と労作時の息切れ．
- ●既往歴・家族歴　特記すべきことはない．
- ●生活歴　専業主婦．喫煙歴はない．機会飲酒．
- ●現病歴　2か月前から両手指・肘・膝関節伸側部の紅斑，両上眼瞼の腫脹・紅斑が出現し増悪してきたため皮膚科を受診した．3日前から夜間の発熱と労作時息切れとを自覚するようになったため，内科に併診となった．
- ●身体所見　意識は清明．身長158 cm，体重62 kg．体温36.6℃．脈拍60/分，整．血圧148/86 mmHg．SpO₂ 97%（room air）．結膜に貧血と黄染とはない．表在リンパ節は触知しない．心音に異常はないが，両下背部にfine cracklesを聴取する．腹部に異常はない．下肢浮腫はない．四肢・体幹に明らかな筋力低下と筋把握痛とはない．両上眼瞼に浮腫を伴う紅斑，前胸部・上背部に紅斑，両手指・肘・膝関節の伸側に角化性紅斑，爪囲紅斑および爪上皮出血点がある．
- ●検査所見　血液所見：赤血球358万/μL，Hb 11.6 g/dL，Ht 34%，白血球3,500/μL（好中球79%，単球10%，リンパ球11%），血小板17万/μL．血液生化学所見：BUN 19 mg/dL，Cr 0.8 mg/dL，AST 34 U/L，ALT 16 U/L，LD 256 U/L（基準120〜245），γ-GTP 16 U/L（基準9〜32），CK 109 U/L（基準32〜180），アルドラーゼ3.6 U/L（基準1.7〜5.7）．免疫血清学所見：CRP 1.6 mg/dL，抗核抗体 陰性，抗SS-A抗体 陰性，抗Jo-1抗体 陰性，KL-6 717 U/mL（基準500未満）．

両手背部の写真を図1に，初診時の胸部単純CTを図2に示す．

この患者で陽性が予想される自己抗体はどれか．1つ選べ．

- a：dsDNA抗体
- b：抗トポイソメラーゼⅠ〈Scl-70〉抗体
- c：抗アミノアシルtRNA合成酵素〈ARS〉抗体
- d：抗好中球細胞質ミエロペルオキシダーゼ抗体〈MPO-ANCA〉
- e：抗melanoma differentiation-associated gene 5〈MDA5〉抗体

解答 101

e 抗melanoma differentiation-associated gene 5〈MDA5〉抗体

● 診　断　無筋症性皮膚筋炎〈amyopathic dermatomyositis〉

多発性筋炎・皮膚筋炎〈polymyositis/dermatomyositis：PM/DM〉は炎症性筋疾患の一つであり，主に体幹や四肢近位筋の筋痛・筋力低下をきたす．ヘリオトロープ疹(上眼瞼の浮腫性紅斑)，Gottron徴候(指関節伸側の角化性紅斑，膝・肘伸側などにも出現することがある)などの典型的な皮膚症状を呈する場合をDM，呈さない場合をPMとする．皮膚，骨格筋のほか，心臓や肺にも炎症を生じることがある．なかでも，間質性肺炎はPM/DMの約半数程度に認められ，予後不良因子の一つとして重要である．

PM/DMの一型として，DM特有の皮疹を呈するものの筋力低下を欠く場合がある．このうち筋原性酵素の上昇を伴わない場合をamyopathic DM，軽微な上昇を示す場合をhypomyopathic DMといい，両者を合わせてclinically amyopathic DM〈CADM〉という．従来，PM/DMの診断基準として，国際的には1975年に発表されたBohanとPeterの診断基準[1]，国内では1992年の厚生省(当時)自己免疫疾患調査研究班の改訂診断基準[2]が使用されてきた．しかし，これらの診断基準ではCADMの診断ができなかったことが考慮され，2015年に厚生労働省より発表された指定難病認定のための診断基準[3]では，CADMの診断を可能とする内容になっている．

CADMでは治療抵抗性の急速進行性間質性肺炎を高率に発症し，その予後はきわめて不良で約半数が6か月以内に呼吸不全で死亡する．初期からの強力な治療の重要性が示唆されており，副腎皮質ステロイド大量療法に加えてタクロリムス(プログラフ®)，シクロスポリン(ネオーラル®)などのカルシニューリン阻害薬やシクロホスファミド(エンドキサン®)パルス療法〈IVCY〉を併用することが推奨される[4]．しかし，これらの強力な免疫抑制療法によっても間質性肺炎の病勢を抑えられずに死亡する場合も多い．本症例でもすぐに入院のうえ，上記の3剤併用療法を開始したが，間質性肺炎の進行により入院1か月後に死亡した．

CADMではウイルスRNAの細胞質内受容体であるMDA5に対する自己抗体である抗MDA5抗体(抗CADM-140抗体)を高率に認めることが知られており，早期診断や予後の予測に役立つと考えられる[5]．最近，抗MDA5抗体の測定が商業ベースで可能となっており，平成28年10月から保険適用となった．

設問の**図1**では両指関節伸側にGottron徴候(指関節伸側の角化性紅斑)，爪囲紅斑，爪上皮出血点を認める．**図2**では胸部単純CT上，両肺下葉胸膜直下に浸潤影・網状影・線状影を認める．

〔吉見竜介〕

参考文献

1) Bohan A, et al：Polymyositis and dermatomyositis. N Engl J Med **292**：344-347, 1975
2) 谷本潔昭，他：皮膚筋炎・多発性筋炎の改訂診断基準．平成4年度厚生省特定疾患自己免疫疾患調査研究班研究報告書．pp 25-28, 1992
3) 上阪　等，他：多発性筋炎/皮膚筋炎に関する研究．厚生労働科学研究費補助金難治性疾患等政策研究事業自己免疫疾患に関する調査研究　平成26年度総括・分担研究報告書．pp 26-69, 2015
4) Kameda H, et al：Combination therapy with corticosteroids, cyclosporin A, and intravenous pulse cyclophosphamide for acute/subacute interstitial pneumonia in patients with dermatomyositis. J Rheumatol **32**：1719-1726, 2005
5) Nakashima R, et al：The RIG-I-like receptor IFIH1/MDA5 is a dermatomyositis-specific autoantigen identified by the anti-CADM-140 antibody. Rheumatology **49**：433-440, 2010

問題 102

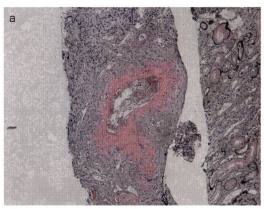
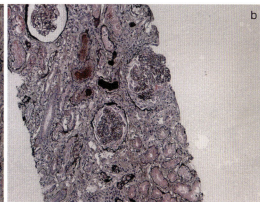
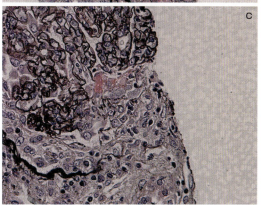

図1 腎生検PAM染色標本
a, b：20倍，c：40倍

- ●**症　例**　75歳の男性．
- ●**主　訴**　高熱と咳嗽．
- ●**既往歴**　70歳時に，C型慢性肝炎に対してインターフェロン治療により持続的ウイルス陰性化〈SVR〉を達成した．
- ●**現病歴**　1か月前から38℃台の高熱と乾性咳嗽とが持続していた．かかりつけ医による血液検査で高度の炎症所見が認められたため，抗菌薬スルバクタム・アンピシリンが投与されたが解熱しなかった．徐々に腎機能が悪化し，紹介され入院した．
- ●**身体所見**　意識は清明．身長158 cm，体重56 kg．体温38.9℃．脈拍92/分，整．血圧100/62 mmHg．呼吸数24/分．SpO₂ 96％(room air)．心音に異常はない．呼吸音は両肺に吸気時にわずかなfine cracklesを聴取する．両上下肢に痺れがある．
- ●**検査所見**　尿所見：タンパク1+，潜血3+，沈渣；顆粒円柱2/1視野，赤血球円柱1/1視野．血液所見：赤血球391万/μL，Hb 12 g/dL，Ht 36％，白血球23,310/μL（好中球79％，好酸球2％，単球5％，リンパ球14％），血小板27万/μL．血液生化学所見：Alb 2.2 g/dL，BUN 34 mg/dL，Cr 2.4 mg/dL，総ビリルビン0.6 mg/dL，AST 61 U/L，ALT 51 U/L，LD 208 U/L（基準120〜245）．免疫血清学所見：CRP 13.5 mg/dL，抗核抗体40倍，MPO-ANCA・PR3-ANCA陰性，KL-6 850 U/mL（基準500未満）．胸部X線所見：両下肺にわずかなすりガラス陰影を認める（非特異性間質性肺炎〈NSIP〉の所見）．

腎生検のPAM染色標本を**図1**に示す．

考えられるのはどれか．1つ選べ．

- a：結節性多発動脈炎
- b：顕微鏡的多発血管炎
- c：多発血管炎性肉芽腫症
- d：クリオグロブリン血症性血管炎
- e：好酸球性多発血管炎性肉芽腫症

解答 102

b 顕微鏡的多発血管炎

● 診 断　顕微鏡的多発血管炎

不明熱の原因として，血管炎と診断されることもしばしば経験するが，特に高齢者の不明熱診断において，好中球細胞質の顆粒中の抗原に結合する自己抗体である抗好中球細胞質抗体〈ANCA〉が日常診療でよく用いられる．ANCAには，ミエロペルオキシダーゼ〈MPO〉に結合するMPO-ANCAと，プロテイナーゼ3〈PR3〉に結合するPR3-ANCAが知られている．顕微鏡的多発血管炎や好酸球性多発血管炎性肉芽腫症の診断はMPO-ANCA，多発血管炎性肉芽腫症の診断はPR3-ANCAと判断されることも多いが，ANCA陰性例も存在するため，臨床症状と病理学所見とを含めて，総合的に検討する必要がある．

本症例の診断は，顕微鏡的多発血管炎である．MPO-ANCA陽性であれば診断は容易であったと思われるが，陰性であることから他の類似疾患との鑑別が必要である．本症例の腎病理組織では，間質へのリンパ球浸潤，血管壁の壊死およびフィブリンの析出が認められる（図1a）．また，半月体形成を認め（図1b），係蹄の壊死が認められる（図1c）．このような半月体形成を伴う壊死性糸球体腎炎は，顕微鏡的多発血管炎の組織所見に合致する．本症例ではMPO-ANCAは陰性であったが，「CRP陽性」「タンパク尿・血尿を伴う腎障害」および「間質性肺炎」の主要検査所見のうち，3項目を満たすことから診断確定に至った．一般的に高熱，体重減少，関節痛などの全身症状とともに，壊死性糸球体腎炎が高頻度で認められ，数週～数か月で急速に腎不全に移行することが多く，早期診断がきわめて重要である．

C型肝炎ウイルス〈HCV〉関連腎症はクリオグロブリン血症と関連し，その病理像は膜性増殖性糸球体腎炎の頻度が高い．HCV排除によって腎症が改善することも報告されている．結節性多発動脈炎による腎症は主に虚血が原因であり，タンパク尿や血尿の頻度は低い．好酸球性多発血管炎性肉芽腫症はアレルギー機序による血管炎であり，好酸球増多は必発である（MPO-ANCA陽性例は40～50％程度）．多発血管炎性肉芽腫症の腎症は，壊死性半月体形成腎炎と顕微鏡的多発血管炎に類似しているが，上気道や肺からの肉芽腫の証明が重要である．〔小川栄一〕

参考文献

1) 湯村和子：ANCA関連血管炎の臨床病態．アレルギー 65：913-920, 2016
2) Watts R, et al：Development and validation of a consensus methodology for the classification of the ANCA-associated vasculitides and polyarteritis nodosa for epidemiological studies. Ann Rheum Dis 66：222-227, 2007

問題 103

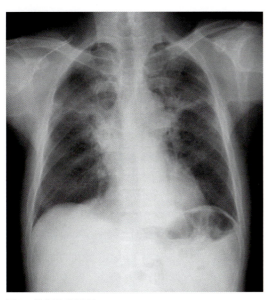

図1 胸部X線写真

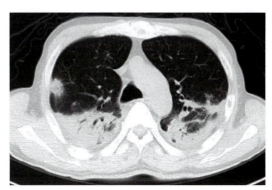

図2 胸部単純CT（肺野条件）

- **症　例**　63歳の男性.
- **主　訴**　倦怠感と労作時の息切れ.
- **既往歴**　27歳時に自然気胸.
- **生活歴**　喫煙歴：20本/日を20歳から27歳まで. 機会飲酒.
- **現病歴**　6か月前から難聴を生じ, 近くの耳鼻咽喉科で滲出性中耳炎と診断され治療していた. 1か月前から倦怠感と食欲不振とが持続し, 数回の鼻出血を伴った. 2日前から労作時に息切れを感じるようになり近くの診療所で胸部X線写真にて両側肺野の浸潤影を指摘され, 紹介され来院した. 体重は1か月で1.5 kg減少した.
- **身体所見**　身長171 cm, 体重50 kg. 体温38.2℃. 脈拍116/分, 整. 血圧130/96 mmHg. 眼球結膜に黄疸はなく充血がある. 頸部リンパ節に腫脹はない. 心音と呼吸音とに異常はない. 腹部は平坦, 軟で, 圧痛はない. 下腿浮腫はない.
- **検査所見**　尿所見：タンパク2+, 糖(−), 潜血2+. 血液所見：Hb 10.1 g/dL, 白血球 18,500/μL（好中球89%, 好塩基球1%, 単球4%, リンパ球6%）, 血小板69万/μL. 血液生化学所見：TP 7.5 g/dL, Alb 2.1 g/dL, BUN 18.7 mg/dL, Cr 1.4 mg/dL, AST 59 U/L, ALT 71 U/dL, LD 238 U/L（基準120〜245）, ALP 1,105 U/L（基準80〜260）. CRP 14.2 mg/dL. 動脈血ガス分析（room air）：pH 7.46, $PaCO_2$ 37.3 Torr, PaO_2 59.5 Torr.

胸部X線写真（**図1**）と胸部単純CT（**図2**）とを示す.

診断に有用な検査はどれか. 2つ選べ.

a：KL-6測定
b：アンジオテンシン変換酵素〈ACE〉測定
c：抗好中球細胞質抗体〈PR3-ANCA〉測定
d：^{18}F-FDG-PET/CT
e：腎生検

解答 103

c 抗好中球細胞質抗体〈PR3-ANCA〉測定

e 腎生検

●診 断　多発血管炎性肉芽腫症〈Wegener 肉芽腫症〉

多発血管炎性肉芽腫症は，全身性の壊死性肉芽腫性血管炎，上気道と肺の壊死性肉芽腫，腎の壊死性半月体形成性腎炎を特徴とする血管炎である．PR3-ANCA は高率に陽性を示す．1998 年の厚生省(当時)による多発血管炎性肉芽腫症の診断基準が用いられている．医療受給者証交付件数からみた 2010 年のわが国の患者数は 1,671 人で，15 年間で 2.5 倍に増加している．30～60 歳に好発する．肺には複数の結節を生じ，空洞化することがよく知られている．「ANCA 関連血管炎診療ガイドライン 2017」では，副腎皮質ステロイドとシクロホスファミドの併用による寛解導入治療が推奨されている[1]．

多発血管炎性肉芽腫症の肺病変は多彩であるが，主な画像所見は結節，浸潤影，すりガラス陰影の 3 つである．結節は病理組織では壊死性肉芽腫に，浸潤影は器質化肺炎に類似し，すりガラス陰影は肺胞出血に概ね対応する．呼吸不全は時に急速な進行を示すが，その多くは肺胞出血を原因とする．壊死性肉芽腫病変の進行や肉芽腫病変による気道狭窄が呼吸不全の原因となることが報告されている[2]．予後改善には早期診断と早期の強力な治療介入が重要である．

本症例は，上気道(鼻出血，中耳炎)，肺(呼吸困難)，腎(血尿，タンパク尿)の症状と，血管炎による全身症状(発熱，体重減少)がそろっていた．腎生検では壊死性肉芽腫と免疫グロブリン沈着を伴わない壊死性半月体形成性腎炎を確認し，PR3-ANCA は 60.2 EU/mL(基準 10 未満)と高値を示した．主要症状 4 項目，主要組織所見 2 項目，主要検査所見を満たしており確実症例と診断した．胸部 X 線写真(**図 1**)では両側上肺野に浸潤影を認め，CT では背側に広範な浸潤影と複数の結節影を認めた(**図 2** では右肺に 1 個)．経気管支内視鏡肺生検では浸潤影の部位から器質化肺炎の病理像を認めた．入院後数日で呼吸不全と腎機能障害が進行し，ステロイドパルス治療を開始した．プレドニゾロン 50 mg/日とシクロホスファミド 100 mg/日の内服を継続し改善，寛解を得た．

〔河岸由紀男〕

参考文献
1) 厚生労働科学研究費補助金難治性疾患等政策研究事業研究班：ANCA 関連血管炎診療ガイドライン 2017．診断と治療社，2017
2) Schwarz MI, et al：Interstitial lung disease, 5th ed. People's Medical Publishing House, 2011

問題 104

- **症　例**　75歳の女性.
- **主　訴**　発熱と頭痛.
- **既往歴**　糖尿病, 高血圧症, 脂質異常症および膜性腎症.
- **内服薬**　アログリプチン25 mg/日, バルサルタン160 mg/日, ロスバスタチン2.5 mg/日, エゼチミブ10 mg/日, プロブコール500 mg/日, リマプロストアルファデクス15 μg/日, 酸化マグネシウム1,980 mg/日, ゾピクロン7.5 mg/日, ランソプラゾール30 mg/日.
- **家族歴**　特記すべきことはない.
- **現病歴**　ADLは自立していた. 2日前から発熱があり, 熱中症と思い, 解熱薬内服で様子をみていたが, 解熱しなかった. 昨日から後頭部と両側側頭部の痛みを自覚するようになり, ふらつきもあるため, 来院し, 精査目的に入院した.
- **身体所見**　意識レベルはGCS E4V5M6. 身長160 cm, 体重56 kg. 体温38.7℃. 脈拍88/分, 整. 血圧118/50 mmHg(左右差はない). 呼吸数16/分. SpO₂ 96%(room air). 悪寒はあるが, 戦慄はない. 悪心はない. 構音障害と麻痺とはない. 目のかすみはない. 下痢と腹痛とはない. 関節痛はない. 両側の浅側頭動脈の怒張ははっきりしない. 軽度の圧痛があり, 拍動に左右差はない. Scalp tendernessはない. 項部硬直はない. jolt accentuationはない. 胸部:心音と呼吸音とに異常はない. 腹部に肝脾腫その他, 特記すべき所見はない. 脊柱肋骨角〈CVA〉に叩打痛はない. 下肢に浮腫はない. 皮疹は認めない. 表在リンパ節は触知しない. 神経学所見:特記すべきことはない.
- **検査所見**　尿所見:pH 7.0, タンパク(2+), 糖(2+), 潜血(−), 沈渣;白血球(−). 脳脊髄液所見:無色透明, 初圧22 cmH₂O, 細胞数1/μL, タンパク28 mg/dL, 糖77 mg/dL. 赤沈95 mm/1時間. 血液所見:赤血球406万/μL, Hb 12.2 g/dL, Ht 37%, 白血球10,400/μL(好中球81%, 単球2%, リンパ球17%), 血小板16.7万/μL. 血液生化学所見:随時血糖169 mg/dL, HbA1c 6.3%, TP 6.0 g/dL, Alb 3.4 g/dL, IgG 515 mg/dL(基準739〜1,649), IgA 113 mg/dL(基準107〜363), IgM 106 mg/dL(基準46〜260), IgE 29 U/mL(基準250未満), IgG4 29.3 mg/dL(基準4〜108), BUN 11.0 mg/dL, Cr 0.5 mg/dL, AST 41 U/L, ALT 28 U/L, LD 206 U/L(基準120〜245), ALP 184 U/L(基準80〜260), γ-GTP 42 U/L(基準9〜32), CK 38 U/L(基準32〜180), Na 136 mEq/L, K 4.3 mEq/L, Cl 102 mEq/L. 免疫血清学所見:CRP 21.6 mg/dL, 抗核抗体40倍未満, RF 13.5 U/mL(基準15以下), 抗SS-A抗体1.0 U/mL未満(基準10以下), 抗SS-B抗体1.0 U/mL未満(基準10以下), CH₅₀ 31.2 U/mL(基準30〜45), C3 148 mg/dL(基準86〜160), C4 20 mg/dL(基準14〜49), MPO-ANCA 1.0 EU未満(基準10未満), PR3-ANCA 1.0 EU未満(基準10未満), 可溶性IL-2レセプター1,340 U/mL(基準220〜530 U/mL). 血液培養(2セット):陰性. 胸部X線写真:浸潤影と腫瘤影とはない. 胸腹部造影CT:異常所見はない. 側頭動脈超音波像:側頭動脈の壁肥厚を疑う所見はない.

頭部造影MRIを**図1**に示す.

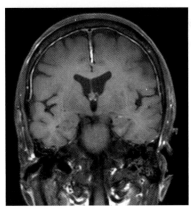

図1 頭部造影MRI(Gd T1強調画像)

診断確定に必要な検査はどれか. 1つ選べ.

a:腎生検
b:脳生検
c:骨髄生検
d:側頭動脈生検
e:ランダム皮膚生検

解答 104

d 側頭動脈生検

●診 断　巨細胞性動脈炎，肥厚性硬膜炎

　肥厚性硬膜炎は，頭蓋や脊椎の硬膜に慢性炎症をきたし，硬膜が著明に肥厚した病態を指し，頭痛やさまざまな神経症状を生じることがある[1]．頭痛は最も頻度の高い症状で90%以上に認められる[2]．原因が不明な特発性と，感染症（梅毒，結核，真菌感染など），自己免疫疾患（ANCA関連血管炎，巨細胞性動脈炎，関節リウマチ，サルコイドーシス，IgG4関連疾患など）及び悪性腫瘍（リンパ腫など）が原因となる続発性とに分類される[1,3,4]．大部分の症例では，炎症反応の上昇を認めるが，炎症所見を欠く症例もある[1]．

　診断には造影MRIが有用で，単純MRIでは見逃す可能性もある．造影パターンは，結節状，線状のいずれの場合もあり，肥厚部位は限局していることも，びまん性分布を示すこともある[5]．また，脊椎の場合には，胸椎部の肥厚の報告が最も多い[1,5]．治療は，基礎疾患があるものでは基礎疾患の治療を優先し，特発性のものは副腎皮質ステロイド投与を行う[1]．

　本症例では，病歴と身体所見からは巨細胞性動脈炎を強く疑っていたが，画像上は血管炎の所見ははっきりしなかった．頭部造影MRIでは硬膜の肥厚を認め，肥厚性硬膜炎と診断した．肥厚性硬膜炎をきたす原疾患の一つとして巨細胞性動脈炎も報告されており，画像上は血管炎の所見ははっきりしなかったが，症状から巨細

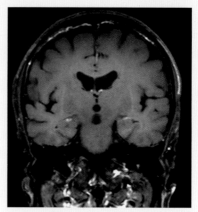

図2　治療開始1か月後の頭部造影MRI Gd T1強調画像（参考画像）

胞性動脈炎を疑い，両側浅側頭動脈の生検を施行した．その結果，血管炎の所見を認め，巨細胞性動脈炎とそれに伴う肥厚性硬膜炎と診断した．1 mg/kg/日の副腎皮質ステロイド治療を開始し，症状は速やかに改善し，硬膜の肥厚も改善した（図2）．

〔隈部綾子〕

参考文献

1) 河内　泉, 他：肥厚性硬膜炎. 日内会誌 99：1821-1829, 2010
2) Kupersmith MJ, et al：Idiopathic hypertrophic pachymeningitis. Neurology 62：686-694, 2004
3) Nakano Y, et al：Hypertrophic pachymeningitis in Sjogren's syndrome. Inter Med 57：413-415, 2018
4) Wallace ZS, et al：IgG4-related disease and hypertrophic pachymeningitis. Medicine 92：206-216, 2013
5) 植田晃広, 他：肥厚性硬膜炎の臨床像とステロイド治療に関する1考察：自験3症例と文献例66症例からの検討. 臨床神経 51：243-247, 2011

感染症

感染症

問題
105-119

問題 105

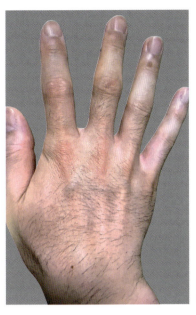

図1 手の写真

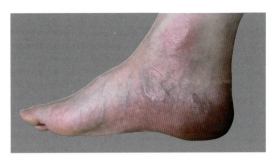

図2 足の写真

- ●症　例　37歳の男性.
- ●主　訴　発熱, 皮疹および関節痛.
- ●既往歴　片頭痛.
- ●生活歴　百貨店の販売員. 妻と3歳の子供と同居. 不特定多数の性的接触はない.
- ●現病歴　10日前から37.5℃の発熱と頭痛とが出現した. 眼瞼の浮腫疼痛を伴ったため, かかりつけ医を受診し抗菌薬点眼液を処方され, 1日で改善した. 1週前に両手・足関節痛が出現し, 両肘下・下腿の淡い斑状紅斑と, 下腿の浮腫とを伴うようになったため, 3日前に近くの診療所を受診した. 麻疹・風疹の抗体価を測定し, 既感染パターンを確認された. 四肢の紅斑, 浮腫および関節痛が改善しないため, 紹介され来院した.
- ●身体所見　意識は清明. 身長174 cm, 体重54 kg. 体温37.5℃. 脈拍88/分, 整. 血圧116/70 mmHg. SpO₂ 98%（room air）. 眼球と眼瞼結膜とに異常はない. 咽頭後壁のリンパ濾胞がある. 左頸部に辺縁整で圧痛のある可動性良好な径10 mm程度のリンパ節を数個触知する. 甲状腺に異常はない. 心音と呼吸音とに異常はない. 腹部は平坦, 軟で, 圧痛はない. 両手掌と足底とに浮腫・発赤・圧痛がある. 両膝と大腿前面とに浸潤を触れない淡い紅斑がある. 右手関節と右肩関節とに圧痛はあるが, 明らかな発赤・熱感・腫脹はない. 脊椎叩打痛はない. 仙腸関節およびアキレス腱付着部に圧痛はない. 腋窩と鼠径リンパ節との腫大はない.
- ●検査所見　尿所見：タンパク1＋. 赤沈11 mm/1時間. 血液所見：赤血球475万/μL, Hb 14.2 g/dL, Ht 42%, 白血球3,400/μL（桿状核好中球10%, 分葉核好中球54%, 好酸球2%, 単球6%, リンパ球27%, 異型リンパ球1%）, 血小板20万/μL. 血液生化学所見：随時血糖101 mg/dL, TP 6.6 g/dL, Alb 4.9 g/dL, BUN 7.7 mg/dL, Cr 0.7 mg/dL, UA 5.0 mg/dL, 総ビリルビン0.73 mg/dL, AST 27 U/L, ALT 30 U/L, LD 267 U/L（基準120〜245）, Na 141 mEq/L, K 3.7 mEq/L, Cl 104 mEq/L, フェリチン392.3 ng/mL（基準21〜282）. 免疫血清学所見：CRP 0.4 mg/dL, C3 64 mg/dL（基準86〜160）, C4 13 mg/dL（基準14〜49）, CH₅₀ 20.5 U/mL（基準30〜45）, RF 15.0 U/mL未満（基準15以下）, 抗核抗体40倍未満, 抗Sm抗体陰性, 抗dsDNA抗体陰性, ASO 78単位（基準166以下）, ASK 320倍（基準1,280倍以下）, HIV-1/2抗体陰性. 初診時の血液培養は2セット陰性.

手足の写真を図1, 2に示す.

考えられるのはどれか. 1つ選べ.

- a：痛　風
- b：HIV感染症
- c：関節リウマチ
- d：全身性エリテマトーデス
- e：ヒトパルボウイルスB19感染症

解答 105

e　ヒトパルボウイルスB19感染症

● 診　断　ヒトパルボウイルスB19感染症

　本症例は発症初期に発熱と軽度の頭痛とがみられ，それらの症状が軽快した数日後に四肢の皮疹，関節痛および浮腫を呈した．診察上は頸部リンパ節の腫脹と咽頭後壁のリンパ濾胞とを認め，採血では低補体血症を認めた．前医からは膠原病の疑いで紹介されたが，RFや抗核抗体などは陰性であった．同居の3歳児の先行感冒症状もあり，ヒトパルボウイルスB19〈human parvovirus B19：PVB19〉感染症を疑った．特異的IgM抗体を測定したところ陽性を認め，PVB19感染症と診断確定した．

　PVB19はヒトのみに感染するウイルスで，主に小児に伝染性紅斑を起こす感染症の原因ウイルスとして知られている．主に飛沫感染もしくは接触感染で伝播し，潜伏期間は4～15日と言われている．一度感染すると終生免疫が得られ，一般的には再感染はない．成人での抗体陽性率は約50～80％といわれ，成人も罹患する．

　小児の場合は両頬の蝶形紅斑が特徴的症状で"リンゴ病"と呼ばれ，診断は容易である．しかし，成人のPVB19感染症は小児と異なり多彩な臨床症状を呈するため，診断が困難なことがある．成人の臨床症状は2峰性で，初期はインフルエンザ様の症状が生じ，いったん軽快した7～10日後に関節痛・皮疹・浮腫などの症状を起こすことが多い[1]．関節痛は手足の小関節に多く認められる．関節痛や皮疹は，免疫複合体が形成され関節や皮膚に沈着することによって生じると考えられている．また，血液検査では低補体血症（免疫複合体による消費といわれる），血球減少などを認めることがある[2]．診断には特異的IgM抗体検査が有用である．IgM抗体は感染から約10日後に上昇し2～3か月程度持続し，本症例で陽性を確認した．一般的にPVB19感染症は予後良好であり通常無治療で速やかに改善し，関節痛も約3週間で自然に消失することが多いが稀に数か月～数年持続する場合もある．本症例も無治療で経過観察したところ，関節痛，皮疹および浮腫は約1週間で消失した．

　このように成人のPVB19感染症は膠原病に類似した多彩な症状を呈するため，関節リウマチや全身性エリテマトーデスなどとの鑑別が重要である．PVB19感染により低補体血症や血球減少を呈したり，RFや抗核抗体が偽陽性になることもあり膠原病との鑑別が難しい理由の一つとなっている[3]．

　また，PVB19感染症による一過性骨髄無形成発作や妊婦感染時の胎児水腫などにも注意が必要である．

　なお，本症例の鑑別疾患としてHIV急性感染症も考慮したが，患者に感染リスクはなくスクリーニングの抗体検査も陰性であったため，否定的と考えられた．

〔田中めぐみ〕

参考文献

1) Young NS, et al：Parvovirus B19. N Engl J Med 350：586-597, 2004
2) Oiwa H, et al：Clinical findings in parvovirus B19 infection in 30 adult patients in Kyoto. Mod Rheumatol 21：24-31, 2011
3) Vassilopoulos D, et al：Virally associated arthritis 2008：clinical, epidemiologic, and pathophysiologic considerations. Arthritis Res Ther 10：215, 2008

問題 106

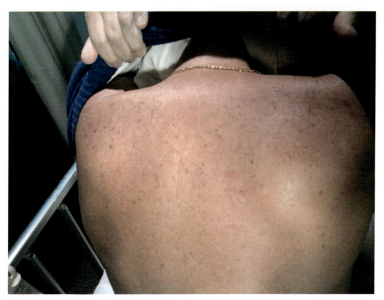

図1 背部の写真

- ●症　例　47歳の男性．
- ●主　訴　発熱と倦怠感．
- ●既往歴・家族歴　特記すべきことはない．
- ●生活歴　喫煙歴と飲酒歴とはない．
- ●渡航歴　2週前にインドネシア滞在中に蚊に複数回刺された．淡水曝露や動物との接触はない．現地ではレストランで食事をした．
- ●現病歴　5日前から発熱と倦怠感とが出現した．翌日，近くの診療所を受診し感冒の診断で経過観察となったが発熱が持続するため来院した．
- ●身体所見　意識は清明．体温38.1℃．脈拍108/分，整．血圧96/70 mmHg．咽頭は軽度発赤を認めるが口蓋扁桃の腫大はない．頸部リンパ節腫脹はない．心音と呼吸音とに異常はない．腹部は平坦，軟で圧痛はない．軽度の関節痛があるが腫脹と発赤とはない．
- ●検査所見　血液所見：赤血球586万/μL，Hb 15.3 g/dL，白血球4,700/μL（好中球27％，単球9％，リンパ球64％），血小板5万/μL．血液生化学所見：空腹時血糖113 mg/dL，TP 6.4 g/dL，Alb 3.2 g/dL，BUN 14.5 mg/dL，Cr 1.1 mg/dL，AST 100 U/L，ALT 81 U/L，LD 489 U/L（基準120～245），CK 166 U/L（基準57～197）．CRP＜0.3 mg/dL．12誘導心電図所見：洞調律，洞性頻脈がある．

　胸背部を中心に皮膚の発赤がある．背部の写真を図1に示す．

診断に必要性の低い検査はどれか．1つ選べ．

- a：末梢血塗抹
- b：デング熱抗体検査
- c：血液培養
- d：胸部X線撮影
- e：皮膚生検

解答 106

e 皮膚生検

● 診 断　デング熱

　本症例は，デング熱抗原・抗体検査によりデング熱と診断された．デング熱は，ネッタイシマカ，アカイエカにより媒介されるウイルス感染症で，亜熱帯地域を中心に全世界で感染者がみられる．わが国でも発生例が報告されたことは記憶に新しい[1]．

　デングウイルスには4つの型があり，各型には1回のみ罹患するのが通常であるが，他型に感染した既往がある人が新たに感染すると重症デング熱に移行しやすいとされる．

　潜伏期が4～7日間であることを診断の参考にする．臨床像は，無症候例から循環不全を伴う重症例まで幅広い．典型的には発熱，頭痛，目の奥の痛み，筋肉痛，関節痛がみられるとされる[2]．発熱は5～7日程度持続するが，解熱期に皮膚全体が紅潮し，発疹(図1)を認めることが多い．またこの頃，血管透過性の亢進が起こり循環不全，ショックを合併することがあるため注意が必要な時期といえる[3]．

　検査所見は，白血球減少，血小板減少，ASTの上昇を認めることが多く，血小板減少はほとんどの症例でみられ，10万/μLを下回ることも少なくない．診断には，デング熱のNS-1抗原検査か，IgMなどの抗体検査が使用される．ただし保険適用は限定的であり，感染を疑う場合には専門施設への相談が必要となる．その他，研究機関では遺伝子検査によるウイルス測定を実施することもあるが，一般臨床での必要性は高くない．

　本症例は東南アジア渡航後の発熱性疾患であり，蚊に刺された病歴，潜伏期(1週間前後)，持続する発熱，血小板減少からデング熱が最も疑われる症例である．インドネシアの都市部では，通常マラリアは流行していないが，見逃すと致死的になりやすいことから，渡航後の発熱の際には常にマラリアを念頭に置いて対応する必要がある．そのためデング熱が鑑別診断の上位に挙がる症例であっても，マラリア検査は実施したい．渡航後の発熱の鑑別診断としては，マラリア以外にも，腸チフス，チクングニア熱，リケッチア症などが挙がるが，いわゆる感冒や伝染性単核球症，肺炎なども多く経験する．

　胸部聴診所見などを参考に，胸部X線撮影は実施したい．また，腸チフスは潜伏期が2週間前後であり，血液培養は多くの症例で陽性となることから有用な診断検査となる．一方，皮膚生検は，これらの検査によっても診断できない場合や症状が持続する症例などに皮膚科専門医と相談して実施することはあるが，必要性は低いと判断される．

〔中村　造〕

参考文献

1) Kutsuna S, et al：Autochthonous dengue fever, Tokyo, Japan, 2014. Emerg Infect Dis **21**：517-520, 2015
2) Schwartz E, et al：Dengue fever among travelers. Am J Med **101**：516-520, 1996
3) Cobra C, et al：Symptoms of dengue fever in relation to host immunologic response and virus serotype, Puerto Rico, 1990-1991. Am J Epidemiol **142**：1204-1211, 1995

問題 107

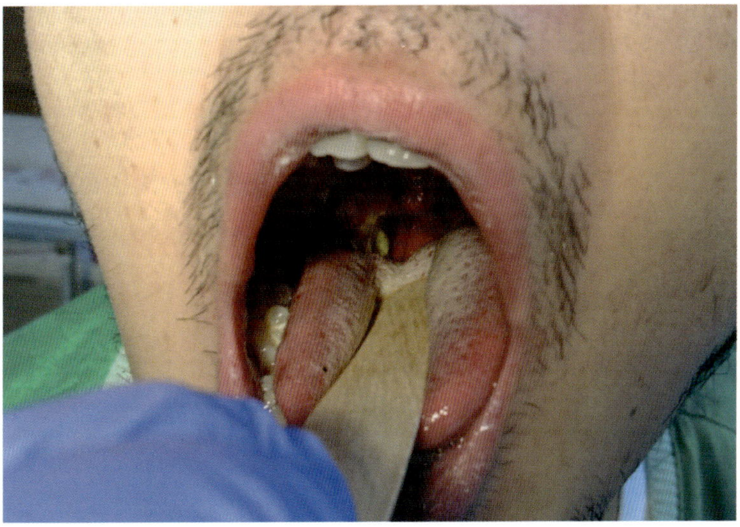

図1 咽頭の写真

- ●症　例　26歳の男性.
- ●主　訴　発熱と全身倦怠感.
- ●既往歴　22歳時に脾臓摘出術.
- ●家族歴　特記すべきことはない.
- ●生活歴　職業：獣医師.喫煙歴と飲酒歴とはない.
- ●現病歴　5日前から発熱を認め，倦怠感を自覚した.感冒薬の内服で経過観察していたが，咽頭痛が出現し増悪し，発熱も持続するため来院した.鼻汁，咳および下痢はない.
- ●身体所見　意識は清明.体温39.0℃.脈拍104/分，整.血圧126/76 mmHg.咽頭に発赤がある.両側前頸部と右後頸部とにリンパ節腫脹を認める.心音と呼吸音とに異常はない.腹部は平坦，軟で，圧痛はない.皮疹はない.
- ●検査所見　尿所見：タンパク(−)，潜血(−)，亜硝酸塩(−)，白血球(−).血液所見：赤血球614万/μL，Hb 18.1 g/dL，白血球19,200/μL（好中球25%，単球8%，リンパ球43%，異型リンパ球24%），血小板36万/μL.血液生化学所見：TP 7.1 g/dL，BUN 6.3 mg/dL，Cr 0.7 mg/dL，AST 437 U/L，ALT 438 U/L，LD 598 U/L（基準120〜245），ALP 763 U/L（基準80〜260），CRP 1.0 mg/dL.胸部X線撮影：両側肺野に異常はない，CTR 45%.

咽頭の写真を**図1**に示す.

診断に必要な検査はどれか．1つ選べ．

- a：抗核抗体
- b：デング熱-IgM
- c：抗ストレプトリジンO〈ASLO〉
- d：水痘・帯状ヘルペスウイルス〈VZV〉-IgM
- e：Epstein-Barr ウイルス〈EBV〉viral capsid antigen〈VCA〉-IgM

解答 107

e Epstein-Barr ウイルス〈EBV〉viral capsid antigen〈VCA〉-IgM

● 診 断　伝染性単核球症

　持続する発熱，咽頭痛，白苔を伴う扁桃腫大，後頸部を含む頸部リンパ節腫脹，鼻汁・咳がないことに加え，リンパ球増多，異型リンパ球の増多，肝機能障害から本症例は伝染性単核球症と診断される．

　鼻汁，咳がない急性扁桃腺炎症状の場合にはA群溶連菌性の咽頭炎も鑑別に挙がるが，頸部リンパ節腫脹は所属リンパ節である前頸部リンパ節腫脹が主体であり，また異型リンパ球の増加や肝機能障害は認めない．伝染性単核球症では，発熱が持続して不明熱の病態となりやすいことから，発熱が長期には持続しないA群溶連菌とは臨床像が異なる．

　伝染性単核球症は，狭義には若年期に起こるEBV初感染時の咽頭炎を主とする症候群のことである．10〜20歳台に発症することが通常で，それより若いか，30歳以上の場合には症状が軽微で診断されないとされる．EBV以外の病原体による初感染でも同様の病態をとるが，これらは「伝染性単核球症様症状」と呼ばれるのが一般的である．サイトメガロウイルス〈CMV〉による伝染性単核球症様症状はEBVに比較して罹患年齢がやや高い傾向にある．ほかには，HIV感染症，トキソプラズマ感染症などでも本症状をきたすことがあるため，伝染性単核球症を診断した際には，これらの感染が関連していないか想起したい．

　診断には表1を利用するとよい．血清診断は急性期血清反応のVCA-IgMとVCA-IgGを測定する．病初期1週目では25%，2週目では5〜10%，3週目では5%で偽陰性となるため注意する．EBV nuclear antigen〈EBNA〉抗体は急性期診断には不要で，陽性である場合には既感染を意味する．

　治療は基本的に対症療法であり，適切な輸液管理と解熱鎮痛薬の使用となる．抗ウイルス薬としてのアシクロビルの投与は効果が証明されていない．症状が著明で，咽頭浮腫があったり，痛みのため呼吸がしづらいなどの場合には副腎皮質ステロイドの使用も検討されうるが稀である．脾腫に伴う脾臓破裂のリスクは1%以下とされるが，症状出現から3〜4週間はコンタクトスポーツを避けるよう生活指導する．

　脾臓摘出例の敗血症は局所所見がなくとも，肺炎球菌菌血症など急速進行性の経過をたどり，致死的となることがあるため，血液培養の採取は積極的に行う必要がある．

〔中村　造〕

表1　伝染性単核球症の診断参考値（文献1より引用，一部改変）

項目	感度(%)	特異度(%)	陽性尤度比	陽性的中率(%)
異型リンパ球≧10%	75	92	9.4	51
異型リンパ球≧20%	56	98	28	76
異型リンパ球≧40%	25	100	50	100
リンパ球≧50%	66	84	4.1	31
リンパ球≧50%かつ異型リンパ球≧10%	61	95	12	58

※陽性尤度比：病気のある人が検査陽性となる確率を病気のない人が陽性となる確率で割ったもの．
※陽性的中率：検査が陽性となった人のなかで病気がある確率（今回は検査前確率が10%と設定）．

参考文献
1) Ebell MH：Epstein-Barr virus infectious mononucleosis. Am Fam Physician **70**：1279-1287, 2004

問題 108

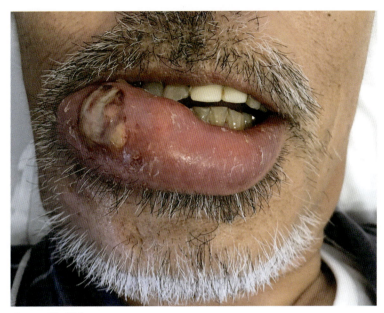

図1 口唇の写真

- ●症　例　68歳の男性．
- ●主　訴　下口唇の腫脹と疼痛．
- ●既往歴　脳腫瘍と頭蓋内圧亢進症．
- ●内服薬　ベタメタゾン（リンデロン®）2 mg/日．
- ●生活歴　職業：定年まで検疫所に勤務．喫煙歴：20本/日×40年．飲酒歴：ビール350 mL/日×40年．
- ●家族歴　特記すべきことはない．
- ●現病歴　脳腫瘍の摘出術のため入院している．3日前から下口唇の腫脹と疼痛とを生じ，皮膚科よりバラシクロビル内服が開始された．症状が増悪したため第3世代経口セフェム系抗菌薬が追加されたが，腫脹と疼痛とが改善しない．
- ●身体所見　意識は清明．体温 36.6℃．脈拍 80/分，整．血圧 132/70 mmHg．呼吸数 16/分．下口唇全体に腫脹を認める．弾性は硬で，強い圧痛がある．潰瘍が3か所あり，表面に淡黄色の膿が付着している．
- ●検査所見　血液所見：白血球 20,600/μL（好中球85％，好酸球1％，単球5％，リンパ球9％）．免疫血清学所見：CRP 1.4 mg/dL．単純ヘルペスウイルス IgG（ELISA法）42.2（基準2.0未満），単純ヘルペスウイルス IgM（ELISA法）1.5（基準0.8未満）．

口唇の写真を図1に示す．

治療として最も優先度の高いのはどれか．1つ選べ．

- a：下口唇を切開排膿する．
- b：副腎皮質ステロイドを中止する．
- c：副腎皮質ステロイドを増量する．
- d：抗ウイルス薬の局所投与を開始する．
- e：経口の抗ウイルス薬と抗菌薬を点滴投与に切り替える．

解答 108

a 下口唇を切開排膿する.

● 診 断　口唇ヘルペスに合併した MRSA 皮下膿瘍

　副腎皮質ステロイド内服による細胞性免疫不全の高齢者に生じた口唇ヘルペスに細菌感染を合併した例である. 副腎皮質ステロイド減量, 抗ウイルス薬と抗菌薬点滴, 下口唇の切開排膿を行った. 下口唇の腫脹と疼痛は, 切開排膿を契機に急激に改善した.

　口唇ヘルペスの主要な原因は Herpes simplex virus type 1〈HSV-1〉であり, アジアでは大多数が小児期に感染し, ほぼ全成人が抗体を有する. 非感染者の粘膜が, 感染者の皮膚, 口腔および生殖器から分泌されるウイルスに接触することで感染し, ウイルスは三叉神経節などに潜伏する. 口唇ヘルペスは神経節に潜伏した HSV が感覚神経を通過し, 遠心性に皮膚粘膜に散布される再活性化症状であることが多い. 口唇に水疱や潰瘍が生じるが, 症状から HSV-1 と HSV-2 を鑑別することは困難である. 再活性化の誘因には, 歯科処置, 三叉神経減圧術, 顔面ピーリング, 日光曝露, 免疫抑制薬などがある.

　口唇ヘルペスの合併症には, 水疱範囲の拡大, 細菌感染, 全身性重症感染がある. 口唇ヘルペスは口唇が軽度腫脹することはあっても, 本症例のように口唇全体が強く腫脹して硬結を伴うことはなく, その場合は細菌の二次感染を考える. 本症例の膿培養からはメチシリン耐性黄色ブドウ球菌〈MRSA〉が同定された. 黄色ブドウ球菌は院内および市中感染において最も頻度の高い原因菌の一つである. 北米の病院で 2006～2007 年に生じた黄色ブドウ球菌感染症のうち, 入院患者の約 56%, ICU 入室者の約 64% で MRSA が同定されたが, 分離頻度は病院により異なるため, 自施設のアンチバイオグラムを知っておくことが肝要である.

　本症例のような化膿性皮膚軟部組織感染症には重症度別の治療指針[4]がある. 発熱(38℃以上), 頻拍(90/分以上), 頻呼吸(24/分以上)などの全身症状を伴わない場合は軽症, 伴う場合は中等症に分類される. さらに, 切開排膿と経口抗菌薬に反応せず, 上記のような全身症状を伴うか白血球数異常(400/μL 未満または 12,000/μL 以上)を認める場合, 免疫不全を伴う場合は重症である. 切開排膿は重症度にかかわらず治療の原則である. ドレナージができていれば軽症では抗菌薬は必要ないとされてきたが, 近年は軽症でも抗菌薬を併用したほうが治癒率が高くなるという報告が相次いでいる[5,6]. empirical treatment として, 重症ではバンコマイシン点滴, 中等症では ST 合剤内服などが第 1 選択となり, 膿培養結果に応じて de-escalation を目指す. 本症例は副腎皮質ステロイド内服中のため重症に分類され, 切開排膿, 膿培養提出, バンコマイシン投与を行い軽快した. また, 本症例でも当初処方されていた第 3 世代経口セフェム系抗菌薬は, 腸管での吸収率(bioavailability)が 15～30% と低く, 抗菌スペクトラムのうえでも MRSA をカバーしない. 第 3 世代経口セフェム系抗菌薬は感染症診療, 特に院内感染症の治療において誤用されやすい抗菌薬であり, 適応は吟味される必要がある.　　　　〔水野なずな〕

参考文献
1) Schiffer JT, et al：Herpes simplex virus. Bennett JE, et al(eds)：Mandell, Douglas, and Bennet's Principles and Practice of Infectious Diseases, 8th ed. pp 1713-1730, WB Saunders, Philadelphia, 2015
2) Corey L：Herpes simplex virus infections. Longo DL, et al(eds)：Harrison's Principles of Internal Medicine, 18th ed. pp1453-1462, McGraw-Hill Professional, New York, 2012
3) Que Y, et al：*Staphylococcus aureus* (including staphylococcal toxic shock syndrome). Bennett JE, et al (eds)：Mandell, Douglas, and Bennet's Principles and Practice of Infectious Diseases, 8th ed. pp 2237-2271, WB Saunders, Philadelphia, 2015
4) Stevens DL, et al：Practice guidelines for the diagnosis and management of skin and soft tissue infections；2014 update by the Infectious Diseases Society of America. Clin Infect Dis **15**：147-159, 2014
5) Talan DA, et al：Trimethoprim-sulfamethoxazole versus placebo for uncomplicated skin abscess. N Engl J Med **374**：823-832, 2016
6) Daum RS, et al：A placebo-controlled trial of antibiotics for smaller skin abscesses. N Engl J Med **376**：2545-2555, 2017

問題 109

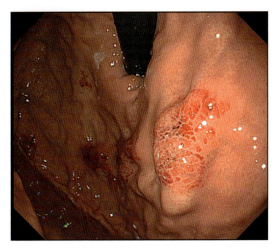

図1 上部消化管内視鏡像

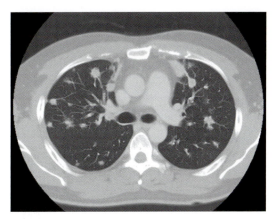

図2 胸部単純CT

- ●症　例　35歳の男性.
- ●主　訴　乾性咳嗽.
- ●現病歴　3か月前から乾性咳嗽が持続し，かかりつけ医で抗菌薬を処方されたが症状は改善しなかった．胸部X線写真で両肺野に多発性の斑状影を認めたため紹介され来院した．
- ●既往歴・家族歴　特記すべきことはない．
- ●生活歴　喫煙歴はない．機会飲酒．男性同性愛者である．
- ●身体所見　意識は清明．身長167 cm，体重77 kg．体温35.6℃．脈拍80/分，整．血圧114/72 mmHg．呼吸数18/分．SpO$_2$ 99%（room air）．心音と呼吸音とに異常はない．腹部所見に異常はない．右眼瞼外側に赤紫色の腫瘤性病変がある．消化器症状は認めない．
- ●検査所見　血液所見：赤血球494万/μL，Hb 15.8 g/dL，Ht 47%，白血球4,750/μL（好中球70%，単球5%，リンパ球25%），血小板19万/μL．血液生化学所見：空腹時血糖81 mg/dL，TP 6.7 g/dL，Alb 4.1 g/dL，BUN 13 mg/dL，Cr 1.0 mg/dL，総ビリルビン0.9 mg/dL，AST 26 U/L，ALT 31 U/L，LD 216 U/L（基準120〜245），ALP 223 U/L（基準80〜260），γ-GTP 32 U/L（基準10〜50），Na 143 mEq/L，K 4.1 mEq/L，Cl 106 mEq/L．免疫血清学所見：CRP 0.1 mg/dL，ウイルス血清反応；HIV-1 RNA 5.5万copy/mL，CD4陽性細胞41/μL（基準700〜1,300）．

上部消化管内視鏡像（図1）と胸部単純CT（図2）とを示す．

この患者に関連する病原微生物はどれか．1つ選べ．

- a：Cytomegalovirus〈CMV〉
- b：Epstein-Barr virus〈EBV〉
- c：Hepatitis B virus〈HBV〉
- d：Human Herpesvirus-8〈HHV-8〉
- e：*Treponema pallidum*〈TP〉

解答 109

d Human Herpesvirus-8〈HHV-8〉

● 診 断　AIDS〈後天性免疫不全症候群〉関連Kaposi 肉腫

　AIDS では免疫不全により種々の日和見疾患（感染症，悪性腫瘍）の併発がみられる．AIDS 指標悪性腫瘍としては，本症例の Kaposi 肉腫または悪性リンパ腫が代表的であるが，近年は抗 HIV 療法〈antiretroviral therapy：ART〉が確立されており，その頻度は減少している．元来，Kaposi 肉腫は地中海沿岸にみられる風土病であったが，現在は AIDS による日和見悪性腫瘍が大部分を占め，腫瘍原性を有するガンマヘルペス属の HHV-8 によって引き起こされる，多中心性の血管内皮細胞あるいはその前駆細胞の異常増殖である．AIDS における HHV-8 関連疾患は Kaposi 肉腫のほかにも，原発性滲出性リンパ腫〈primary effusion lymphoma〉や多中心型 Castleman 病が知られている．

　Kaposi 肉腫は皮膚病変が最も多く，本症例でも右眼瞼外側に赤紫色の腫瘤を認めた．消化管病変も約 40％に認められ，その多くは上部消化管である．本症例でも胃内に発赤調の隆起性病変を認めており（図 1），これらは比較的特徴的な所見である．消化管 Kaposi 肉腫は出血や閉塞がなければ通常無症状であり，AIDS 患者の消化管内視鏡検査で偶然認めることも多い．肺病変は 10〜20％と頻度は低いが，本症例は両肺に大小の辺縁不整の結節影が多発し，気管支血管束周囲を中心に分布しており，胸膜に接した病変も散在していた（図 2）．皮膚，消化器および肺病変はいずれも病理組織検査で特徴的な紡錘形細胞の束状増殖を認め，免疫染色で HHV-8（LANA）陽性であったことから Kaposi 肉腫と診断された．

　治療は，皮膚病変にとどまる場合は ART のみで経過をみるが，消化管閉塞の危険性や肺病変が存在する場合は抗腫瘍薬である pegylated liposomal doxorubicin（PLD，ドキシル®）を用いる．奏効率は約 70％と報告されており，難治例も存在する．心毒性があるため，PLD の継続使用が困難な場合はパクリタキセル（タキソール®）を考慮する．

　最近の知見では，HIV 患者の死因として非 AIDS 指標悪性腫瘍が重要性を増している．免疫不全との関連は確立していないが，非 HIV 感染者に比べて肛門管癌，頭頸部癌（舌，咽頭など），Hodgkin リンパ腫，大腸癌，肝細胞癌および肺癌の発症率が有意に高く，しかも若年で未分化癌である頻度が高い．

〔小川栄一〕

参考文献
1）小川栄一，他：消化管 Kaposi 肉腫を合併した HIV 感染症の 2 例．胃と腸 46：303-309, 2011
2）Cattelan AM, et al：Long-term clinical outcome of AIDS-related Kaposi's sarcoma during highly active antiretroviral therapy. Int J Oncol 27：779-785, 2005

問題 110

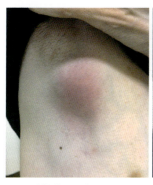

図1 右腋窩の写真

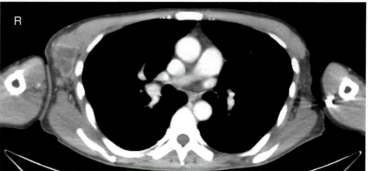

図2 胸部造影CT

- ●症　例　54歳の男性．
- ●主　訴　発熱，咳嗽および右腋窩のしこり．
- ●既往歴・家族歴　特記すべきことはない．
- ●生活歴　職業：営業職．喫煙歴と飲酒歴とはない．結核曝露歴はない．海外渡航歴はない．2年前にアジア系女性との性交渉歴がある．
- ●内服歴　特記すべきことはない．
- ●現病歴　1か月前から咳嗽が出現し，38℃台の発熱も出現した．そのころから右腋窩にしこりの存在を自覚したが痛みはない．1週前にかかりつけ医を受診しアジスロマイシンを処方されたが，症状が改善しないため来院した．
- ●身体所見　意識は清明．体温37.9℃．脈拍88/分，整．血圧120/60 mmHg．呼吸数22/分．SpO₂ 98%（room air）．眼瞼結膜に充血はない．眼球結膜に黄疸はない．副鼻腔に圧痛はない．口腔内に咽頭発赤，扁桃腫大および白苔はない．頸部リンパ節腫脹はない．甲状腺に圧痛はない．項部硬直はない．jolt accentuationはない．後頸部圧痛はない．心音と呼吸音とに異常はない．腹部は平坦，軟で，圧痛はない．反跳痛はない．肝脾腫はない．腋窩は，右に5 cm大で圧痛があり，可動性不良，辺縁整，皮膚発赤があるリンパ節を触知し，左に3 cm大，圧痛があり，可動性不良，辺縁整のリンパ節を触知する．鼠径部に両側リンパ節の軽度腫大があるが，圧痛はない．皮疹はない．
- ●検査所見　尿所見：タンパク（−），糖（−），ケトン体（−），潜血（−），白血球（−），亜硝酸塩定性（−）．血液所見：Hb 10.6 g/dL，Ht 34%，白血球6,100/μL（好中球78%，単球10%，リンパ球12%），血小板25万/μL．血液生化学所見：空腹時血糖87 mg/dL，TP 8.2 g/dL，BUN 11.5 mg/dL，Cr 0.9 mg/dL，UA 6.4 mg/dL，総ビリルビン0.4 mg/dL，AST 26 U/L，ALT 20 U/L，LD 211 U/L（基準120〜245），CK 93 U/L（基準57〜197），Na 131 mEq/L，K 4.5 mEq/L，Cl 101 mEq/L，CRP 3.4 mg/dL．血液培養（2セット），尿培養および喀痰培養はいずれも陰性（後日判明），ツベルクリン反応陰性，結核菌特異的全血インターフェロンγ遊離測定法〈IGRA〉陽性．

胸部造影CTでは，右腋窩リンパ節腫脹があり，内部低吸収で辺縁に造影効果が認められる（図2）．

右腋窩の写真を図1に，胸部造影CTを図2に示す．

考えられるのはどれか．2つ選べ．

- a：HIV感染症
- b：伝染性単核球症
- c：結核性リンパ節炎
- d：サルコイドーシス
- e：全身性エリテマトーデス

解答 110

a HIV 感染症

c 結核性リンパ節炎

● 診 断　HIV 感染に由来する結核性リンパ節炎

　発熱，咳嗽およびリンパ節腫脹で受診し，身体所見上，右腋窩に発赤を伴うリンパ節腫大があることから，まずは化膿性リンパ節炎，結核性リンパ節炎，壊死性リンパ節炎などを疑い胸部造影 CT を行った．内部は低吸収域となっており辺縁に造影効果を認めた．左腋窩にもリンパ節腫大を認めた．触診上，右腋窩リンパ節は非常に軟らかく，「液状のものが溜まっている」ような感触であったため，穿刺して膿汁を採取し左腋窩リンパ節を生検した．その結果，膿汁は Gaffky 7 号（Ziehl-Neelsen 7 号）で，広範な乾酪壊死巣を伴った類上皮肉芽腫の形成が認められ，また Langhans 巨細胞も認めたため，結核性リンパ節炎と診断され，抗結核薬による治療を開始した．

　また，入院時にリンパ球減少（732/μL）を認めたため提出した抗 HIV 抗体が陽性となったため，HIV に由来する免疫不全からの結核性リンパ節炎であると考え，AIDS 拠点病院での治療を行うため，転院となった．

　リンパ節腫脹における見逃してはならない疾患のリストとして，名取ら[1] は，1 位：悪性リンパ腫，2 位：癌のリンパ節転移，3 位：急性喉頭蓋炎・扁桃周囲膿瘍，4 位：結核性リンパ節炎，5 位：HIV 初期感染，とまとめている．また，腋窩リンパ節に関しては，乳癌，上肢・胸壁の悪性腫瘍，感染症を鑑別診断に挙げることを述べている．

　結核性リンパ節炎の特徴として，岩井[2] は「ほかのリンパ節炎に比較して疼痛を示しにくく，病期により異なった症状を示すことが特徴」と述べている．本症例は，紹介初診時にはリンパ節内部が融解壊死に陥り膿瘍状態となっており，膿瘍型の状況であったと考えられる．体表面の発赤と波動を示していたことも一致する．しかし，昨今，このような結核性リンパ節炎では HIV を考慮すべきであり[3]，わが国も例外ではない．常に鑑別疾患のなかに含めた対応が必要である．

〔横江正道〕

参考文献
1) 名取一彦，他：リンパ節腫脹．JIM **24**：579-582, 2014
2) 岩井 大：結核性リンパ節炎．耳喉頭頸 **77**：551-555, 2005
3) Fontanilla JM, et al：Current diagnosis and management of peripheral tuberculous lymphadenitis. Clin Infect Dis **53**：555-562, 2011

問題 111

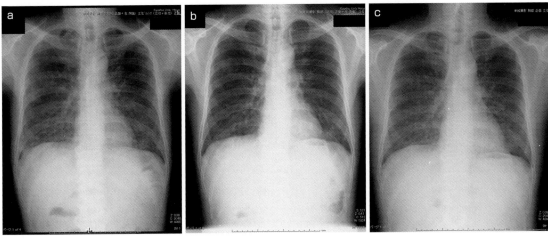

図1 胸部 X 線写真
a：PCP 治療前，b：ART 開始前，c：ART 開始 3 週後

- ●症　例　56 歳の男性.
- ●主　訴　労作時呼吸困難と発熱.
- ●現病歴　1 か月前から労作時呼吸困難が出現し，徐々に高熱も伴うようになり，かかりつけ医を受診した．胸部 X 線写真で両下肺野のすりガラス陰影が認められ，気管支内視鏡検査で肺胞洗浄液から *Pneumocystis jirovecii* が分離されたため，ニューモシスチス肺炎〈PCP〉の診断で紹介され入院した.
- ●身体所見　意識は清明．身長 170 cm，体重 65 kg．体温 38.3℃．脈拍 100/分，整．血圧 112/70 mmHg．呼吸数 24/分．SpO₂ 90%（room air）．口腔内に白苔が著明である．心音と呼吸音とに異常はない.
- ●検査所見　血液所見：赤血球 332 万/μL，Hb 10.1 g/dL，白血球 9,240/μL（好中球 91%，単球 6%，リンパ球 3%），血小板 25 万/μL．血液生化学所見：TP 7.0 g/dL，Alb 2.9 g/dL，BUN 17 mg/dL，Cr 0.8 mg/dL，AST 39 U/L，ALT 56 U/L，LD 222 U/L（基準 120〜245）．免疫血清学所見：CRP 4.9 mg/dL，HIV-1 RNA 52 万 copy/mL，サイトメガロウイルス抗原(C7-HRP)陰性，KL-6 3,920 U/mL（基準 500 未満），CD4 陽性細胞数 45/μL（基準 700〜1,300）.
- ●入院後経過　PCP に対しては，入院後速やかに ST 合剤（スルファメトキサゾール 400 mg/トリメトプリム 80 mg）12 錠/日を開始した．また，非結核性抗酸菌〈NTM〉症の一次予防として，アジスロマイシン（1,200 mg/週）内服を開始した．PCP は順調に改善し，入院 2 週後に抗レトロウイルス療法〈ART〉を開始（テノホビル/エムトリシタビン＋ラルテグラビル），入院 3 週後に PCP 治療を二次予防に切り替えた（ST 合剤 1 錠/日）．しかし，ART 開始 3 週後から再び高熱と労作時呼吸困難が出現した.

経時的な胸部 X 線写真を図1に示す.

最初の対応として適切なのはどれか，1つ選べ.

- a：ART 中止
- b：ST 合剤中止
- c：ST 合剤増量
- d：抗 NTM 療法
- e：ガンシクロビル静注

解答 111

C ST合剤増量

● 診 断　免疫再構築症候群〈immune reconstitution inflammatory syndrome：IRIS〉によるPCPの悪化

　免疫不全の進行したHIV感染者にARTを開始後，日和見感染症や悪性疾患などが再燃，増悪，または新規発症することをIRISと呼ぶ．ARTが登場して以降，多くのIRISが報告されており，近年は生物学的製剤の使用や臓器移植後の患者でもIRISが認識されつつある．後天性免疫不全症候群〈AIDS〉におけるIRISは，血液中のHIV RNA量減少と，CD4陽性Tリンパ球増加による免疫能改善により，体内のあらゆる病原微生物に対する免疫応答が誘導されることで発症すると考えられている．

　IRISの発症頻度は約13％であり，死亡例も存在する．頻度の高い疾患として，帯状疱疹，NTM症（主に *Mycobacterium avium* complex〈MAC〉），サイトメガロウイルス感染症，PCP，結核の報告が多い．本症例はIRISによるPCPの再増悪であるが，一般的にART導入後，比較的早期（1週～1か月以内）に出現することが多い．

　臨床所見として，高熱や労作時呼吸困難，胸部画像ですりガラス陰影の増悪が認められる．IRIS時の肺胞洗浄液や肺生検による *P. jirovecii* の同定は困難なことが多く，臨床的に判断し再治療を試みる．血清β-Dグルカン値は上昇することが多く，補助診断に有用である．このときに，ARTを中止せず継続することが最も重要である（重症例や薬剤による有害事象が考えられる場合を除く）．また臨床症状を緩和する目的で，重症度に応じて非ステロイド抗炎症薬〈NSAIDs〉や副腎皮質ステロイドを使い分ける．

　日和見感染症後のART導入時期に関して，海外の報告では急性期日和見感染症へのART導入はIRIS発症に関連が認められないことから，診断から2週以内の早期導入が推奨されている．しかしながら，AIDS症例は複数の日和見感染症が混在していることも多く，ART導入後に初めて日和見感染症が顕在化する（unmasking IRIS）ことも想定して，慎重に経過をみる必要がある．unmasking IRISとして，特にNTM症がART導入1か月以降に発症することが多く，有熱性のリンパ節炎を伴うことが多い．頸部，鎖骨上および腋窩リンパ節などの表在リンパ節の診察を怠らないことが重要である．

〔小川栄一〕

参考文献

1) 平成29年度厚生労働行政推進調査事業費補助金（エイズ対策政策研究事業）：抗HIV治療ガイドライン（2018年3月）
https://www.haart-support.jp/pdf/guideline2018r2.pdf（2019年3月閲覧）
2) Zolopa AR, et al：Early antiretroviral therapy reduces AIDS progression/death in individuals with acute opportunistic infections；A multicenter randomized strategy trial. PLoS One **4**：e5575, 2009

問題 112

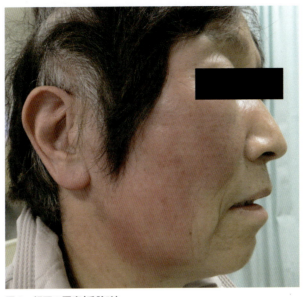

図1　顔面の写真(受診時)

- ●**症　例**　71歳の女性.
- ●**主　訴**　発熱と顔面腫脹.
- ●**既往歴**　関節リウマチのため通院中.
- ●**内服薬**　メトトレキサート4 mg/週, ゴリムマブ〈抗TNFα抗体〉50 mg/月.
- ●**現病歴**　2日前に発熱のためかかりつけ医を受診した. 局所症状を認めず, ウイルス感染が疑われアセトアミノフェンが処方された. 本日の朝から右顔面の腫脹と発赤とを生じたため来院した. 顔面の外傷歴と動物との接触歴とはない. 38℃台の発熱があるが悪寒戦慄はない.
- ●**身体所見**　意識は清明. 体温38.4℃. 脈拍80/分, 整. 血圧118/68 mmHg. 右頬部に境界明瞭な膨隆した発赤を認め, 軽度の圧痛がある. びらんと水疱形成とはない. 四肢に関節炎の所見は認めない.
- ●**検査所見**　尿所見: 白血球(-). 血液所見: Hb 14.3 g/dL, 白血球11,000/μL(好中球78%, 好酸球1%, 単球4%, リンパ球17%), 血小板17万/μL. CRP 5.1 mg/dL.

顔面の写真を**図1**に示す.

考えられるのはどれか. 1つ選べ.

- a：帯状疱疹
- b：顔面丹毒
- c：酒皶様皮膚炎
- d：悪性腫瘍の皮膚浸潤
- e：全身性エリテマトーデス

解答 112

b 顔面丹毒

●診 断　顔面丹毒

　関節リウマチのため免疫抑制療法中の高齢女性．急性発熱と顔面の発赤・腫脹とから軟部組織感染が疑われた．耳介部まで皮膚発赤が及んでおり，顔面丹毒と診断した．外来にてセフトリアキソン（ロセフィン®）1日1回投与にて治療した．血液培養は陰性であった．第4病日からセファレキシン（ケフレックス®）内服へ変更した．第10病日には皮膚所見はほぼ改善し，治療終了とした．

　丹毒〈erysipelas〉は主にA群連鎖球菌による皮膚表層の感染症である．稀にその他の連鎖球菌，黄色ブドウ球菌やGram陰性桿菌も原因となる．好発部位は，下肢（76％），顔面（17％）及び上肢（6％）である[1]．

　顔面丹毒は，「なんとなく顔が赤い」としか認識されず，発熱の原因であると見抜けないことがある．また，蜂窩織炎との鑑別も問題となる．蜂窩織炎は皮下組織の炎症が主体で「境界不明瞭な発赤」，丹毒での発赤は表層のため「境界明瞭」とされるが，時に峻別しにくい．上述のように耳介の皮膚まで発赤が及ぶ場合には丹毒の可能性が高く，Milian's ear signと呼ばれる[2]．耳介部には皮下脂肪織がなく，通常の蜂窩織炎は生じないためである．ただし，再発性多発性軟骨炎（軟骨のない耳朶は侵されない）など，耳介部の発赤をきたす別の疾患群との鑑別は必要である．

　顔面帯状疱疹（水疱形成を伴う），酒皶様皮膚炎（慢性再発性の経過，通常は両側性）及び全身性エリテマトーデスによる蝶形紅斑（鼻根部でつながる）などは顔面発赤の重要な鑑別診断であるが，本症例では皮疹の性状と経過とから否定的である．悪性腫瘍の皮膚浸潤〈carcinoma erysipeloides〉も難治性皮膚病変では鑑別として考える必要がある．

　また，軟部組織感染症では疼痛，腫脹および発赤などの局所の感染徴候が発熱から半日～1日程度遅れてみられることがしばしばある．初診時に局所所見が乏しくても再評価を行うことが重要である．本症例でも発熱が先行しており再診時に診断に至った．

　丹毒の治療は，連鎖球菌をターゲットにしたペニシリンやセフェム系抗菌薬（セファゾリン，セフトリアキソン，セファレキシンなど）の投与が標準的である．軽症例なら内服で5日間，中等症以上では静注にて10～14日間治療する．クリンダマイシンも選択肢である[3]．丹毒では菌血症の合併は稀で4.6％という報告[4]もあるが，全身状態不良のときは壊死性軟部組織感染症や毒素性ショック症候群などの可能性も考慮し，血液培養採取，広域抗菌薬投与および全身管理を含めた対応を行うべきである．

〔脇坂達郎〕

参考文献

1) Krasagakis K, et al：Analysis of epidemiology, clinical features and management of erysipelas. Int J Dermatol **49**：1012-1017, 2010
2) Madke B, et al：Eponymous signs in dermatology. Indian Dermatol Online J **3**：159-165, 2012
3) Stevens DL, et al：Practice guidelines for the diagnosis and management of skin and soft tissue infections：2014 update by the Infectious Diseases Society of America. Clin Infect Dis **59**：e10-e52, 2014
4) Gunderson CG, et al：A systematic review of bacteremias in cellulitis and erysipelas. J Infect **64**：148-155, 2012

問題 113

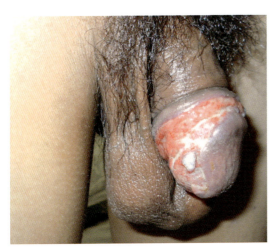

図1 陰部の写真

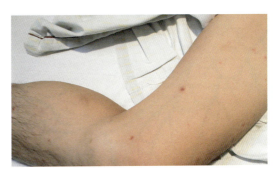

図2 大腿部皮膚所見

- **症　例**　32歳の男性．
- **主　訴**　陰部の疼痛．
- **既往歴・家族歴**　特記すべきことはない．
- **生活歴**　職業：運送業．喫煙歴と飲酒歴とはない．性風俗店での性交渉が年に数回ある．
- **現病歴**　2か月前に性風俗店で避妊具を使用しない性交渉があり1か月前から陰部の疼痛を自覚していたが，医療機関を受診せずに経過をみていた．3日前から陰部の疼痛が悪化したため来院した．来院時には，歩行による振動でも疼痛を自覚するほどの痛みであった．
- **身体所見**　意識は清明．体温36.1℃．脈拍68/分，整．血圧140/82 mmHg．咽頭発赤はない．頸部リンパ節腫脹はない．心音と呼吸音とに異常はない．腹部は平坦，軟で圧痛はない．
- **検査所見**　尿所見：タンパク(－)，潜血1＋，亜硝酸塩1＋（基準　陰性），沈渣；赤血球≧20～29/1視野，白血球≧20～29/1視野．血液所見：赤血球473万/μL，Hb 14.8 g/dL，白血球16,900/μL（好中球82％，単球8％，リンパ球10％），血小板48万/μL．血液生化学所見：TP 7.4 g/dL，BUN 12.9 mg/dL，Cr 0.6 mg/dL，AST 23 U/L，ALT 23 U/L，LD 215 U/L（基準 120～245）．CRP 10.3 mg/dL．

陰茎の潰瘍性病変（図1）と大腿部内側に散在する皮疹の写真（図2）とを示す．

診断に必要な血液検査項目はどれか．2つ選べ．

a：カンジダ抗原
b：rapid plasma reagin〈RPR〉
c：水痘・帯状ヘルペスウイルス〈VZV〉-IgM
d：活性化部分トロンボプラスチン時間〈APTT〉
e：treponema pallidum latex agglutination〈TPLA〉

解答 113

b rapid plasma reagin〈RPR〉

e treponema pallidum latex agglutination〈TPLA〉

● 診 断　第1期梅毒・第2期梅毒

　本症例は，梅毒による陰茎潰瘍（第1期梅毒）と全身に広がった丘疹性梅毒（第2期梅毒）である．

　梅毒といった性感染症〈sexually transmitted disease：STD〉は，HIV感染症など重篤な疾患と同様の経路で感染する．また，梅毒などで局所に粘膜病変が生じてほかのSTDに感染しやすくなったり，母体が感染することで先天性胎児感染症を合併するなど，多くの問題を含む．

　梅毒は経皮・経粘膜感染し，潜伏期は10〜90日（平均1か月前後）と幅広い[1]．侵入部位を病変の首座とする第1期梅毒，全身に広がる第2期梅毒，およびその後の潜伏期を経て数年後以降に発症する第3期梅毒に分けられる．第1期梅毒の硬結病変を初期硬結，硬結が潰瘍化した病変を硬性下疳と呼ぶ．本症例では陰茎に重度の硬性下疳がみられた．病変の程度と比べて疼痛が弱いとされるが，症例によっては疼痛が強いこともある．第2期梅毒では全身に皮疹が広がり，手掌も含めて病変がみられるとされる．皮疹は散在性で多彩な外観的特徴をみせるが，瘙痒感や疼痛などの自覚症状はほとんどない．皮疹だけで診断することは難しいため，リスクのある感染契機に関する病歴を参考に診断を進める．

　検査はRPRとTPLA（またはtreponema pallidum hemagglutination〈TPHA〉）の両者により診断がなされる．RPRのみの陽性では生物学的偽陽性（膠原病，抗リン脂質抗体症候群など）のこともあるため両者が陽性であることが診断の原則となる．TPLAのみが陽性の場合には，すでに治療完了例か，自然治癒例であるため，通常は治療を必要としない．感染が成立している場合にはRPRが16倍（16 RPR units〈R.U.〉/mL）以上であることが通常である．TPLAの値を治療効果判定には用いないが，有症状時には2桁を超える高値であることが多い．

　治療はペニシリン系抗菌薬が有効で[2]，アモキシシリン（アモリン®，サワシリン®）1,500 mg/日の14〜28日間の投与が行われるが，プロベネシド（ベネシッド®）（梅毒での保険適用外）を併用しアモキシシリンの血中濃度を上げる方法も行われる．欧米では筋肉注射か経静脈的治療が主体であり，経口抗菌薬の投与を主体とするわが国での治療推奨と治療期間に相違がある．治療効果判定は6か月・12か月で実施し，6か月で4倍以下の低下があることをもって判断する[1]．

　本症例は，RPR 330 R.U./mL，TPLA 8,786 titer units〈T.U.〉/mLと高値であり，活動性梅毒である第1期・第2期梅毒と診断された．同時にほかのSTDであるクラミジア，淋菌感染症，HIV感染症，B型肝炎などを評価したが合併した感染はみられなかった．また，疼痛が強い場合には単純ヘルペス感染症や細菌感染症の合併も想定し，診療にあたることが重要である．水痘は全身に，帯状疱疹は神経支配に一致して出現するため，本症例での合併は否定的である．陰部カンジダ症は鼠径部を中心に皮膚が発赤することが多く，陰茎部に病変が出現することは稀である．

〔中村　造〕

参考文献

1) Golden MR, et al：Update on syphilis；Resurgence of an old problem. JAMA **290**：1510-1514, 2003
2) Clement ME, et al：Treatment of syphilis；A systematic review. JAMA **312**：1905-1917, 2014

問題 114

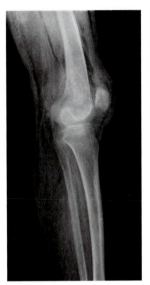
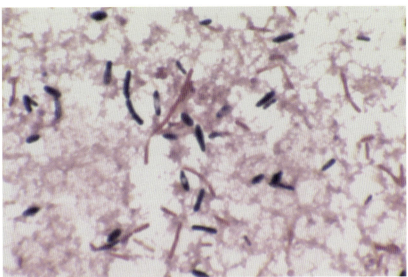

図1　右下肢X線写真（側面像）
図2　右下肢深部滲出液のGram染色標本

- ●症　例　70歳の女性.
- ●主　訴　右下肢痛.
- ●既往歴　糖尿病.
- ●家族歴　特記すべきことはない.
- ●現病歴　3週前にかかりつけ医で結腸原発悪性リンパ腫と診断され，治療前の全身精査中であった．最近の明らかな外傷はない．2日前に右下肢の疼痛を自覚した．その後も疼痛は持続し，昨日には右下肢の広範囲が白色に，本日は赤紫色に変色したためかかりつけ医を受診した．臨床経過から急性下肢動脈閉塞が疑われたため，紹介されて入院した.
- ●身体所見　意識は清明．体温36.9℃．脈拍140/分，整．血圧140/84 mmHg．呼吸数28/分．頭頸部に異常はない．心音と呼吸音とに異常はない．腹部は軟で，圧痛はない．右下肢全体が赤紫色に変色・腫脹し，血性滲出液を伴う水疱が散在する．右下肢の広範囲に握雪感がある．右膝窩動脈と足背動脈の拍動は触知しない.
- ●検査所見　血液所見：赤血球365万/μL，Hb 10.8 g/dL，白血球10,400/μL，血小板35万/μL．血液生化学所見：HbA1c 9.1%，TP 5.1 g/dL，BUN 23.0 mg/dL，Cr 1.0 mg/dL，総ビリルビン 0.6 mg/dL，AST 104 U/L，ALT 44 U/L，LD 246 U/L（基準120〜245），CK 2,566 U/L（基準32〜180），Na 127 mEq/L，K 5.1 mEq/L，Cl 96 mEq/L，随時血糖358 mg/dL．CRP 26.8 mg/dL.

右下肢X線写真（図1）と，右下肢の減張切開術の際に得られた滲出液のGram染色標本（図2）とを示す.

原因微生物として考えられるのはどれか．1つ選べ．

- a：*Aeromonas hydrophila*
- b：*Clostridium septicum*
- c：*Pasteurella multocida*
- d：*Staphylococcus aureus*
- e：*Streptococcus pyogenes*

解答 114

b *Clostridium septicum*

● 診　断　*Clostridium septicum* による非外傷性ガス壊疽

　握雪感や水疱形成を認めたこと，深部滲出液のGram染色標本(**図2**)でGram陽性桿菌が観察されたこと(一部がGram陰性桿菌にみえることは*Clostridium*属菌の検体Gram染色ではしばしば認められる所見である)，及び外傷や手術歴がなく結腸悪性腫瘍を有することから*C. septicum*による非外傷性ガス壊疽を疑った．入院直後から輸液・昇圧薬に反応不良なショックが生じたことから右下肢切断術の施行は断念した．なお，減張切開後は右下肢動脈の拍動は再開した．アンピシリン，クリンダマイシン，セフトリアキソンの投与を行ったが血圧低下が持続し，入院翌日に死亡した．入院時の血液培養と滲出液の培養とからは*C. septicum*が検出された．

　外来患者の皮膚軟部組織感染症の多くは主に*Staphylococcus aureus*や*Streptococcus pyogenes*による蜂窩織炎，丹毒，癤・癰，皮下膿瘍などの単純性感染症であり，切開排膿のみ，あるいはセファレキシン，セファゾリンなどの狭域抗菌薬の投与で治癒するが，一部の症例は複雑性感染症として，より高侵襲の外科的処置やほかの原因微生物を想定した抗菌薬選択を要する[1]．*Pasteurella multocida*などが関与する動物咬傷関連感染症，糖尿病性足壊疽・褥瘡感染など血流不全合併例，会陰部感染症，淡水曝露に関連した*Aeromonas hydrophila*感染症など特殊な曝露歴と関連するもの，壊死性筋膜炎やガス壊疽など壊死性感染症などがこれに該当する[1]．高度のバイタルサインの崩れや臓器障害の合併，皮膚所見に比して高度の疼痛，急速な病変の拡大，CK値上昇，水疱形成や握雪感などは壊死性感染症を示唆する所見である[1,2]．

　ガス壊疽は一般には外傷や手術の際に生じた血流不全を伴う軟部組織において，*Clostridium*属菌(主に*C. perfringens*)が増殖して発症する．数時間〜3日間の潜伏期間を経て受傷部位に高度の疼痛が生じ，感染部位の皮膚は緊満し，白色，青銅色，赤紫色へと段階的に変色して水疱形成を伴う．全身的には多臓器不全とショックを伴い，治療としてペニシリン系抗菌薬とクリンダマイシンの併用と積極的なデブリドマンが行われるが，予後不良である．ガス壊疽の一部は手術や外傷と関連せずに生じ，*Clostridium*属菌(主に*C. septicum*)が血行性に播種することにより生じる(非外傷性ガス壊疽)．発症リスク因子として結腸悪性腫瘍，血液悪性腫瘍，好中球減少などが知られている[2]．

〔原田壮平〕

参考文献
1) Eron LJ, et al：Managing skin and soft tissue infections；Expert panel recommendations on key decision points. J Antimicrob Chemother **52**(Suppl 1)：i3-i17, 2003
2) Vinh DC, et al：Rapidly progressive soft tissue infections. Lancet Infect Dis **5**：501-513, 2005

問題 115

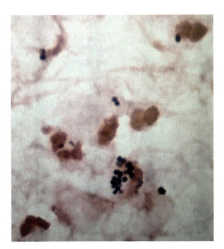

図1 血液培養の塗抹Gram染色標本

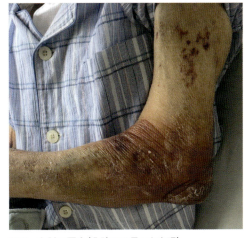

図2 左肘の写真（入院7日目から出現）

- **症　例**　84歳の男性．
- **主　訴**　発熱．
- **既往歴**　認知症（医療介護施設に入所中），アルコール使用障害および高血圧症．
- **内服薬**　アンジオテンシン変換酵素阻害薬，カルシウム拮抗薬およびバルプロ酸．
- **現病歴**　2日前からの発熱を主訴に搬入され，胸部X線撮影で浸潤影を認め，喀痰と低酸素血症も伴っていたため医療介護関連肺炎〈health-care associated pneumonia：HCAP〉と診断された．血液培養2セットを採取し抗菌薬療法（ピペラシリン2g，6時間ごと）を開始，入院管理となった．入院4日目に血液培養1セットからブドウ状のGram陽性球菌が検出された．汚染菌（コンタミネーション）の可能性も考慮し経過観察していた．原因菌は後にメチシリン耐性黄色ブドウ球菌〈MRSA〉と判明した．入院7日目には左肘伸側に発赤と腫脹とが出現した．
- **身体所見**　意識は清明．体温36.3℃．脈拍60/分，整．血圧116/64mmHg．呼吸数16/分．SpO₂ 97％（room air）．眼球結膜に蒼白と黄染とはない．頸部リンパ節は触知しない．心音に異常はない．呼吸音は背部でcracklesを聴取する．腹部所見に異常はない．四肢浮腫はない．上肢は両側ともに拘縮を伴う屈曲位を示す．左肘伸側に発赤と腫脹とがあり，鶏卵大の波動を触れる局所的膨隆と皮膚肥厚とがある．
- **検査所見**　血液所見：赤血球440万/μL，Hb 15.0g/dL，Ht 44％，白血球7,300/μL（好中球94％，単球1％，リンパ球5％），血小板18万/μL．血液生化学所見：BUN 28mg/dL，Cr 0.5mg/dL，AST 57U/L，ALT 62U/L，LD 175U/L（基準120〜245），CK 37U/L（基準57〜197）．CRP 14.7mg/dL．血液培養1セットからMRSAを検出する．左肘X線写真：骨折や脱臼の所見はない．

当院搬入後に採取された血液培養の塗抹Gram染色標本を図1に，左肘の写真を図2に示す．

対応として適切なのはどれか．**2つ選べ**．

a：CT
b：MRI
c：関節掻爬術
d：穿刺ドレナージ
e：血液培養再採取

解答 115

d 穿刺ドレナージ

e 血液培養再採取

●診 断　左肘頭化膿性滑液包炎

　本症例は左肘所見の出現後，速やかに局所麻酔下の切開排膿を行った．滑液包に貯留していた膿液からはGram染色でブドウ状の陽性球菌を認め，バンコマイシンで治療を開始した．後に血液培養・滑液培養ともに薬剤感受性の一致するMRSAが検出された．

　化膿性滑液包炎は，外傷や隣接する軟部組織からの進展，血行性播種による菌の侵入に起因する．そのリスク因子として，①皮膚バリアの脆弱性，②糖尿病やアルコール使用障害による免疫不全，③関節リウマチや痛風などに伴う滑液包での液貯留が挙げられる．その原因として最多のものは，皮膚損傷や蜂窩織炎に伴う細菌感染の波及であるとされ，特に肘頭の化膿性滑液包炎は，配管工や建築業の従事者，血液透析患者，慢性閉塞性肺疾患〈COPD〉患者のように，日常的に肘を傷つけうる場合にも起こる[1]．本症例はアルコール使用障害の既往歴があり，加齢による皮膚脆弱性，また両上肢が屈曲位で拘縮しており，特に左肘伸側の発赤所見からは衣類や寝具による日常的な擦過を受けている可能性が示唆された．

　原因菌は黄色ブドウ球菌〈*Staphylococcus aureus*〉が80〜90％で，レンサ球菌がそれに次ぐ．コアグラーゼ陰性ブドウ球菌や腸球菌，大腸菌，緑膿菌，嫌気性菌の関与は稀であると報告されている．診断には滑液包の穿刺吸引液の細菌検査が重要であり，一般的には画像検査の優先度は低く，肘頭や膝蓋骨前面など浅部の滑液包炎であればCTやMRIの有用性は乏しい[2]．

　治療は抗菌薬投与とドレナージである．ほとんどの症例で計2〜3週の抗菌薬投与を要する．また黄色ブドウ球菌の菌血症では，感染性心内膜炎や深部膿瘍などの合併症が危惧されるため，血液培養の陰性化を確認することが必要である．本症例でも再採取した血液培養の陰性化を確認後2週，全治療3週のバンコマイシン投与を行い治癒した．ドレナージは連日の穿刺吸引で十分なことが多く，外科手術やドレーン留置は難治性や深部病変である際に考慮される．

〔山口裕崇〕

参考文献
1) Wasserman AR, et al：Septic bursitis；A case report and primer for the emergency clinician. J Emerg Med 37：269-272, 2009
2) Reilly D, et al：Olecranon bursitis. J Shoulder Elbow Surg 25：158-167, 2016

問題 116

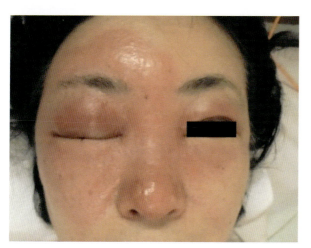

図1 右上眼瞼の写真

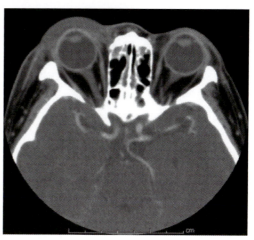

図2 頭部造影CT

- ●**症　例**　66歳の女性．
- ●**主　訴**　右上眼瞼の発赤と腫脹．
- ●**既往歴・家族歴**　Basedow病，脂質異常症および糖尿病．
- ●**生活歴**　喫煙歴はない．飲酒歴：ワイン2杯程度/日．
- ●**現病歴**　2日前に39℃台の発熱と悪寒とがあった．昨日から右上眼瞼の腫脹と発赤とが出現し，発熱も持続したため来院した．
- ●**身体所見**　意識は清明．体温40.3℃．脈拍104/分，整．血圧130/68 mmHg．呼吸数20/分．右上眼瞼に著明な腫脹，発赤および軽度の圧痛がある．両側前頸部〜下顎にかけて圧痛がある．明らかな視力低下と眼球運動障害はない．
- ●**検査所見**　血液所見：赤血球454万/μL，Hb 14.0 g/dL，白血球18,600/μL，血小板19万/μL．ホルモン検査所見：TSH 0.29 μU/mL（基準0.5〜5.00），FT_4 1.2 ng/dL（基準0.9〜1.8）．CRP 16.5 mg/dL．

右上眼瞼の写真（**図1**）と頭部造影CT（**図2**）とを示す．

考えられるのはどれか．1つ選べ．

- a：丹　毒
- b：眼瞼炎
- c：甲状腺眼症
- d：眼窩蜂窩織炎
- e：眼窩隔膜前蜂窩織炎

解答 116

e 眼窩隔膜前蜂窩織炎

● 診　断　眼窩隔膜前蜂窩織炎

　眼窩隔膜は眼輪筋直下に存在する眼窩の脂肪組織を包む膜で，それより前方の軟部組織感染症を「眼窩隔膜前蜂窩織炎」といい，後方の眼窩組織の感染症を「眼窩蜂窩織炎」という（図3）．眼窩隔膜前蜂窩織炎の頻度は眼窩蜂窩織炎より高く，成人よりも小児に多くみられる疾患である．

　両疾患は，眼瞼浮腫および眼瞼発赤をきたすことからしばしば混同されるが，眼窩蜂窩織炎は眼窩内の外眼筋や脂肪組織に炎症が波及することから，眼球運動時に痛みを生じたり，眼球突出や複視がみられたりすることがある．また，急速に炎症が拡大して重症化しやすく失明や死亡に至る例もあるため，眼窩隔膜前蜂窩織炎と眼窩蜂窩織炎とを明確に鑑別することは重要である．

　眼窩隔膜前蜂窩織炎は，外傷，虫刺および動物咬傷などを契機に直接感染することが多いが，副鼻腔炎や涙嚢炎など隣接での局所感染から波及する場合や，遠隔の感染巣から血行性に波及する場合もある[1]．原因菌としては，ブドウ球菌，レンサ球菌，インフルエンザ菌が多い．

　画像診断には造影 CT を用いる．眼窩隔膜前蜂窩織炎では眼瞼の浮腫を認める一方，眼球突出や眼窩内脂肪組織に炎症を認めないことが特徴的な所見であり，眼窩蜂窩織炎や眼窩内膿瘍との鑑別に有用である．特に視力障害，眼球突出，眼球運動障害，開眼困難などがみられる場合には，CT を撮影すべきである[2]．

　治療は抗菌薬投与である．原則は内服抗菌薬を選択するが，菌血症を疑う場合や治療開始1〜2日で症状の改善がない場合は経静脈的抗菌薬治療を考慮する．メチシリン耐性黄色ブドウ球菌

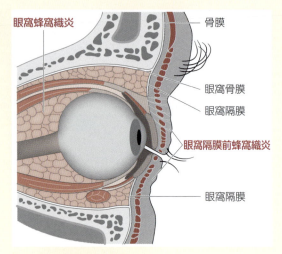

図3　眼窩隔膜前後の構造

〈methicillin-resistant Staphylococcus aureus：MRSA〉感染のリスクが低い場合は，セファレキシン 500 mg 1日4回で治療する[3]．MRSA も原因菌として考慮する場合は，クリンダマイシン 300〜450 mg 1日4回を選択する．適切な抗菌薬投与期間は確立していないが，7〜10日の投与が一般的である．

　眼窩蜂窩織炎は抗菌薬治療への反応が乏しい場合に外科的介入が必要となるため，眼窩隔膜前蜂窩織炎との鑑別が困難な例では，眼科や耳鼻科にコンサルテーションすべきである．また，眼窩隔膜前蜂窩織炎と診断したときにも，視力障害や眼球運動障害など眼窩蜂窩織炎を示唆する臨床徴候の密なフォローアップが望ましい．

〔高谷健人・河口謙二郎〕

参考文献

1) Ekhlassi T, et al：Preseptal and orbital cellulitis. Dis-Mon 63：30-32, 2017
2) Carlisle RT, et al：Differential diagnosis of the swollen red eyelid. Am Fam Physician 92：106-112, 2015
3) Stevens DL, et al：Practice guidelines for the diagnosis and management of skin and soft tissue infections：2014 update by the Infectious Diseases Society of America. Clin Infect Dis 59：e10-e52, 2014

問題 117

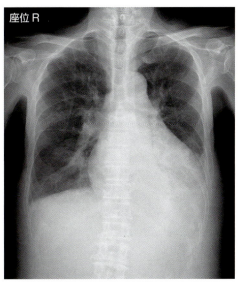

図1 入院時胸部X線写真

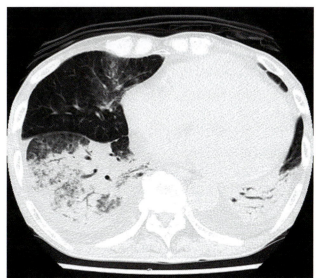

図2 入院時胸部単純CT

- ●症　例　80歳の男性.
- ●主　訴　倦怠感と息切れ.
- ●既往歴　20歳時：虫垂炎手術.
- ●家族歴・内服薬　特記すべきことはない.
- ●生活歴　喫煙歴：20本/日×55年.
- ●現病歴　1か月前から労作時の倦怠感と下肢のむくみとを自覚していた．2日前から倦怠感が増悪し，食事摂取が困難になり息切れも出現したため，かかりつけ医を受診した．検査の結果，心不全と診断され搬入された．
- ●身体所見　意識は清明．身長155cm，体重45kg．体温37.6℃．脈拍92/分，整．血圧122/78mmHg．呼吸数22/分．SpO$_2$ 90%（room air）．起坐呼吸であり，両側下肺にcoarse cracklesを聴取する．心雑音は聴取しない．神経学所見に異常はない．頸静脈怒張と下腿浮腫とを認める．
- ●検査所見　血液所見：赤血球439万/μL，Hb 13.6g/dL，Ht 41%，白血球10,400/μL（好中球94%，リンパ球6%），血小板8万/μL．血液生化学所見：TP 6.2g/dL，Alb 3.0g/dL，BUN 28mg/dL，Cr 0.8mg/dL，総ビリルビン1.8mg/dL，AST 66U/L，ALT 48U/L，LD 318U/L（基準120〜245），Na 141mEq/L，K 4.7mEq/L，Cl 102mEq/L．BNP 2,445pg/mL（基準18.4以下）．CRP 8.9mg/dL．喀痰培養・血液培養検査：Gram陽性双球菌を検出．

入院時の胸部X線写真（**図1**）と胸部単純CT（**図2**）とを示す．

この疾患について正しいのはどれか．1つ選べ．

- a：予後良好である．
- b：第5類感染症である．
- c：2日以内に届け出る．
- d：ワクチンが著効する．
- e：血清型は23種類ある．

解答 117

b 第5類感染症である.

● 診 断　侵襲性肺炎球菌感染症〈invasive pneumococcal disease：IPD〉

　本症例はうっ血性心不全に合併したIPDである. 尿中肺炎球菌抗原も陽性であった. 肺炎に加え, 低酸素血症や血小板減少, ビリルビン上昇など生命を脅かす臓器障害を認め, 敗血症を呈している.

　本来無菌である血液や髄液などから肺炎球菌が検出される感染症をIPDと呼ぶ. IPDは, 侵襲性インフルエンザ菌感染症と並び2013年4月から第5類感染症に指定されている. 第5類感染症は24種類指定されており, 感染症法第12条の規定により7日以内の届出が必要であるが, 侵襲性髄膜炎菌感染症, 風疹および麻疹については直ちに届け出なくてはならない.

　成人のIPDは, 病型として菌血症を伴う肺炎が多いが, 髄膜炎や敗血症もみられる[1]. 多くは高齢者や担癌患者など免疫力の低下した患者であり, 不幸な転帰をたどることも多い.

　肺炎球菌の莢膜多糖体には少なくとも93種類の血清型が知られている. そのうち, 23種類をカバーする23価多糖体ワクチンと13種類をカバーする13価結合型ワクチンが使用可能である. 65歳以上の定期接種で使用されるワクチンは23価多糖体ワクチンである. 多糖体ワクチンは免疫原性が弱いため5年ごとに追加接種が必要である. 一方, 結合型ワクチンはT細胞依存性で免疫原性が高く, 乳児に対しても効果がある. 65歳以上でも自費診療として使用可能である.

　ワクチン接種によりIPDの発生を抑制する効果が認められているが, 残念ながら著効するとはいえない. 肺炎球菌の感染源として小児の鼻咽腔が重要である. 小児にしっかりワクチン接種をすることで, 高齢者の肺炎球菌感染症が減少すること(集団免疫効果)が知られている[2]. 一方でワクチン接種が広がると, カバーされていない血清型の肺炎球菌感染症が増加すること(血清型置換)が知られている. 2014年から高齢者への定期接種が始まり, 高齢者での血清型置換も明らかになってきている[3]. 23価ワクチンのカバー率は2007年時点で85%だったものが, 2015年には66%に低下している[3]. IPDは重症例が多く, 速やかな診断・治療の開始が必要である.

〔窪田哲也〕

参考文献
1) 国立感染症研究所：肺炎球菌感染症. IASR **34**：55-56, 2013
2) Pilishvili T, et al：Sustained reductions in invasive pneumococcal disease in the era of conjugate vaccine. J Infect Dis **201**：32-41, 2010
3) Fukusumi M, et al：Invasive pneumococcal disease among adults in Japan, April 2013 to March 2015； Disease characteristics and serotype distribution. BMC Infect Dis **17**：2, 2017

問題 118

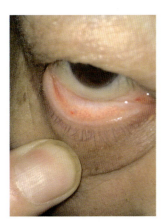

図1 右下眼瞼の写真

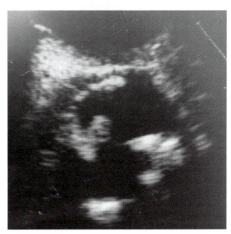

図2 入院後の経食道心エコー図（大動脈弁短軸像）

- ●**症　例**　72歳の男性．
- ●**主　訴**　発　熱．
- ●**既往歴**　高血圧症，糖尿病，ネフローゼ症候群および大動脈弁生体弁置換術（12か月前）．
- ●**家族歴**　特記すべきことはない．
- ●**生活歴**　喫煙歴はない．機会飲酒．
- ●**内服薬**　プレドニゾロン10 mg/日，アスピリン100 mg/日，フロセミド20 mg/日，スピロノラクトン25 mg/日，ビソプロロール2.5 mg/日，リナグリプチン5 mg/日，メトホルミン250 mg/日．
- ●**現病歴**　術後管理のため，循環器外科に定期的に通院していた．10日前に悪寒戦慄を伴う発熱が出現し，9日前に心エコー検査を施行されたが異常を認めなかった．6日前に感冒と診断されシタフロキサシンを処方されたが解熱しないため，紹介され入院した．
- ●**身体所見**　意識は清明．身長165 cm，体重54 kg．体温39.1℃．脈拍120/分，整．血圧124/70 mmHg．呼吸数24/分．SpO_2 94%（room air）．眼球結膜に出血はない．右下眼瞼に点状出血を認める（図1）．副鼻腔の圧痛はない．頸部リンパ節腫脹はない．第2肋間胸骨右縁〈2RSB〉に収縮期雑音を聴取する．呼吸音に異常はない．腹部は平坦，軟で，圧痛はない．肋骨脊柱角，脊柱の叩打痛はない．関節の腫脹と圧痛とはない．四肢末梢に皮疹はない．前立腺に圧痛はない．
- ●**検査所見**　尿所見：pH 6.0，タンパク±，糖4＋，潜血（−），亜硝酸塩（−），白血球（−）．血液所見：Hb 10.8 g/dL，白血球7,840/μL，血小板5.7万/μL．血液生化学所見：随時血糖227 mg/dL，TP 5.3 g/dL，Alb 2.5 g/dL，BUN 8.1 mg/dL，Cr 0.7 mg/dL，総ビリルビン0.9 mg/dL，AST 25 U/L，ALT 17 U/L，LD 263 U/L（基準120～245），AMY 33 U/L（基準60～200），CK 49 U/L（基準57～197），Na 125 mEq/L，K 3.7 mEq/L，Cl 91 mEq/L．CRP 20.9 mg/dL．胸部X線写真：肺野に浸潤影はない．経胸壁心エコー：明らかな弁疣贅はない．細菌学的検査：血液培養3セットでGram陽性桿菌が分離された．

入院後の経食道心エコー図を示す（図2）．

考えられるのはどれか．1つ選べ．

- a：急性胆嚢炎
- b：急性腎盂腎炎
- c：急性前立腺炎
- d：化膿性脊椎炎
- e：人工弁感染性心内膜炎

解答 118

e 人工弁感染性心内膜炎

●診 断　人工弁感染性心内膜炎

人工弁感染性心内膜炎〈prosthetic valve endocarditis：PVE〉は，弁置換術後の弁感染である．すべての感染性心内膜炎の約20%を占め，院内死亡率は20～40%と高い．弁置換術を受けた患者の1～6%に発症し，年間0.3～1.2%の発症率である．

弁置換術後60日以内の発症をearly PVE，60日以降の発症をlate PVEとする．術後3か月以内のリスクが高く，6か月までリスクが高い状態が続く．術後1年間の感染率は，大動脈弁と僧帽弁，機械弁と生体弁のそれぞれで同等であるが，術後18か月以降は機械弁と比べて生体弁の感染リスクは高くなる．

原因菌は，early PVEであれば黄色ブドウ球菌，コアグラーゼ陰性ブドウ球菌が多く，late PVEでは黄色ブドウ球菌，連鎖球菌に次いでコアグラーゼ陰性ブドウ球菌，腸球菌が多い．自然弁感染性心内膜炎〈native valve endocarditis：NVE〉と同様の症状を呈するが，侵襲性感染の頻度は高く，心雑音の出現・増悪，心不全および心伝導障害を発症しやすい．

PVEの診断には，NVEと同様にDuke診断基準を適用する．抗菌薬非投与下での血液培養陽性率は90%以上である．数時間～数日おきに採取した血液培養のうち，すべてまたは大部分で陽性である場合はPVEである可能性が非常に高い．心エコー検査は診断に不可欠である．経胸壁心エコー検査〈transthoracic echocardiography：TTE〉での弁疣贅の診断感度は低く（感度17～36%），TTEで陰性であってもPVEを否定できない．臨床所見上，PVEの疑いがある場合は，感度の高い経食道心エコー検査〈transesophageal echocardiography：TEE〉を行う必要がある（感度82～96%）．

PVEの治療はNVEの治療と比べて困難であり，抗菌薬療法に加えて手術療法が必要になることが多い．新規または重度の弁機能不全，心不全および抗菌薬療法に反応しない持続性菌血症などが手術の適応とされている．

本症例ではTTEは陰性であったが，血液培養3セットから同一細菌が分離され，12か月前に大動脈弁置換術の既往があり，眼瞼結膜の点状出血を認めることからPVEを疑った．入院3日目にTEEを行ったところ，大動脈弁に疣贅を認めた．Duke診断基準の大基準2項目を満たしたため，PVEと診断した．入院時から抗菌薬療法〔スルバクタム/アンピシリン（SBT/ABPC）〕を行い，病勢は低下していたが，外科的治療の適応を考慮し循環器外科へ転院とした．また，血液培養から分離した細菌は*Corynebacterium jeikeium*と同定された．

*C. jeikeium*は，腋窩，鼠径および直腸周辺に存在する常在菌である．日和見感染を発生させる菌種で，好中球減少症患者において敗血症や心内膜炎の原因となる例が多く報告されている．Mookadamらの報告[1]では，*C. jeikeium*心内膜炎では74%で人工心臓弁の関与があり，弁再置換術の有無にかかわらず死亡率は33%であった．*C. jeikeium*が分離されている場合，心臓弁置換術を受けている患者では特に注意が必要であるとしている．本症例では，人工弁置換術後に加え，糖尿病と副腎皮質ステロイド治療とによる易感染性のために*C. jeikeium*感染を起こしたものと考えられる．

〔樋口智也〕

参考文献
1) Mookadam F, et al：Corynebacterium jeikeium endocarditis；A systematic overview spanning four decades. Eur J Clin Microbiol Infect Dis **25**：349-353, 2006

問題 119

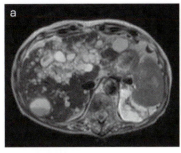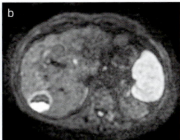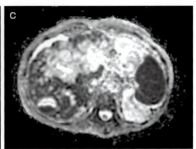

図1 腹部単純MRI
a：T2強調画像，b：DWI，c：ADC map

- ●症　例　84歳の女性．
- ●主　訴　発　熱．
- ●既往歴　左内頸動脈狭窄，脳梗塞，子宮脱および膀胱炎．
- ●内服薬　アルファカルシドール（アルファロール®）0.25 μg，沈降炭酸カルシウム（カルタン®）3,000 mg，アスピリン（バイアスピリン®）100 mg 及びランソプラゾール（タケプロン®）OD錠 15 mg．
- ●家族歴　母，姉および息子が多発性嚢胞腎．
- ●生活歴　喫煙歴はない．機会飲酒．
- ●現病歴　47歳時に多発性嚢胞腎を指摘された．以後，腎機能が徐々に低下し74歳で血液透析導入となった．現在は週3回，1回4時間の外来維持透析に通院している．昨日から寒気，食思不振があった．透析クリニックにて透析開始2時間が経過した時点で悪寒戦慄，シバリングが出現した．透析3時間の時点で38℃の発熱もみられ，血圧も低下してきたため透析を早期終了し，紹介され入院した．
- ●身体所見　身長 150 cm，体重 45 kg，体温 37.9℃，脈拍 92/分，整．血圧 82/46 mmHg．皮疹はない．頸部リンパ節腫脹はない．胸腹部に異常はない．肋骨脊柱角叩打痛はない．左前腕内シャントに感染徴候はない．下腿浮腫はない．
- ●検査所見　尿所見：pH 7.5，タンパク3＋，糖（−），潜血3＋，沈渣；赤血球1〜4/1視野，白血球100以上/1視野，細菌検査3＋．血液所見：赤血球328万/μL，Hb 11.3 g/dL，Ht 30%，白血球5,200/μL，血小板7万/μL．血液生化学所見：TP 6.7 g/dL，Alb 3.3 g/dL，BUN 35.4 mg/dL，Cr 5.1 mg/dL，UA 3.1 mg/dL，総ビリルビン1.0 mg/dL，AST 38 U/L，ALT 21 U/L，LD 247 U/L（基準120〜245），ALP 279 U/L（基準80〜260），γ-GTP 63 U/L（基準9〜32），Na 137 mEq/L，K 4.0 mEq/L，Cl 100 mEq/L，Ca 10.2 mg/dL，P 2.4 mg/dL．CRP 10.6 mg/dL．静脈血ガス分析（room air）：pH 7.475，HCO_3^- 25.0 mEq/L．胸部X線所見と心電図所見とに異常はない．

入院時に施行した腹部単純MRIを**図1**に示す．

この疾患について**誤っている**のはどれか．1つ選べ．

- a：ドレナージが有効である．
- b：難治化し再発を繰り返す．
- c：PET-CTが診断に有用である．
- d：原因菌としてはグラム陰性桿菌が多い．
- e：カルバペネム系抗菌薬による経験的治療が推奨される．

解答 119

e カルバペネム系抗菌薬による経験的治療が推奨される．

● 診 断　常染色体優性多発性囊胞腎患者における肝囊胞感染

　常染色体優性多発性囊胞腎〈autosomal dominant polycystic kidney disease：ADPKD〉は，わが国では3,000〜7,000人に1人認められる高頻度な遺伝性腎疾患である．合併症には本症例のような肝囊胞やその感染症のほかに，囊胞出血，高血圧，囊胞増大に伴う腹部圧迫症状，血管性中枢神経障害，心臓弁膜症および大腸憩室などがある．囊胞感染症は難治化や再発を繰り返すこともあり，ADPKD患者の30〜50％が経験するとされる．血行性あるいは尿路からの逆行性に感染を生じると考えられているが，感染巣の同定が難しいことも珍しくない．

　図1では内部に壊死組織片の存在が示唆される囊胞が肝右葉背側に認められることから，肝囊胞感染を疑う所見である．本症例ではレボフロキサシン〈LVFX〉で初期治療を開始し，第3病日に結果が判明した血液培養ではLVFXに感受性を示す *Klebsiella pneumoniae* が検出された．保存的加療にて炎症反応も経時的に改善していたが間欠的な微熱が残り，患者の希望も強かったため，脳梗塞再発のリスクを説明のうえアスピリンを1週間休薬，第16病日に穿刺ドレナージも追加し，その後の経過は良好であった．

　原因菌としては本症例のようなグラム陰性桿菌が多いが，時にグラム陽性球菌のこともある．抗菌薬の選択において重要な点の1つに囊胞透過性が挙げられ，水溶性抗菌薬と比べ脂溶性抗菌薬が囊胞内への移行がよいとされている．その理由からニューキノロン系抗菌薬が選択されることが多くガイドライン上も推奨はされているが，推奨グレードはD1にすぎない．わが国では耐性菌も増加してきており，同じく脂溶性抗菌薬であるST合剤や投与方法や投与量を調整したうえで水溶性のβラクタム系抗菌薬を使用することも検討すべきである．抗菌薬投与期間について決められたものはないが，最低でも4週間は継続する．経静脈的抗菌薬投与による治療を1〜2週間行っても発熱が持続する場合には治療抵抗性と判断し，速やかにドレナージを検討すべきである．一般に直径5cm以上の感染囊胞は難治性となることが多い（本症例の最大径は4cm）[1]．

　また，囊胞感染の画像診断については造影CTや超音波検査以外にMRIも有用である．特に拡散強調画像〈diffusion-weighted image：DWI〉で，通常の囊胞は粘稠度が低いためDWIでは等信号から低信号を呈しapparent diffusion coefficient〈ADC〉は高値となる一方，感染囊胞では内容物に炎症細胞や細菌などが含まれ粘稠度と細胞密度が高くなるためDWIは強い高信号を，ADCは著明な低値を示す[2]．ほかの方法としてPET-CTは囊胞感染診断における特異度が高いとの報告もあるが，わが国での保険適用はなく実施可能な施設も限られるなどの問題がある．

〔小島茂樹〕

参考文献
1) 丸山彰一（監）：エビデンスに基づく多発性囊胞腎（PKD）診療ガイドライン2017．東京医学社，2017
2) 小河秀郎，他：拡散強調MRI画像が肝囊胞内の感染巣の同定に有用であった維持透析多発性囊胞腎患者の1例．透析会誌 40：435-440，2007

総合内科・救急

総合内科・救急

問題 120-146

問題 120

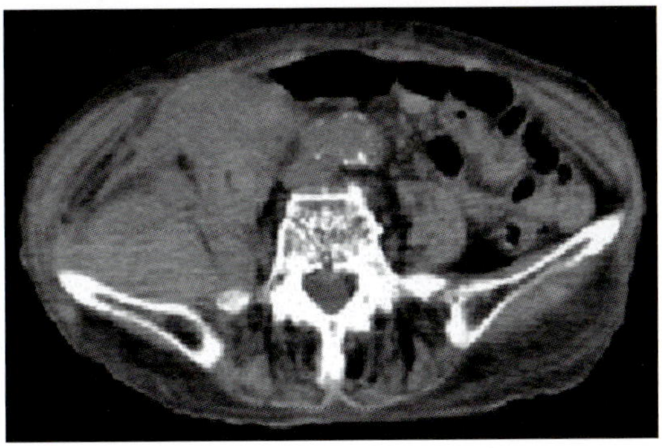

図1 腹部単純CT

- **症　例**　94歳の女性.
- **主　訴**　悪心・嘔吐と四肢冷感.
- **既往歴・内服薬**　慢性心房細動と高血圧症のため5年前からアムロジピン(2.5 mg/日)とビソプロロール(2.5 mg/日)とを内服中.
- **家族歴**　特記すべきことはない.
- **現病歴**　2週前から頻拍型心房細動に起因する心不全の治療目的で入院中であった. 入院後はジゴキシン0.125 mg/日とアゾセミド30 mg/日との内服を追加し, 治療経過は良好であった. 1週前からワルファリン2 mg/日の内服を導入されていた. 昼食後に突然の悪心・嘔吐, 四肢末梢冷感の出現を認めたため, 病棟よりコールを受けた.
- **身体所見**　意識は清明. 身長142 cm, 体重40 kg, 脈拍120/分, 整. 血圧70/50 mmHg. 結膜に貧血があり, 黄疸はない. 頸部に異常はない. 表在リンパ節は触知しない. 心音は不整で心雑音はない. 呼吸音に異常はない. 下腹部に軽度膨満と圧痛がある. 下腿浮腫はない. 四肢末梢の冷感が著明である. 神経学所見に異常はない.
- **検査所見**　尿所見:pH 6.0, タンパク(±), 糖(−), ケトン体(−), 潜血(+), 白血球(−). 血液所見:赤血球228万/μL, Hb 8.0 g/dL, Ht 24%, 白血球6,200/μL, 血小板12万/μL. 血液生化学所見:随時血糖158 mg/dL, TP 6.2 g/dL, Alb 3.1 g/dL, BUN 58.1 mg/dL, Cr 2.6 mg/dL, 総ビリルビン1.0 mg/dL, AST 15 U/L, ALT 9 U/L, LD 186 U/L(基準120〜245), ALP 120 U/L(基準80〜260), γ-GTP 19 U/L(基準9〜32), AMY 106 U/L(基準60〜200), CK 128 U/L(基準32〜180), Na 132 mEq/L, K 4.2 mEq/L, Cl 91 mEq/L, eGFR 24.1 mL/分/1.73m^2(基準90以上), BNP 166 pg/mL(基準18.4以下), 心筋トロポニンT陰性. CRP 2.8 mg/dL. 胸部X線所見:CTR 54%, 肺うっ血はない. 心電図所見:頻拍型心房細動(心拍数118/分), 明らかなST/T変化はない. 心エコー所見:計測位より入らず, modified Simpson法による駆出率:40%.

腹部単純CTを**図1**に示す.

この疾患について正しいのはどれか. 1つ選べ.

a：ビタミンK_2の経静脈的投与で即効性のある止血が期待できる.
b：高齢者でワルファリンを導入する場合, 身体活動性の評価は重要である.
c：ワルファリン内服中の出血は, 過剰投与と関連して起こるものが多い.
d：腎機能低下症例におけるワルファリンの出血リスクは, 腎機能正常例と同等である.
e：腎機能が低下した高齢者で, ワルファリン導入後の出血性合併症は数年後に後発する.

解答 120

b 高齢者でワルファリンを導入する場合，身体活動性の評価は重要である．

● 診 断　特発性後腹膜出血（ワルファリン導入後早期の出血性合併症）

本症例はワルファリン内服導入後早期に，特に外傷などの誘因なく特発性後腹膜出血をきたした症例である．心房細動症例における心原性脳塞栓症の予防，ならびに下肢深部静脈塞栓症や肺血栓塞栓症の治療において，ワルファリンあるいは直接作用型経口抗凝固薬〈direct oral anticoagulant：DOAC〉が頻用される．心房細動症例における抗凝固療法は，2016年の欧州心臓病学会のガイドラインでCHA_2DS_2-VAScスコア1点以上（男性），2点以上（女性）での導入が推奨されており，本例のスコアは3点であった．HAS-BLEDスコアを用いた出血性合併症リスクは2点で，年間あたりの出血性合併症リスクは2〜4％と推測された．

ワルファリンは肝臓でのビタミンK依存性凝固因子の合成を阻害し，かつ肝臓の薬物代謝酵素（CYP2C9）活性の増減に応じて作用の増強・減弱をきたす薬剤である．出血性合併症の頻度は年間あたり15〜20％，特に重篤な出血は1〜3％の頻度で発生する．出血性合併症は必ずしもワルファリンの過剰投与とは相関しない．重篤な出血はワルファリン導入後初期30日以内に起こりやすく，特にその傾向はeGFRが低値の高齢者において顕著であると，近年の研究では報告されている．DOACは腎排泄の側面を有し，腎機能低下症例では薬物排泄遅延により効果が強く出すぎる危険があり，わが国ではクレアチニン・クリアランス15 mL/分未満の症例に対する投与は禁忌である．このため，腎機能低下症例ではワルファリンを投与することになるが，まさにこのような症例こそ，出血性合併症に注意が必要なのである．

ワルファリン内服中の出血時にはビタミンK依存性凝固因子の経静脈的投与が最も効果的で，迅速な止血効果を発揮する[1]．わが国ではⅡ，Ⅶ，Ⅸ，Ⅹ因子を含むヒトプロトロンビン複合体製剤が入手可能である．その他，rⅦa製剤も有効であるが，血栓症の発症に注意を必要とする．FFPの単独投与ではPT-INR正常化に半日以上の時間を必要とする．ビタミンK_2の投与も肝臓で凝固因子を合成し，効果を発現するまでに数時間を要するため，迅速な止血効果は期待できない．

近年では高齢者の身体活動性の低下（frailty）がワルファリン内服中の出血性合併症の頻度を増加させることが明らかとなった．動物実験では運動がCYP2C9の活性を上げることも確認されており，治療前にfrailtyの有無を確認することは重要である．本例では幸いビタミンK_2 20 mg・輸血4単位の投与で状態は安定化し，後遺症なく退院となった[2]．

〔阿久澤暢洋〕

参考文献

1) Zareh M, et al：Reversal of warfarin-induced hemorrhage in the emergency department. West J Emerg Med **12**：386-392, 2011
2) Akuzawa N, et al：Multiple spontaneous hemorrhages after commencing warfarin therapy. SAGE Open Med Case Rep **6**：2050313X18778380, 2018

問題 121

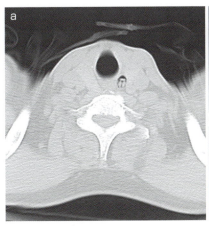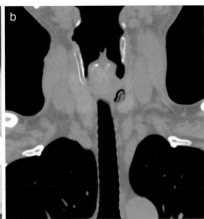

図1　頸部〜胸部単純CT
a：横断像，b：冠状断

- **症　例**　64歳の男性．
- **主　訴**　胸部不快感．
- **既往歴・内服薬**　特記すべきことはない．
- **家族歴**　特記すべきことはない．
- **現病歴**　昼食中から上胸部不快感の出現があった．症状が改善せず，近くの病院を受診した．虚血性心疾患の可能性を疑われ冠状動脈造影を受けたが，有意な冠動脈病変はなく，総合内科に紹介され来院した．
- **身体所見**　意識は清明．身長166 cm，体重58 kg，脈拍72/分，整．血圧104/82 mmHg．結膜に貧血と黄疸とはない．頸部に異常はない．表在リンパ節は触知しない．心音と呼吸音とに異常はない．腹部は平坦，軟で，圧痛はない．下腿浮腫はない．神経学所見に異常はない．
- **検査所見**　尿所見：pH 5.0，タンパク−，糖（−），ケトン体（−），潜血（−），白血球（−）．血液所見：赤血球228万/μL，Hb 8.0 g/dL，Ht 22%，白血球4,600/μL，血小板18万/μL．血液生化学所見：随時血糖139 mg/dL，TP 6.2 g/dL，心筋トロポニンT陰性，Alb 4.2 g/dL，BUN 13.2 mg/dL，Cr 0.8 mg/dL，総ビリルビン0.8 mg/dL，AST 17 U/L，ALT 15 U/L，LD 143 U/L（基準120〜245），ALP 197 U/L（基準80〜260），γ-GTP 18 U/L（基準10〜50），AMY 95 U/L（基準60〜200），CK 93 U/L（基準57〜197），Na 143 mEq/L，K 3.7 mEq/L，Cl 105 mEq/L，eGFR 79.4 mL/分/1.73m² (基準90以上)，BNP 16 pg/mL（基準18.4以下）．CRP 0.1 mg/dL．胸部X線所見：CTR 48%，肺うっ血はない．肺野に異常はない．心電図所見：洞調律・整，心拍数70/分，明らかなST/T変化はない．心エコー所見：計測位より入らず，明らかな壁運動異常はない．modified Simpson法による駆出率：72%．頸部〜胸部単純CTを図1に示す．

診断確定に有用な検査はどれか．1つ選べ．

- **a**：胸腹部造影CT
- **b**：上部消化管内視鏡
- **c**：^{18}FDGを用いたPET-CT
- **d**：^{99m}Tc-MIBIシンチグラフィ
- **e**：水溶性造影剤を用いた食道造影

解答 121

e 水溶性造影剤を用いた食道造影

● 診　断　Zenker 憩室

　本症例はZenker（ツェンカー）憩室に食物残渣が残留し，その内圧上昇によると推測される胸部症状を呈した症例である．詳細な病歴聴取を行ったところ，エビの寿司を尾がついたままよく咀嚼せずに飲み込んだ直後から胸部不快感が出現したことが判明した．CTでは憩室内の食物残渣と空気が描出されているが，食道穿孔時に認められるような縦隔気腫や液体貯留などの所見は伴っておらず，絶食にて経過を観察したところ，数日で完全に症状は消失した．入院3日目に水溶性造影剤を用いた食道造影検査を行ったところ，第6頸椎の高さに一致して直径1cmのZenker憩室を認め，診断確定に至った[1]．

　Zenker憩室は下咽頭収縮筋斜走部と輪状咽頭筋横走部の間に存在する解剖学的脆弱部（Killian三角）に生じる，圧出性の憩室である．高齢者に多く，罹患率は0.01～0.11%と報告され，輪状咽頭筋や上部食道括約筋の弾性低下や攣縮が関与し，それに伴う内圧上昇が発生に寄与すると考えられている．憩室に伴う症状として，①嚥下困難，②憩室内容物の逆流に伴う各種症状（誤嚥や慢性咳嗽）が知られている．食道入口部の嚥下時における開口が不良となるため，早期より嚥下困難を生じ，その際の内圧上昇が憩室の増大に関与する．このため，嚥下困難症状は憩室のサイズの小さい時期から認められる．一方，憩室のサイズが増大すると，憩室内部に貯留した食物残渣が嚥下後に下咽頭へ逆流を起こすようになり，慢性的な誤嚥によって誤嚥性肺炎を発症しやすくなるほか，慢性咳嗽などの症状が出現する．このような症例では体重減少を伴うことも多い．嚥下後の憩室内容物の逆流所見は嚥下内視鏡検査で観察されやすく，直径1cm以上の憩室を有する症例の68%で認められると報告

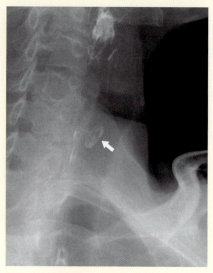

図2　食道造影像
直径1cmのZenker憩室を認める（矢印）．

されている[2]．本疾患の診断確定のgolden standardは食道造影検査であり，上部消化管内視鏡検査では観察が難しい部位にあることから見落とされることがある．本例ではCTで診断の糸口を得たが，air densityを伴わないと大きな憩室でも見逃されてしまう．その可能性を疑わないと見落としてしまう疾患であることに留意すべきであろう．

　本疾患に対する治療法としては，外科的に弾性の低下した輪状咽頭筋に対する切開術および憩室切除術を単独ないしは併用で実施することが多い．稀な疾患であり，統一された治療法に関するガイドラインが存在しないため，本疾患を有する症例に遭遇した際には，各症例の状況に応じた治療法を選択する必要がある．

〔阿久澤暢洋〕

参考文献

1) Oyama K, et al：A patient with a Zenker's diverticulum showing symptoms similar to acute coronary syndrome. J Med Cases **6**：576-579, 2015
2) Bergeron JL, et al：Dysphagia characteristics in Zenker's diverticulum. Otolaryngol Head Neck Surg **148**：223-228, 2013

問題 122

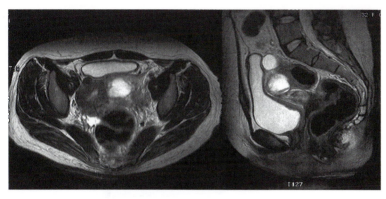

図1 骨盤単純 MRI T2強調画像

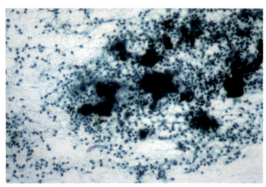

図2 子宮内膜細胞診の Papanicolaou 染色標本（×10）

- **症　例**　34歳の女性．
- **主　訴**　発熱，下腹部不快感および左背部痛．
- **既往歴**　24歳時に2型糖尿病と診断され，31歳から経口血糖降下薬を服用している．26歳時に IUD〈intrauterine contraceptive device〉を挿入（以後交換はしていない）．
- **現病歴**　38℃台の発熱と下腹部不快感・左背部痛とを主訴に来院した．
- **身体所見**　意識は清明．BMI 24.3．体温 35.9℃．脈拍 84/分，整．心音と呼吸音とに異常はない．腹部は軟で，左上腹部から下腹部にかけて圧痛を認める．左背部に叩打痛がある．アキレス腱反射は左右ともに消失している．
- **検査成績**　尿所見：タンパク（±），糖 4+，ケトン体 3+，白血球 50〜100/1視野．血液所見：赤血球 495万/μL，Hb 14.7 g/dL，Ht 41％，白血球 7,600/μL（好中球 72％，単球 5％，リンパ球 23％），血小板 31万/μL．血液生化学所見：空腹時血糖値 257 mg/dL，HbA1c 12.5％，TP 7.9 g/dL，γ-グロブリン 25.4％（基準 11〜21.1），BUN 8.0 mg/dL，Cr 0.5 mg/dL，AST 13 U/L，ALT 8 U/L，LD 211 U/L（基準 120〜245），γ-GTP 19 U/L（基準 9〜32），Na 137 mEq/L，K 4.2 mEq/L，Cl 98 mEq/L．免疫血清学所見：CRP 6.3 mg/dL，CEA 1.1 ng/mL（基準 5以下），CA19-9 29 U/mL（基準 37以下），CA125 24 U/mL（基準 40未満）．胸部X線所見に異常はない．

骨盤単純 MRI T2強調画像を**図1**に，子宮内膜細胞診の Papanicolaou 染色標本（×10）を**図2**に示す．なお，経腹壁吸引針細胞診では異型細胞は認めない．

考えられるのはどれか．1つ選べ．

- a：子宮筋腫
- b：子宮体癌
- c：子宮留膿腫
- d：骨盤放線菌症
- e：S状結腸癌卵巣転移

解答 122

d 骨盤放線菌症

● 診　断　IUD長期留置に伴う骨盤放線菌症

本症例は初診時に尿路感染症を示唆する所見を呈した．腹部単純CTでは左水腎症を認め，さらに子宮左側に膿瘍形成が疑われる不均一なdensityの腫瘤を認めた（図3）．骨盤内悪性腫瘍と骨盤内炎症性疾患とを鑑別する必要があり精査を行った．単純MRI T2強調画像では子宮左側に多房性の腫瘤を認め（図1），子宮内膜細胞診では多数の好中球とともに複数の放線菌塊を認めた（図2）．

放線菌は嫌気性グラム陽性桿菌であり，ヒトの口腔・消化管などの常在菌である．通常は病原性を示さないが皮膚・粘膜バリアの破綻により組織内に侵入し，感染が成立すると慢性の化膿性肉芽腫性炎症を引き起こす．化膿性病変を取り囲む線維性変化が特徴であり，臨床上悪性腫瘍との鑑別が必要になることも多い[1]．

子宮内へのIUD挿入は簡便かつ有効性が高いため，現在も用いられている避妊法である．稀ではあるが，長期に留置されたときに骨盤内放線菌症を誘発することがある[2]．画像上は骨盤内悪性腫瘍との鑑別が困難なことが多く，わが国での122症例をまとめた報告によれば，卵巣腫瘍などの診断にて約70%が外科的処置を受け，術後に放線菌症と診断されている[3]．IUDの留置歴を把握し子宮腟部・体部細胞診により放線菌塊を確認することで骨盤放線菌症を鑑別に挙げることが可能であり[4]，最近は事前に骨盤放線菌症と診断され保存的に治療され治癒する例が増えている[3]．

放線菌はペニシリン感受性であり，放線菌症ではペニシリン系薬を大量かつ長期に使用する．

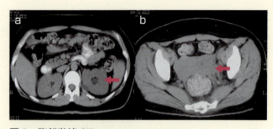

図3　腹部単純CT
a 矢印：左水腎症，b 矢印：膿瘍形成

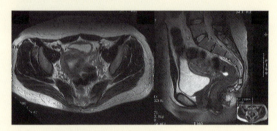

図4　腹部単純MRI

本症例はIUDを除去した後，インスリンを使用し血糖コントロールを行うとともにペニシリンG 1,200万単位/日を投与，ついでアモキシシリンとクリンダマイシンとを服用した．10週後には単純MRI（図4）と経腟超音波検査とで腫瘤は検出されず約4か月で治療を終了し，以後再発なく経過した．　　　　　〔村尾　敏〕

参考文献

1) 関　雅文：放線菌症・ノカルジア症．矢﨑義雄（編）：内科学．第11版．pp 254-256，朝倉書店，2017
2) Fiorino AS：Intrauterine contraceptive device-associated actinomycotic abscess and Actinomyces detection on cervical smear. Obstet Gynecol 87：142-149, 1996
3) 藤原道久：骨盤放線菌症—自験例11例と過去21年間のわが国における報告例．日外感染症会誌 8：249-257, 2011
4) Matsuda K, et al：Preoperative diagnosis of pelvic actinomycosis by clinical cytology. Int J Womens Health 4：527-533, 2012

問題 123

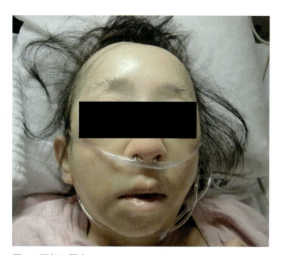

図1　頭部の写真

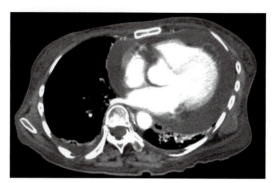

図2　胸部造影 CT

- **症　例**　60 歳の女性.
- **主　訴**　意識障害と体動困難.
- **既往歴**　小児期に鼠径ヘルニア術.
- **家族歴**　特記すべきことはない.
- **現病歴**　5 年前から下腿浮腫と頭毛脱落とがあり, 倦怠感を自覚するようになった. 3 年前から便秘があり, 市販の整腸薬の内服で対応していた. 同時期から下肢の筋力低下も徐々に進行し, 1 か月前から外出不能となった. 3 週前から顔面浮腫が出現し, 質問に対して適切な返答ができなくなった. 会話が成り立たず, ベッドからも起き上がれなくなったため, 救急外来へ搬入された.
- **身体所見**　意識レベルは JCS II-10. 身長 145 cm, 体重 39.7 kg. 体温: 32.6℃. 脈拍 68/分, 整. 血圧 126/76 mmHg. 呼吸数 21/分. SpO_2 98%(2 L/分, nasal). 頭毛と眉毛とに脱落を認める. 顔面浮腫と巨舌とがある. 眼球結膜に黄染はない. 眼瞼結膜に貧血がある. 甲状腺に腫大はなく圧痛および腫瘤はない. 心音に異常はない. 左下肺で呼吸音に減弱がある. 腹部は軽度膨満, 軟で, 圧痛はない. 両下肢に非圧痕浮腫がある. 全身皮膚は淡黄色である. 膝蓋腱反射とアキレス腱反射とに減弱がある.
- **検査所見**　尿所見: 異常はない. 血液所見: 赤血球 298 万/μL, Hb 8.1 g/dL, Ht 26%, 白血球 2,300/μL, 血小板 8.4 万/μL. 血液生化学所見: 随時血糖 68 mg/dL, TP 7.2 g/dL, Alb 3.7 g/dL, BUN 21.9 mg/dL, Cr 0.5 mg/dL, NH_3 54 μg/dL (基準 40~80), AST 59 U/L, ALT 27 U/L, LD 247 U/L (基準 120~245), CK 190 U/L (基準 32~180), Na 138 mEq/L, K 4.1 mEq/L, Cl 101 mEq/L, Ca 9.1 mg/dL. CRP 0.3 mg/dL. ホルモン検査所見: TSH 271.10 μU/mL (基準 0.50~5.00), FT_3 0.3 pg/mL 未満 (基準 2.0~4.0), FT_4 0.1 ng/dL (基準 0.9~1.8), TSH レセプター抗体 0.6 U/L (基準 1.0 以下), TgAb 218 U/mL (基準 0.3 以下), TPOAb 54 U/mL (基準 0.3 以下), コルチゾール 16.6 μg/dL (基準 2.7~15.5), ACTH 164 pg/mL (基準 7.2~63.3). 体幹造影 CT で左肺の浸潤影と心囊液・胸水・腹水の貯留とを認める.

頭部の写真を**図1**に, 胸部造影 CT を**図2**に示す.

> この患者に対する治療として**適切でない**のはどれか. 1 つ選べ.

- **a**: 保　温
- **b**: 心囊穿刺
- **c**: 甲状腺ホルモンの投与
- **d**: 副腎皮質ステロイドの投与
- **e**: 広域スペクトラムの抗菌薬投与

解答 123

b 心嚢穿刺

● 診 断　粘液水腫性昏睡（甲状腺機能低下症）

本症例は頭毛と眉毛との脱落，顔面浮腫および巨舌などの特徴的顔貌を認め（**図1**），意識障害，低体温および低血糖などの症状を呈していることから，臨床的に甲状腺機能低下症の存在が濃厚に疑われた．搬入時は休日であったためホルモン検査はできなかったが検体採取し，後日検査に提出した．結果はTSH高値とFT_3・FT_4低値とを認め，粘液水腫性昏睡と診断した．

粘液水腫性昏睡とは，甲状腺機能低下症が基礎にあり，重度で長期にわたる甲状腺ホルモンの欠乏に由来する，あるいはさらになんらかの誘因により惹起された低体温，呼吸不全および循環不全などが中枢神経系の機能障害をきたす疾患と定義されている[1]．稀な疾患ではあるが適切に治療されない場合，死亡率は25〜60%と報告され，内科的緊急疾患である．

留意すべき点として，病名は"昏睡"であるが意識障害の程度は会話の緩慢さ，傾眠など軽度なものもあり，完全な昏睡に至ることは稀である．診断基準はいくつかあるが，わが国においては日本甲状腺学会から粘液水腫性昏睡診断基準（3次案）が提唱されている．その死亡率の高さから，休日などでホルモン値が確認できない場合であっても，診断・疑診の段階で早期に治療を開始することが重要である[2]．

治療のポイントは，①全身管理：呼吸・循環を安定させる，②ホルモン補充：甲状腺ホルモンと副腎皮質ステロイド補充，③誘因（感染症，寒冷，薬物および心血管障害など）に対する治療，の3点である[2,3]．甲状腺ホルモンの補充は必須であるが，投与すべき甲状腺ホルモンの種類（T_3/T_4），投与量（大量/少量）および投与経路（経静脈/経口/その他）に関して確立されたものはない．最近の報告をまとめると，T_4に少量T_3を併用する方法が有効と考えられる〔例：レボチロキシン（T_4）50〜200 μg/日内服または注腸±リオチロニン（T_3）〜50 μg/日内服または注腸〕[3]．また，原発性もしくは相対的副腎不全を合併している可能性があり，副腎不全が否定されるまでは副腎皮質ステロイドの補充を必ず行う（例：ヒドロコルチゾン100 mg 8時間毎静注）[3]．さらに感染症，寒冷および薬物などが粘液水腫性昏睡の誘因になることがあるため，被疑薬の中止や感染症が否定できるまで広域スペクトラムの抗菌薬投与を行うことが推奨される[2,3]．

本症例は，搬入時に粘液水腫性昏睡の診断基準3次案の必須項目を1つ，症候項目2つ（低体温，酸素投与）を満たしたため，粘液水腫性昏睡の疑い例と診断し，後日ホルモン結果から診断確定に至った．入院当日から速やかにレボチロキシン100 μg/日の内服とデキサメタゾン4 mgの静注（以後内服に移行）で加療を開始した．誘因として肺炎と寒冷曝露とを考慮し，各種培養採取後にセフトリアキソンの投与も開始した．その後，低体温は1日程度，意識は2〜3日で改善した．顔面・四肢の浮腫も1週間程度で消失した．なお，粘液水腫性昏睡では心嚢液貯留を認めることがあるが，徐々に進行するため心タンポナーデとなることは稀で，全身酸素消費量低下からも心不全に至ることは少ないといわれている．本症例も血圧は終始安定しており，心タンポナーデは否定的であった（**図2**）．心嚢液は穿刺せずに上記治療のみで経時的に減少した．

〔田中めぐみ〕

参考文献

1) Wartfaky L : Myxedema coma. Braverman LE, et al (eds) : Werner and Ingbar's the thyroid 9th ed, pp 850-855, Lippincott Williams & Wilkins, 2005
2) 青木千枝, 他：甲状腺粘液水腫性昏睡の診断と治療. 日本臨牀 70：1995-1999, 2012
3) 田中祐司, 他：粘液水腫性昏睡の診断基準と治療方針. 日甲状腺会誌 4：47-52, 2013

問題 124

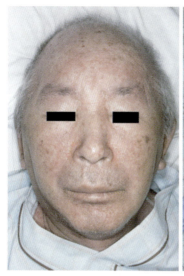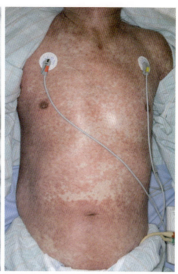

図1 顔面と体幹部の写真

- **症　例** 76歳の男性．
- **主　訴** 発熱と皮疹．
- **既往歴** 高血圧症と高尿酸血症．
- **内服薬** アジルサルタン20 mg/日，アロプリノール200 mg/日，ゾルピデム5 mg/日．
- **現病歴** 2日前から腹部の瘙痒感と発赤とを自覚した．1日前に寒気を認めた．入院当日，顔面が発赤し，体温40℃のため搬入された．
- **身体所見** 意識は清明．JCS 0, GCS E4V5M6．体温40.0℃．脈拍92/分，整．血圧126/52 mmHg．呼吸数12/分．SpO₂ 99%（room air）．結膜に貧血と黄染とはなく，充血を一部認めるが，びらんはない．口唇に軽度腫脹がある．口腔内の粘膜にびらんはない．咽頭後壁に異常はない．扁桃腫大はない．頸部リンパ節腫脹はない．甲状腺腫大はない．頸静脈怒張はない．心音と呼吸音とに異常はない．腹部は平坦，軟で，圧痛はない．腫瘤はない．肝脾腫はない．腋窩リンパ節腫脹はない．鼠径リンパ節は両側ともにφ1 cm程度を触知するが圧痛はない．四肢に浮腫はない．皮膚は顔面にはびまん性紅斑を，体幹部には膨疹様に淡い浮腫性紅斑を，四肢には散在する紅斑を認め，全身瘙痒を伴う．
- **検査所見** 赤沈27 mm/1時間．血液所見：赤血球344万/μL，Hb 11.5 g/dL，Ht 34%，白血球7,860/μL（桿状核好中球22%，分葉核好中球70%，好酸球1%，好塩基球1%，単球4%，リンパ球1%，異型リンパ球1%），血小板15万/μL．血液生化学所見：TP 4.9 g/dL，Alb 2.4 g/dL，γ-glb 20.4%（基準11～21.1），フェリチン344 ng/mL（基準21～282），BUN 32.0 mg/dL，Cr 1.4 mg/dL，UA 6.5 mg/dL，AST 100 U/L，ALT 45 U/L，LD 374 U/L（基準120～245），ALP 203 U/L（基準80～260），γ-GTP 40 mg/dL（基準10～50），Na 131 mEq/L，K 4.8 mEq/L，Cl 99 mEq/L．CRP 11.3 mg/dL．胸部X線：異常はない．

入院後意識障害を起こし呼吸状態も不安定となったため，人工呼吸管理となった．

顔面と体幹部との写真を**図1**に示す．

考えられるのはどれか．1つ選べ．

- a：麻　疹
- b：成人Still病
- c：ツツガムシ病
- d：薬剤性過敏症症候群
- e：末梢性T細胞性リンパ腫

解答 124

d 薬剤性過敏症症候群

● 診 断　アロプリノールによる薬剤性過敏症症候群

　薬剤投与中に皮疹を認めた場合は，常に薬疹を考える必要がある．薬疹は無症状の軽い発疹から致死的な発疹まで様々であり，斑状〈maculopapular〉または麻疹様〈morbilliform〉の発疹性薬疹が80％，蕁麻疹性薬疹が5～10％を占める[1]．多くの発疹性薬疹は急性に対称性に出現し，2日以内に最大になる[1]．薬剤投与開始3日以内の発疹は薬疹よりはウイルス感染を疑う[1]．T細胞介在遅延型の4型アレルギーによる薬疹は感作されるまでの時間を要するため，典型的には薬剤投与開始後2週間前後でみられるが，4～21日で皮疹が出現することもある[1]．重症薬疹にはStevens-Johnson症候群，中毒性表皮壊死剥離症，薬剤性過敏症症候群，急性汎発性発疹性膿疱症，皮膚血管炎および血清病などがある．

　薬剤性過敏症症候群は原因となる薬剤が限られており，その薬剤を2～6週間継続したところで遅発性に発症し，伝染性単核球症に類似した臨床症状，身体所見および検査所見を認める[2]．原因となる薬剤は日本の過去10年のデータでは抗痙攣薬61.8％，尿酸治療薬10.0％，消化管疾患治療薬8.8％，抗菌薬4.9％，抗不整脈薬4.8％などである[3]．具体的な薬剤としてはカルバマゼピン35.1％，アロプリノール10.0％，ラモトリギン9.3％，サラゾスルファピリジン8.4％，メキシレチン4.8％などである[3]．斑状丘疹が出現し，全身性の紅斑に進行し，原因となる薬剤を中止した後も2週間は臨床症状が持続し[2]，症状の再燃を繰り返して遷延する．38℃以上の発熱やリンパ節腫脹がみられることが多い[2]．血液検査では肝機能障害（ALT＞100 U/L）と，白血球増加，異型リンパ球出現，好酸球増加のいずれかがみられる[2]．また，ヒトヘルペスウイルス6（HHV-6），時にヒトヘルペスウイルス7（HHV-7）やEpstein-Barrウイルス，サイトメガロウイルスの再活性化を伴う[2]．脳症や肺病変などを合併することもある．治療は薬剤の中止に加えて高用量の副腎皮質ステロイド治療を必要とし，皮膚科にコンサルトする．

　本症例は入院後に皮膚の紅斑は暗赤色に変化し拡大傾向となり，多形紅斑として明瞭化した（**図1**）．意識障害と呼吸状態との悪化で入院第2病日から数日の人工呼吸管理を実施した．脳脊髄液検査で軽度の細胞数増加があり薬剤による脳症が疑われた．皮膚生検では病理組織学的に表皮内炎症細胞浸潤，小細胞壊死，細胞間浮腫，表皮・真皮境界部の浮腫，真皮上層血管周囲と付属器周囲とのリンパ球浸潤および好酸球浸潤を認め，多形紅斑に合致する所見であった．副腎皮質ステロイドを開始してから数日で抜管，意識状態も改善した．後日アロプリノールの処方医に確認し，アロプリノールが発症の約4週前から開始されていることが判明した．後日HHV-6/HHV-7の再活性化を確認し，アロプリノールによる薬剤性過敏症症候群と診断した．アロプリノールを中止し，皮膚科で高用量の副腎皮質ステロイド治療を行い改善したが，2か月後に一度再燃を認めた．　〔矢部正浩〕

参考文献

1) Stern RS：Exanthematous drug eruptions. N Engl J Med **366**：2492-501, 2012
2) Tohyama M, et al：New aspects of drug-induced hypersensitivity syndrome. J Dermatol **38**：222-228, 2011
3) Kinoshita Y, et al：Drug-induced hypersensitivity syndrome in Japan in the past 10 years based on data from the relief system of the Pharmaceuticals and Medical Devices Agency. Allergol Int **66**：363-365, 2017

問題 125

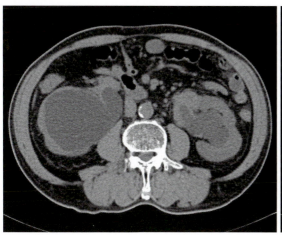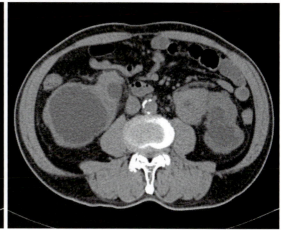

図1　腹部単純CT

- ●症　例　75歳の男性.
- ●主　訴　健康診断で腎機能障害を指摘された.
- ●既往歴　高血圧症と前立腺肥大症.
- ●内服薬　アムロジピン5 mg/日, タムスロシン0.2 mg/日.
- ●現病歴　2年前に健康診断でCr 1.4 mg/dLで経過観察となっていたが, 今回2.5 mg/dLと腎機能障害の進行を認めた. 前立腺肥大による腎後性腎不全などを疑われ, 泌尿器科に紹介され受診した. 泌尿器科でCTを施行し異常を認めたため来院した.
- ●身体所見　体温36.6℃. 脈拍60/分, 整. 血圧138/64 mmHg. 頭頸部心肺腹部四肢に異常はない. 直腸診では前立腺軽度腫大がある.
- ●検査所見　尿所見：タンパク(＋), 潜血(－), 亜硝酸塩(－), 沈渣；赤血球＜1/1視野, 白血球＜1/1視野. 血液所見：赤血球340万/μL, Hb 11.4 g/dL, Ht 34％, 白血球5,800/μL（好中球55％, 好酸球3％, 好塩基球1％, 単球9％, リンパ球32％）, 血小板16万/μL. 血液生化学所見：TP 7.5 g/dL, Alb 3.8 g/dL, γ-glb 33.3％（Mタンパク陰性）, IgG 2,517 mg/dL（基準739〜1,649）, IgA 307 mg/dL（基準107〜363）, IgM 24 mg/dL（基準46〜260）, BUN 33.1 mg/dL, Cr 2.2 mg/dL, UA 8.4 mg/dL, AST 22 U/L, ALT 13 U/L, LD 161 U/L（120〜245）, ALP 209 U/L（基準80〜260）, γ-GTP 13 U/L（基準10〜50）, Na 139 mEq/L, K 4.8 mEq/L, Cl 106 mEq/L, Ca 8.5 mg/dL, CRP 0.5 mg/dL.

　腹部単純CTを**図1**に示す.

考えられるのはどれか. 1つ選べ.

- a：腎細胞癌
- b：悪性リンパ腫
- c：多発性骨髄腫
- d：慢性糸球体腎炎
- e：IgG4関連後腹膜線維症

解答 125

e IgG4 関連後腹膜線維症

● 診　断　IgG4 関連後腹膜線維症

　IgG4 関連疾患は原因不明で多臓器障害を起こす炎症性線維性の疾患である[1,2]．本疾患は中年から高齢の男性に多い[1,2]．臨床像と臓器障害とは典型的には亜急性の数か月から慢性の年単位の経過で進行する[1,2]．倦怠感や体重減少がみられることはあるが，発熱や消耗は稀である[1]．このため無症状で，画像検査で異常を指摘されたり，病理検体の結果で偶然見つかることもある[2]．進行すると罹患臓器の限局性もしくはびまん性の腫大，肥厚および結節性病変を呈し[3]，これらの病変をCTなどの画像診断で認めることが多い．罹患臓器としては，自己免疫性膵炎として顕在化する膵臓に加えて，胆道系，唾液腺，眼窩周囲組織，腎臓，肺，リンパ節，髄膜，大動脈，乳房，前立腺，甲状腺，心膜および皮膚などがある[2]．

　このなかで動脈周囲や腎盂・尿管周囲および骨盤内軟部組織に同様の病変を認めるものを，IgG4 関連動脈周囲炎/後腹膜線維症と呼ぶ[3]．CTで①動脈壁外膜側に主に全周性の肥厚性病変や動脈周囲の軟部濃度腫瘤，②腎盂から尿管壁にかけての肥厚性病変(主に腎盂および上部尿管)，③骨盤内後腹膜に主に両側性の板状の軟部影のいずれかを認めることが，診断基準の必須項目となっている[3]．IgG4 関連動脈周囲炎/後腹膜線維症による水腎症は，不可逆的な腎機能障害を引き起こすため留意すべき合併症である[3]．検査異常として血清 IgG4 の上昇(135 mg/dL 以上)を認めるが，認めないこともある[1-3]．CRP 上昇もあまりみられない[2]．診断には病理組織学的な診断確定が重要である[1-3]．IgG4 関連動脈周囲炎/後腹膜線維症では①著明なリンパ球・形質細胞の浸潤と線維化，②IgG4 陽性形質細胞の著明な浸潤，③花筵様線維化〈storiform fibrosis〉，④閉塞性静脈炎〈obliterate phlebitis〉が特徴的な変化であり，診断基準では複数の項目を認めることが必須である[3]．悪性腫瘍(悪性リンパ腫な

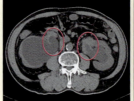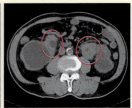

図2　図1再掲

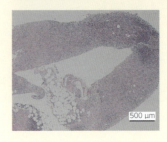

図3　腎盂部腫瘤生検 H-E 染色標本

ど)や感染症，炎症性疾患(Sjögren 症候群，多発血管炎性肉芽腫症，好酸球性多発血管炎性肉芽腫症，サルコイドーシス，多中心性 Castleman 病)に類似することがあり鑑別が重要である[1-3]．

　治療は副腎皮質ステロイド療法で反応するが，再発や治療抵抗性のこともしばしばみられる[1,2]．プレドニゾロン 0.6〜1.0 mg/kg/日を 2〜4 週間継続して，その後 1〜2 週ごとに 5 mg ずつ減量することが多い[1]．一方で，無治療での自然軽快や臨床的な治癒も頻度は少ないがみられる[2]．

　本症例は緩徐進行性の経過で腎機能が悪化し IgG の高値を認め，追加検査で IgG4 1,500 mg/dL と著明な高値であった．CT による画像診断で腎盂から上部尿管壁にかけての腫瘤性肥厚性病変を認めた(図2)ことから IgG4 関連後腹膜線維症を第1に疑い，CT ガイド下針生検を実施した．病理組織学的に著明なリンパ球・形質細胞浸潤と線維化，花筵様線維化(図3)および IgG4 陽性形質細胞の著明な浸潤を認め，IgG4 関連動脈周囲炎/後腹膜線維症と診断確定した．副腎皮質ステロイド治療で改善が認められた．　〔矢部正浩〕

参考文献
1) Kamisawa T, et al：IgG4-related disease. Lancet 385：1460-1471, 2015
2) Stone JH, et al：IgG4-Related Disease. N Engl J Med 366：539-551, 2012
3) 水島伊知郎, 他：IgG4 関連動脈周囲炎/後腹膜線維症の臨床像の解析と本疾患に対する特異的診断基準. 脈管学 58：117-129, 2018

問題 126

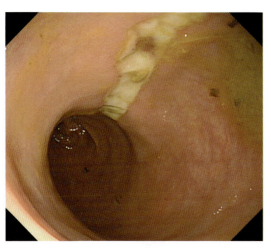

図1　下部消化管内視鏡像（S状結腸）

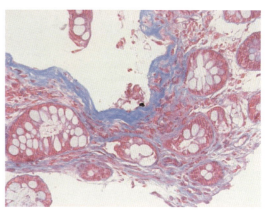

図2　S状結腸生検 Mallory染色標本

- **症　例**　82歳の女性．
- **主　訴**　下　痢．
- **既往歴**　高血圧症，HBVキャリア，未破裂動脈瘤，白内障および卵管結紮術．
- **内服薬**　アムロジピン，ランソプラゾール，アセトアミノフェン，ナプロキセン，リセドロン酸，真武湯．
- **現病歴**　5か月前に発熱があり，入院精査されたが発熱の原因は不明であった．1か月の経過で解熱してきて全身状態は安定していた．炎症反応は軽度上昇が認められたがアセトアミノフェン投与で外来通院で経過観察されていた．3か月前から関節痛があり，アセトアミノフェンに加えてナプロキセンの定期投与が開始された．2か月半前から水様性下痢が出現したが便培養では異常は認めなかった．患者の希望で内服中のエソメプラゾールをランソプラゾールに変更し，ナプロキセンはいったん中止された．その後下痢は自然軽快したが，関節痛が持続するため1か月前にナプロキセンが再開された．1週前から下痢が再燃，排便後にトイレの外で倒れて嘔吐し，搬入された．
- **身体所見**　意識は清明．体温37.1℃．脈拍64/分，整．血圧128/68 mmHg．胸部に異常所見はない．腹部は平坦，軟だが，左下腹部に軽度圧痛がある．腸蠕動音の亢進を認める．下腿浮腫はない．表在リンパ節は触知しない．皮疹はない．関節腫脹はない．
- **検査所見**　赤沈66 mm/1時間．血液所見：赤血球373万/μL，Hb 11 g/dL，Ht 32%，白血球9,200/μL（好中球81%，好酸球2%，好塩基球1%，単球4%，リンパ球12%），血小板26万/μL．血液生化学所見：TP 7.6 g/dL，Alb 3.2 g/dL，肝機能に異常はない，BUN 19.1 mg/dL，Cr 0.9 mg/dL，Na 141 mEq/L，K 4.4 mEq/L，Cl 108 mEq/L，CRP 1.1 mg/dL．便培養：下痢原性大腸菌（O-18），ベロトキシン陰性．入院後の造影CTでは消化管の異常な拡張や液体貯留，壁肥厚および腹腔内のリンパ節腫脹は認めない．

洗腸のみで下部内視鏡検査を実施した．S状結腸の内視鏡像を**図1**に，S状結腸生検Mallory染色標本を**図2**に示す．

対応として最も適切なのはどれか．1つ選べ．

a：内服薬中止
b：ロペラミド内服
c：バンコマイシン内服
d：レボフロキサシン内服
e：副腎皮質ステロイド内服

解答 126

a 内服薬中止

● 診 断　collagenous colitis

　本症例では約2か月半の経過で水様性下痢を認めたが，途中一時的に内服薬の中止や変更を行った際に下痢の改善を認めた．ナプロキセンの再開で下痢が再燃し，かつ下部消化管内視鏡像ではS状結腸に縦走潰瘍(**図1**)を，病理所見では粘膜上皮の剝離と基底膜の肥厚を認め，Mallory染色では膠原線維帯〈collagen band〉の10μm以上の肥厚(**図2**，厚く青く染色されている部分が膠原線維帯)を認めたため，collagenous colitisと診断した．入院時より内服薬が中止されており，下痢症状は数日中に改善し，以後再発は認めていない．

　collagenous colitisは50歳以上の女性に好発する疾患であり，下血を伴わない慢性の水様性下痢と大腸上皮直下に認める膠原線維帯の肥厚を特徴としている．病因は不明であるが，発症には薬剤の関与が疑われている．特に本邦ではランソプラゾールをはじめとしたプロトンポンプ阻害薬〈PPI〉での報告が多く，そのほかアスピリンやNSAIDsも関連が示唆されている．このため，内服薬を確認することが本症を疑うきっかけになる．本症例では，PPIについては途中エソメプラゾールがランソプラゾールに変更されたものの継続して投与されていたが，ナプロキセンの休薬期間中にのみ下痢症状の改善を認めており，ナプロキセンもしくはナプロキセンとPPI併用という薬剤投与の関与が疑われた．

　collagenous colitisの内視鏡所見は正常もしくは軽微な所見にとどまることも多く，内視鏡所見での診断は困難である．一部では境界明瞭で辺縁の浮腫や発赤に乏しい縦走潰瘍を認めることがあり，特徴的である．本症例で認めた縦走潰瘍もこれに一致した所見であった．本症例ではS状結腸以遠の深部大腸に関しては疼痛が強く評価が困難であったが，膠原線維帯の肥厚は深部大腸で強く認め，直腸のみの生検では11〜40%の症例で偽陰性になるとも言われており，可能な限り深部も含めた複数個所の生検が望まれる．

　collagenous colitisは起因する薬剤の中止のみで症状が改善することが多いため，PPIやNSAIDs，アスピリンなどの常用薬がある患者で遷延する水様性下痢を認めた場合は，まずは薬剤を中止もしくは変更して経過をみることが重要である．それでも症状が遷延する場合は，対症的に対応したうえで内視鏡的精査も検討を要する．薬剤の中止のみで効果が不十分な場合にはアミノサリチル酸製剤や経口副腎皮質ステロイド及びアザチオプリンなどの免疫抑制薬も検討され，さらに内科治療に抵抗性の場合は，回腸瘻造設や大腸亜全摘術などの外科的手術を要することもある．

〔尾﨑青芽〕

参考文献
1) 梅野淳嗣，他：Collagenous colitisの診断と治療．Gastroenterol Endosc 52：1233-1242, 2010

問題 127

- ●症　例　27歳の男性．
- ●主　訴　健康診断での異常．
- ●既往歴　てんかん発作で服薬治療中．
- ●内服薬　バルプロ酸 400 mg/日，タンドスピロン 20 mg/日．
- ●家族歴　特記すべきことはない．
- ●現病歴　知的障害があり，小児期から施設に入所している．健康診断で Hb 4.5 g/dL の貧血を指摘され，精査目的で紹介され来院した．1年前の健康診断では Hb 11 g/dL であった．黒色便のエピソードはない．
- ●身体所見　身長 177 cm，体重 57 kg．指端長〈arm span〉/身長比＝0.95．体温 36.4℃．脈拍 76/分，整．血圧 102/56 mmHg．呼吸数 16/分．SpO_2 99％（room air）．眼瞼結膜に貧血を認める．心音では第4肋間胸骨左縁を最強点とする I/VI の収縮期雑音を聴取する．呼吸音に異常はない．腹部と四肢とに異常はない．皮膚は蒼白である．皮膚と関節とに脆弱性はない．直腸指診で異常を認めない．
- ●検査所見　尿所見：pH 8.0，タンパク（−），糖（−），潜血（−）．血液所見：赤血球 246 万/μL，Hb 3.8 g/dL，Ht 14.5％，網赤血球 0.9％，白血球 4,270/μL，血小板 28 万/μL．血液生化学所見：TP 7.0 g/dL，Alb 4.1 g/dL，BUN 13.2 mg/dL，Cr 0.7 mg/dL，AST 15 U/L，ALT 17 U/L，LD 107 U/L（基準 120〜245），ALP 130 U/L（基準 80〜260），γ-GTP 21 U/L（基準 10〜50），CK 61 U/L（基準 57〜197），Na 138 mEq/L，K 4.0 mEq/L，Cl 104 mEq/L．CRP 0.1 mg/dL．

眼球の写真を**図1**に示す．

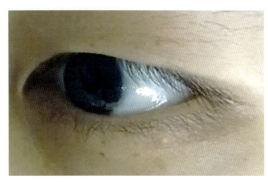

図1　眼球の写真

この患者の貧血の原因として考えられるのはどれか．1つ選べ．

- a：腎性貧血
- b：鉄欠乏性貧血
- c：鉄芽球性貧血
- d：巨赤芽球性貧血
- e：甲状腺機能異常症

解答 127

b 鉄欠乏性貧血

● 診 断　鉄欠乏性貧血による青色強膜

　鉄欠乏性貧血でみられる身体所見として，有名なものに匙状爪〈spoon nail〉，手掌皮溝蒼白〈palmer crease pallor〉，舌乳頭萎縮などがあるが，青色強膜についてはあまり知られていない．匙状爪が鉄欠乏性貧血の4％にみられるのに対して，青色強膜の頻度は87％という報告もある[1]．機序は明確にはなっていないが，鉄欠乏によりコラーゲン合成が障害されることで生じるといわれている．鉄欠乏性貧血以外の疾患では，骨形成不全症やMarfan症候群，Ehlers-Danlos症候群，偽性偽性副甲状腺機能低下症でみられることがある[1〜3]．

　また鉄欠乏性貧血をきたす原因として，Helicobacter pylori感染の関与が示唆されている[4〜6]．消化管出血などの器質的疾患の除外が必要にはなるが，H. pyloriによる鉄吸収の阻害や鉄の収奪などのメカニズムにより鉄欠乏性貧血をきたすのではないかといわれている[4]．H. pylori感染が鉄欠乏性貧血の原因となったと思われる症例が複数報告されており，鉄剤補充はせずに除菌のみで改善した例も報告されている．

　本症例では，MCVを計算すると60 fLと小球性であり，鉄動態は鉄4 μg/dL（基準64〜187 μg/dL），フェリチン1 ng/mL（基準21〜282 ng/mL），UIBC 371 μg/dL（基準104〜259 μg/dL）と鉄欠乏性貧血であった．輸血は患者の拒否や患者が安静を保てないために施行できなかった．上部消化管内視鏡検査を推奨したが，本人の承諾が得られないため施行できず，消化管疾患の除外は困難であった．しかし，便潜血は陰性であり，また抗H. pylori抗原が陽性であったことから，除菌と鉄剤の内服とを行い，約半年後にはHb 12 g/dLまで改善を認めた．また，貧血の改善とともに青色強膜も改善した．

　鉄欠乏性貧血は日常診療で頻繁に遭遇しうる疾患であり，青色強膜を知っておくことは診断に有用である．

〔隈部綾子〕

● 参考文献
1）Crop MJ, et al：Blue sclerae：diagnosis at a glance. Neth J Med **74**：215, 2016
2）Munoz J, et al：Blue sclerae. JAMA **307**：1310-1311, 2012
3）Kalra L, et al：Blue sclerae：a common sign of iron deficiency? Lancet **2**：1267-1269, 1986
4）島田忠人：鉄欠乏性貧血とHelicobacter pylori感染症. 日内会誌 **99**：1207-1212, 2010
5）上田剛士：小球性貧血. 酒見英太（監）：ジェネラリストのための内科診断リファレンス—エビデンスに基づく究極の診断学をめざして. pp 440-444, 医学書院, 2014
6）張替秀郎：鉄代謝と貧血. 日内会誌 **107**：1921-1926, 2018

問題 128

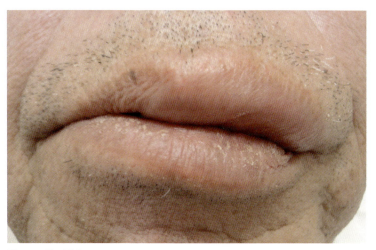

図1 口唇の写真

- **症　例**　73歳の男性.
- **主　訴**　口唇の腫れ.
- **既往歴**　高血圧症と脂質異常症.
- **内服薬**　テルミサルタン・ヒドロクロロチアジド配合薬, アムロジピンおよびフェノフィブラート.
- **生活歴**　喫煙歴と飲酒歴とはない. 薬剤アレルギーと食物アレルギーとはない.
- **現病歴**　高血圧症と脂質異常症のためかかりつけ医で治療していた. 今朝, 口唇の腫脹を自覚したため紹介され来院した. 1か月前にも上口唇と下口唇とが腫れたことがあった.
- **身体所見**　意識は清明. 体温36.5℃. 脈拍88/分, 整. 血圧120/90 mmHg. 呼吸数16/分. SpO_2 96%(room air). 甲状腺に圧痛と腫大とはない. 頸部リンパ節は触知しない. 心音と呼吸音とに異常はない. 腹部は平坦, 軟で, 肝・脾は触知しない. 下腿浮腫はない.
- **検査所見**　血液所見:赤血球463万/μL, Hb 14.6 g/dL, Ht 44%, 白血球8,200/μL(好中球69%, 好酸球2%, 単球4%, リンパ球25%), 血小板38万/μL, 血液生化学所見:TP 7.6 g/dL, Alb 4.2 g/dL, BUN 10.1 mg/dL, Cr 0.8 mg/dL, AST 19 U/L, ALT 16 U/L, LD 236 U/L(基準120〜245), γ-GTP 44 U/L(基準10〜50). FT_4 1.10 ng/dL(基準0.9〜1.8). CRP 0.1 mg/dL.

口唇の写真を**図1**に示す.

この患者について**誤っている**のはどれか. 1つ選べ.

a:家族歴の聴取を行う.
b:血清補体検査を行う.
c:喉頭浮腫に注意する.
d:食事内容の確認を行う.
e:サイアザイド系利尿薬は中止する.

解答 128

e サイアザイド系利尿薬は中止する．

● **診　断**　血管性浮腫(アレルギー性疑い)

　血管性浮腫は突然発症する皮膚や粘膜の一過性で限局性の浮腫の総称である．

　本症例では当初，アンジオテンシンⅡ受容体拮抗薬〈angiotensinⅡ receptor blocker：ARB〉のテルミサルタンによる血管性浮腫を考え，テルミサルタンを中止した．遺伝性血管性浮腫〈hereditary angioedema：HAE〉の鑑別のためC4を測定したが基準値内であり，高齢発症であったことからHAEは否定的であった．しかし，テルミサルタンを中止した1か月後に再び口唇の浮腫を認め，両下肢に瘙痒感を伴わない米粒大の紅斑も出現した．詳細な病歴聴取により，食事摂取中や食直後に口唇の浮腫が出現しやすいことが判明し，追加の検査でIgE-RIST 1,700 U/mL，IgE-RASTでカニとエビとが陽性であった．これより食物アレルギーに伴う血管性浮腫が考えられた．カニとエビの摂取を控えるように指導したところ，口唇の浮腫は出現しなくなった(図2)．なお，本症例では呼吸困難，嗄声および咽頭の違和感は認めなかった．

　血管性浮腫は表1のように分類されており[1]，特発性血管性浮腫が半数を占める．

　HAEは咽頭喉頭粘膜，皮膚および消化管に生じ，喉頭浮腫により窒息をきたした報告例もあることから生命にかかわる疾患である．HAEは家族歴がある例と孤発例がある．HAEの家族歴がある場合はHAEが強く疑われる．C3正常値，C4低値およびC1インヒビター活性低値であればHAEの可能性がきわめて高い[2]．また，発作時にC4は基準値以下となり，非発作時でも98％の症例で基準値以下となるため，C4が基準値であればHAEは否定的である[3]．HAEの治療には抗ヒスタミン薬や副腎皮質ステロイドは無効であり，乾燥濃縮ヒトC1-インアクチベーターが有効とされている．

　アンジオテンシン変換酵素〈ACE〉阻害薬によ

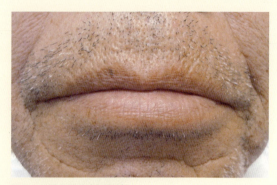

図2　口唇の写真(改善後)

表1　血管性浮腫の分類(文献1より一部改変)

① アレルギー性血管性浮腫*1
② 遺伝性血管性浮腫〈hereditary angioedema：HAE〉
　　1型：C1インヒビタータンパクの欠損
　　2型：C1インヒビタータンパクの機能異常
　　3型：女性に多い，一部に凝固因子第Ⅻ因子の遺伝子異常
③ 後天性血管性浮腫
④ アンジオテンシン変換酵素阻害薬による血管性浮腫
⑤ 物理的刺激による血管性浮腫*2
⑥ 好酸球増多を伴う好酸球性血管性浮腫*2
⑦ 特発性血管性浮腫*2

*1：蕁麻疹を伴う，*2：蕁麻疹を伴う場合がある．

る血管性浮腫は有名で，内服患者の0.1～0.5％に生じる．内服開始後，何年か経過して生じることもある[1]．近年ARBでも血管性浮腫の報告が散見されているが，機序は明らかではない[4]．その他，振動や温度などの物理的刺激による血管性浮腫，好酸球増多を伴う好酸球性血管性浮腫がある．

　口唇などの粘膜に限局性の浮腫を診た際には血管性浮腫を考え，まず窒息の原因となる喉頭浮腫がないかの確認とHAEの除外とが望まれる．

〔鳥飼圭人〕

参考文献
1) 堀内孝彦：突発性浮腫への対応—遺伝性血管性浮腫(HAE)の鑑別診断と治療．日本医事新報 **4545**：73-79, 2011
2) 堀内孝彦：遺伝性血管性浮腫(HAE)ガイドライン改訂2014年度版の発表にあたって．補体 **52**：22-30, 2014
3) 松木真吾，他：遺伝性血管性浮腫(HAE)の診断と対応．島根医学 **35**：210-215, 2015
4) 佐藤洋志，他：薬剤性浮腫．診断と治療 **104**：1035-1039, 2016

問題 129

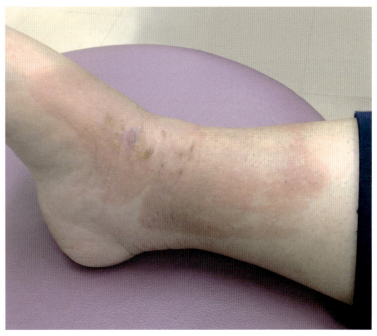

図1　足背の写真

- ●**症　例**　53歳の女性．
- ●**主　訴**　足背の発赤と水疱．
- ●**生活歴**　職業：主婦．
- ●**既往歴**　高血圧でかかりつけ医に通院加療中．
- ●**内服歴**　アムロジピン10 mg 1錠．
- ●**現病歴**　2日前から足背に水疱を伴う発赤が出現したため来院した．「瘙痒感が強く夜も眠れない」と言う．病歴聴取上，最近1週間での湿布などの使用歴はない．
- ●**身体所見**　右足関節周辺に水疱を伴う境界明瞭な発赤があり，水疱は一部破綻している．その他の部位に皮疹はない．
- ●**検査所見**　血液生化学検査では特に異常はない．

右足関節周辺の写真を(図1)に示す．

考えられるのはどれか．1つ選べ．

- a：薬　疹
- b：天疱瘡
- c：虫刺傷
- d：蜂窩織炎
- e：接触皮膚炎

解答 129

e 接触皮膚炎

● **診　断**　接触皮膚炎(ケトプロフェンによる光線過敏症)

　内科の外来でも発疹を診察する機会は多い．発疹を診療するにあたり，遭遇する頻度が高い疾患の1つが接触皮膚炎である．発疹が「直線状」「直角部分がある」「正円」「複数の発疹が等間隔に並ぶ」など"規則正しい"場合は，外部からの刺激が原因である可能性が高い．

　本症例の皮膚病変をよく観察すると直角と直線で構成され，2つの長方形となっているように見える．その形状と場所から原因が湿布などの貼付薬の痕ではないかと推測される．

　湿布薬(ミルタックス®やモーラス®など)に含まれるケトプロフェンによる光線過敏症は，発生頻度はごく少数ながら毎年一定数は報告されている[1]．発赤と強い瘙痒感を伴い，水疱を形成することもある[2]．

　貼布中止後1か月程度は発症の危険性があるとされており[1]，患者自身も湿布を使用していたことを忘れている可能性がある．漠然とした病歴聴取ではなく，捻挫や打撲で過去1か月程度の間における湿布薬使用歴など，具体的に病歴聴取を行う必要がある．

　光線過敏症の予防方法としては，湿布薬の貼布部位に紫外線を当てないことであり，衣服で防御し，屋外での作業は避けるようにするとよい[2]．特に6月以降は皮膚の露出が増え，紫外線も強くなることから注意が必要である．

　本症例では，最近1週間では湿布の使用はなかったものの，再度の詳しい病歴聴取で1か月ほど前に足首を捻挫したとのことで，腰痛の夫に対して処方されていたモーラス®を使用していたことがわかった．湿布薬は腰痛，肩痛などの整形外科的疾患に対してしばしば処方されるが，一度患者の手に渡った湿布薬は家族間などで安易な譲渡が行われていることも多い．患者は「たかが湿布」と考えていることもあるが，処方する医療者側は少なくとも光線過敏症などの副作用があることを十分に認識しておく必要がある．

〔栗原　宏〕

参考文献
1) 厚生労働省医薬食品局：ケトプロフェン外用剤による光線過敏症に係る安全対策について．医薬品・医療機器安全情報 **276**：3-8, 2011
2) 物理化学的皮膚障害・光線性皮膚疾患．清水　宏(編)：あたらしい皮膚科学，第2版．pp 214-217，中山書店，2011

問題 130

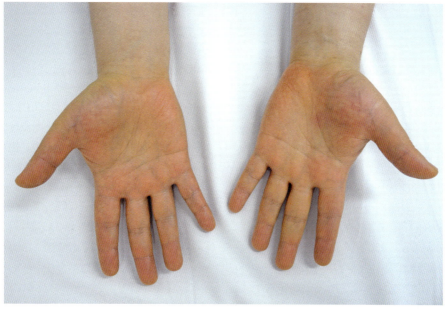

図1 両側手掌皮膚の写真

- **症 例** 50歳の男性.
- **主 訴** 手掌の黄染.
- **既往歴・家族歴** 特記すべきことはない. 健康診断は受診していない.
- **生活歴** 喫煙歴と飲酒歴とはない. 市販薬もサプリメントも服用していない.
- **現病歴** 2週前に両側手掌が黄染していることに気がついた. 黄染の増悪はないものの, 軽快しないため来院した. 発熱, 食欲低下, 体重減少, 皮膚瘙痒, 腹痛, 浮腫, 多尿および尿と便の色調変化はない. カロテン含有量が多い食品(ミカン, カボチャ, ニンジン, サツマイモ, インゲンなど)の過剰摂取はない.
- **身体所見** 意識は清明. 身長160cm, 体重68kg. 体温36.4℃. 脈拍72/分, 整. 血圧148/86mmHg. 呼吸数12/分. 結膜に貧血と黄染とはない. 甲状腺の腫大はない. 表在リンパ節は触知しない. 心音と呼吸音とに異常はない. 腹部は平坦, 軟で, 圧痛はない. 肝脾腫はなく, 腫瘤は触知しない. 下腿浮腫はない. 両側手掌に黄染を認める. 手掌以外の皮膚に黄染はなく, 皮疹はない.

両側手掌皮膚の写真を図1に示す.

この患者の基礎疾患として考えられるのはどれか. 1つ選べ.

a:糖尿病
b:甲状腺機能亢進症
c:プロラクチノーマ
d:副甲状腺機能亢進症
e:原発性アルドステロン症

解答 130

a　糖尿病

● 診　断　糖尿病による手掌黄染

　患者が皮膚黄染を主訴に受診した際，考えられる代表的な原因は，黄疸とカロテン血症〈carotenemia〉である．前者は血液検査で直接または間接ビリルビン上昇を認め，肝胆道疾患や溶血性疾患が背景として考えられる．一方，後者は血中カロテン濃度が上昇し，カロテン沈着から皮膚黄染を生じる状態であり，最も多い原因はカロテン含有量の多い緑黄色野菜やサプリメントの過剰摂取であるとされている[1]．

　黄疸とカロテン血症の身体所見上の鑑別ポイントは，カロテン血症では結膜黄染が認められない点である．これは，カロテンは脂溶性物質のため角質層に沈着する性質があり，角質層が厚い手掌や足底で黄染が目立つ一方で，角質層がない結膜や口腔粘膜には沈着できないためである．

　食餌性のカロテン過剰摂取とカロテン沈着による皮膚黄染との関連は，1919年に初めて報告された．血中カロテン濃度上昇の原因としては食餌性過剰摂取が最も頻度が高いが，βカロテン摂取量が通常どおりである場合は，先天代謝異常以外の原因として，甲状腺機能低下症，脂質異常症，神経性食欲不振症，全身性アミロイドーシスおよび肝・腎疾患を考える必要がある[1,2]．

　糖尿病患者にみられる鼻唇溝や手掌足底の顕著な皮膚黄染については，1904年にvon NoordenとIsaacにより，"xanthosis diabetica"としてカロテン血症が報告されたのが最初である．以後，多くの糖尿病患者で血清カロテン濃度が上昇していることが報告されているものの，皮膚黄染が認められる患者は少ない．糖尿病における皮膚黄染の原因はカロテン血症ではなく，終末糖化産物〈advanced glycation end products：AGEs〉が沈着するためと推測されている[3]．

　本症例は来院時の血液検査で，空腹時血糖280 mg/dL，HbA1c 10.5%であり，肝腎機能と血清脂質とに異常はなく，甲状腺機能低下も認めなかった．糖尿病と診断し，食事療法と経口血糖降下薬とで治療を行った結果，6か月後にはHbA1c 6.2%となり，手掌黄染の消失も確認された．

〔山本　祐〕

参考文献

1) Takita Y, et al：A case of carotenemia associated with ingestion of nutrient supplements. J Dermatol **33**：132-134, 2006
2) Mazzone A, et al：Hypercarotenemia. N Engl J Med **346**：821, 2002
3) Lin JN：Yellow palms and soles in diabetes mellitus. N Engl J Med **355**：1486, 2006

問題 131

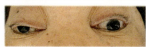
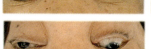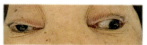

	上方視	
右方視	正中視	左方視
	下方視	

図1 眼位と眼球運動の写真

● **症　例**　70歳の女性.
● **主　訴**　右顔面痛と複視.
● **既往歴**　C型肝炎による肝硬変(Child-Pugh分類A), 2型糖尿病, 高血圧症および不眠症.
● **家族歴**　特記すべきことはない.
● **生活歴**　喫煙歴：20本/日×35年, 5年前に禁煙している. 飲酒歴はない. ADLは自立し, 独居生活である.
● **現病歴**　2週前に右顔面の疼痛を自覚した. 痛みはnumerical rating scale〈NRS〉で3〜4程度のため様子をみていた. 1週前に複視を認め, 右目の開けにくさも自覚するようになったため近くの診療所を受診した. ロキソプロフェンの処方を受け, 頭部MRIを予約して帰宅したが, 右顔面痛は徐々に増強していった. 今朝, 右顔面痛がNRS 9〜10になり, 疼痛に耐えられない状態のため搬入され入院した.
● **服薬歴**　オルメサルタン20 mg/日, ニフェジピン40 mg/日, ドキサゾシン0.5 mg/日, プラバスタチン10 mg/日, ウルソデオキシコール酸300 mg/日, ブロチゾラム0.25 mg/日, インスリンアスパルト10単位朝食前・10単位昼食前・12単位夕食前, インスリングラルギン18単位就寝前.
● **身体所見**　意識は清明. 身長155 cm, 体重66 kg. 体温35.6℃. 脈拍64/分, 整. 血圧156/70 mmHg. 呼吸数18/分. 心音と呼吸音とに異常はない. 腹部に異常はない. 下腿浮腫はない. 皮疹はない. 神経学所見：瞳孔は右6 mm, 左3 mmであり, 右の対光反射は直接・間接ともに消失している. 右前額部, 頰部および右硬口蓋に異常感覚と自発痛とを認める. 他の脳神経所見と神経学所見とに異常はない.
● **検査所見**　赤沈10 mm/1時間. 血液所見：Hb 13.9 g/dL, 白血球9,900/μL, 血小板12万/μL. PT-INR 1.15(基準0.9〜1.1). 血液生化学所見：随時血糖263 mg/dL, HbA1c 7.3%, TP 5.6 g/dL, Alb 3.1 g/dL, BUN 13 mg/dL, Cr 0.4 mg/dL, 総ビリルビン1.2 mg/dL, AST 42 U/L, ALT 61 U/L, LD 561 U/L(基準120〜245), Na 136 mEq/L, K 3.8 mEq/L, Cl 102 mEq/L, Ca 8.6 mg/dL, CRP 0.1 mg/dL.

眼位と眼球運動の写真を**図1**に示す.

この病態の原因として最も頻度が高いのはどれか. 1つ選べ.

a：腫　瘍
b：感染症
c：動脈瘤
d：サルコイドーシス
e：Tolosa-Hunt症候群

解答 131

a 腫瘍

● 診 断　転移性腫瘍による海綿静脈洞症候群

　脳神経所見では，右眼瞼下垂，右散瞳および対光反射消失から右動眼神経の障害が，右眼全方位の眼球運動障害からは右動眼神経のほか，滑車神経と外転神経の障害が考えられた．また，右前額部，頬部および右硬口蓋の異常感覚から右三叉神経第1・2枝の障害が示唆され，これらの脳神経が同時に障害されていることから，右側海綿静脈洞に病変が存在していると推定された．頭部造影MRIでは，上記脳神経を圧排し，右内頸動脈を取り囲むような腫瘤性病変を海綿静脈洞内に認めた(**図2**)．さらに，入院時の胸部X線写真で左中肺野に腫瘤性病変を認め，胸部造影CTで左上葉に50×40mmの腫瘤性病変と，右肺門および縦隔リンパ節腫脹が確認された(**図3**)．経気管支腫瘍生検の病理結果は小細胞癌と扁平上皮癌の混合型肺癌であったことから，肺癌を原発巣とし，海綿静脈洞への転移による海綿静脈洞症候群と診断した．入院後に非ステロイド抗炎症薬とオピオイドによる疼痛コントロールを行い，疼痛は軽減しつつあったが，その後急速に全身状態が悪化し抗癌化学療法を行うことができない状態に至った．自宅近隣の医療機関でbest supportive careを希望したため，入院2週後に転院した．

　海綿静脈洞症候群は，トルコ鞍両側に存在する上眼窩裂から側頭骨錐体内側にかけての硬膜静脈洞である海綿静脈洞に何らかの原因があり，内部を走行する動眼神経(Ⅲ)，滑車神経(Ⅳ)，眼神経(V_1)，上顎神経(V_2)，及び外転神経(Ⅵ)の神経障害を呈する症候群である．原因としては腫瘍性が30〜63％と最も頻度が高く，ほかに外傷，動脈瘤，内頸動脈海綿静脈洞瘻，感染症(副鼻腔炎から波及した血栓性静脈炎を含む)，Tolosa-Hunt症候群およびサルコイドーシスな

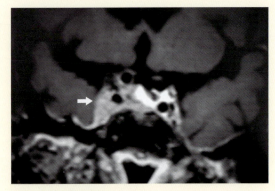

図2　頭部造影 MRI

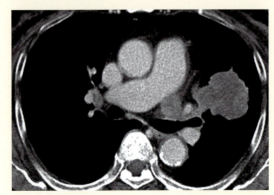

図3　胸部造影 CT

どが知られている[1,2]．

　本症例に認められた有痛性眼筋麻痺〈painful ophthalmoplegia〉をきたす疾患としては，非特異的な炎症性肉芽腫を形成し，副腎皮質ステロイド治療に反応するTolosa-Hunt症候群が有名である．しかしながら，同疾患は基本的に除外診断であるため，海綿静脈洞症候群を呈する他疾患の除外が重要であると認識する必要がある．

〔山本　祐〕

参考文献

1) Keane JR：Cavernous sinus syndrome. Analysis of 151 cases. Arch Neurol **53**：976-971, 1996
2) Fernández S, et al：Cavernous sinus syndrome；A series of 126 patients. Medicine (Baltimore) **86**：278-281, 2007

問題 132

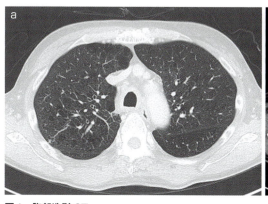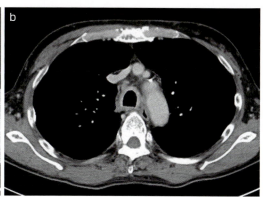

図1 胸部造影CT
a：肺野条件．b：縦隔条件．

● **症　例**　70歳の男性．
● **主　訴**　咳嗽と発熱．
● **既往歴**　65歳から潰瘍性大腸炎・全大腸炎型で治療中である．副腎皮質ステロイド依存状態のため免疫抑制薬が併用され，現在はプレドニゾロンを中止し寛解を維持している．
● **家族歴**　特記すべきことはない．
● **生活歴**　喫煙歴：20本/日×53年，2年前に禁煙している．飲酒歴はない．
● **内服薬**　サラゾスルファピリジン6,000 mg/日，メルカプトプリン50 mg/日，酪酸菌配合薬3 g/日，ラベプラゾール10 mg/日，ベタメタゾン点眼．
● **現病歴**　5か月前に両側眼球結膜充血と眼痛とを自覚し，眼科で強膜炎と診断されベタメタゾン点眼で症状は改善した．1か月前に両側難聴が出現したため耳鼻科を受診し，老人性感音性難聴と診断され経過観察を受けていた．1週前から咳嗽と37℃台の発熱とがみられ，安静・労作にかかわらず呼吸困難も生じるようになったため来院し，炎症反応高値のため入院した．排便回数は4～6行/日であり，腹痛と顕血便とはない．喀痰，血痰，喘鳴および関節痛はない．
● **身体所見**　意識は清明．身長161 cm，体重51 kg．体温37.2℃．脈拍92/分，整．血圧118/70 mmHg．呼吸数18/分．SpO₂ 95%（room air）．眼瞼結膜に貧血はなく，結膜に充血と黄染とはない．顔面，耳介および咽頭に異常はない．心音と呼吸音とに異常はない．腹部は平坦，軟で，圧痛はない．関節の腫脹，発赤および圧痛はない．皮疹はない．
● **検査所見**　尿所見：タンパク（−），潜血（−），沈渣に異常はない．赤沈101 mm/1時間．血液所見：Hb 12.1 g/dL，白血球12,200/μL，血小板34万/μL．血液生化学所見：TP 7.7 g/dL，Alb 2.8 g/dL，BUN 10 mg/dL，Cr 0.5 mg/dL，AST 20 U/L，ALT 25 U/L，LD 170 U/L（基準120～245），Na 136 mEq/L，K 4.2 mEq/L，Cl 102 mEq/L．免疫血清学所見：CRP 16.0 mg/dL，PR3-ANCA・MPO-ANCA陰性．下部消化管内視鏡所見：S状結腸から直腸の血管透見像は消失しているが潰瘍と出血とはない．

胸部造影CTを**図1**に示す．

> この患者に対する初期治療として最も適切なのはどれか．1つ選べ．

a：抗菌薬点滴
b：β_2刺激薬吸入
c：抗コリン薬吸入
d：プレドニゾロン1 mg/kg/日内服
e：5-アミノサリチル酸〈ASA〉製剤注腸

解答 132

d プレドニゾロン 1 mg/kg/日内服

●診 断　潰瘍性大腸炎に合併した再発性多発軟骨炎〈relapsing polychondritis：RP〉

胸部造影CT縦隔条件で，気管軟骨の著明な肥厚と周辺組織の肥厚・濃度上昇を認め，冠状断では軟骨肥厚は気管支まで連続していた（**図2**）．一連の経過で強膜炎，感音性難聴および気管軟骨炎を認めたため，**表1**[1,2] の診断基準から潰瘍性大腸炎に合併したRPと診断した．

RPは耳介，鼻および気管などの全身の軟骨に，再発性・進行性の炎症をきたす稀な疾患である．発症から診断までの平均期間は2.9年と長く，典型的な耳介や鼻の病変を欠く場合の診断は困難である．患者の約30%はほかの自己免疫疾患を合併し，最も頻度が高いものは血管炎である．RPと潰瘍性大腸炎の合併は少数のみ報告されているが，内視鏡所見に見合わない発熱や炎症反応上昇を認める場合は，腸管外合併症としてRPも考慮する必要がある．

主要臓器障害を伴う場合の治療は副腎皮質ステロイドを用いることが多く，ステロイド抵抗性の場合は免疫抑制薬や生物学的製剤が使用される．致死的となりうる気道病変を有する場合は，プレドニゾロン1 mg/kg/日の高用量ステロイド療法やステロイドパルス療法が行われる[3]．本症例は50 mg/日のプレドニゾロン内服で速やかに気道症状改善と炎症反応低下とが認められた．

〔山本　祐〕

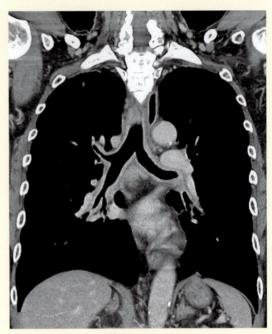

図2　胸部造影CT（縦隔条件，冠状断）

表1　再発性多発軟骨炎〈RP〉の診断基準
（文献1，2より引用，改変）

McAdamの診断基準[1]
以下の6項目中3項目以上を満たすものをRPと診断する．
1）両側耳介の軟骨炎
2）非びらん性リウマトイド因子陰性の多関節炎
3）鼻軟骨炎
4）眼科的炎症（結膜炎，角膜炎，強膜炎/上強膜炎，ぶどう膜炎）
5）気道軟骨炎（喉頭および/または気管軟骨）
6）蝸牛および/または前庭機能障害（感音性難聴，耳鳴，めまい）
※生検（耳・鼻・気管）の病理学的診断は臨床的に診断が明らかであっても基本的には必要

Damianiの診断基準[2]
以下のうちいずれかを満たすものをRPと診断する．
・McAdamの診断基準のうち3項目以上
・McAdamの診断基準のうち1項目以上，かつ，陽性組織所見
・解剖学的に離れた2か所以上の軟骨炎，かつ，副腎皮質ステロイドおよび/またはDapsoneに反応する

参考文献
1) McAdam LP, et al：Relapsing polychondritis；Prospective study of 23 patients and a review of the literature. Medicine (Baltimore) **55**：193-215, 1976
2) Damiani JM, et al：Relapsing polychondritis；Report of ten cases. Laryngoscope **89**：929-946, 1979
3) Sharma A, et al：Relapsing polychondritis；A review. Clin Rheumatol **32**：1575-1583, 2013

問題 133

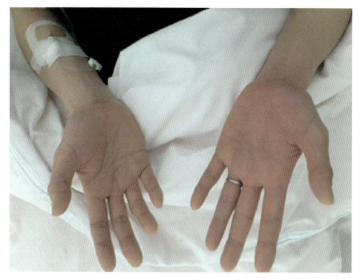

図1 入院時の手掌の写真

- **症　例**　42歳の女性.
- **主　訴**　発熱, 嘔吐および下痢.
- **既往歴**　特記すべきことはない.
- **生活歴**　職業：事務職. 内服薬はない. アレルギー歴はない. 海外渡航歴はない. ペットの飼育歴はない. 夫, 子と3人暮らしである. 7日前から生理で妊娠の可能性はない.
- **現病歴**　2日前は元気で特に自覚症状はなかった. 前日に39.5℃の発熱がみられ, 夕食後から嘔吐と下痢とが出現した. 来院当日になっても症状が治まらず, かかりつけ医を受診し, ウイルス性胃腸炎の診断で整腸薬と制吐薬とを処方された. 内服で経過をみていたが, 全身倦怠感と体動時のふらつきとがあり, 来院し入院となった.
- **身体所見**　意識は清明. 身長165 cm, 体重48 kg. 体温37.6℃. 脈拍112/分, 整. 血圧82/56 mmHg. SpO_2 96％（room air）. 眼瞼結膜に充血と黄染とはない. 頸部リンパ節腫脹はない. 甲状腺腫大はない. 齲歯はない. 心音と呼吸音とに異常はない. 腹部は平坦, 軟で, 圧痛はない. 体幹皮膚に淡い発赤がある. 手掌と足底とに発赤がある. 患者自身は発赤には気付いていない. 虫刺されや創はない.
- **検査所見**　血液所見：赤血球452万/μL, Hb 12.8 g/dL, Ht 38％, 白血球7,110/μL, 血小板8万/μL. 血液生化学所見：BUN 47.0 mg/dL, Cr 1.8 mg/dL, AST 52 U/L, ALT 52 U/L, LD 220 U/L（基準120〜245）, ALP 125 U/L（基準80〜260）, Na 135 mEq/L, K 3.5 mEq/L, Cl 102 mEq/L. CRP 11.8 mg/dL.

入院時の手掌の写真を**図1**に示す.

この患者に追加すべき医療面接事項はどれか. 1つ選べ.

a：最近の性交渉
b：生理用品の使用
c：魚介類の食事摂取の有無
d：仕事上のストレスや睡眠時間
e：インフルエンザ感染者との接触

解答 133

b 生理用品の使用

● 診 断　トキシックショック症候群
〈toxic shock syndrome：TSS〉

本疾患は，1980年代に生理用品としてタンポンが使用されるようになってから大きく注目され始めた[1]．原因菌は黄色ブドウ球菌で，菌体より大量に生産される toxic shock syndrome toxin〈TSST〉-1 と呼ばれる外毒素が原因である．黄色ブドウ球菌は，TSST-1 以外にも毒素型腸炎やブドウ球菌性熱傷様皮膚症候群〈staphylococcal scalded skin syndrome：SSSS〉などを起こす外毒素を産生できる．

TSS の臨床像としては，急速にショックが進行し，発熱，結膜炎，嘔吐，下痢などの消化器症状，および皮疹がみられる（**表1**）．手掌や足底に発赤がみられ，1〜2週後に手掌や足底の表皮剥脱がみられるのが特徴的である．

前日まで健康であった成人で，皮疹を伴うショックを診たときに考える疾患は，①黄色ブドウ球菌や化膿性レンサ球菌による TSS，②黄色ブドウ球菌など病原性の強い菌による心内膜炎，③ツツガムシなどのリケッチアによる感染，および④髄膜炎菌による敗血症である[2]．

本症例は受診時に毒素様の皮疹を伴い，ショック状態であったことから，生理用品の使用について病歴聴取した．すると，生理開始後にタンポンを1回しか交換しておらず，当院来院前はタンポンを抜いて受診していた．また，抜いたタンポンは異臭がしたとのことだった．これまでもタンポンを交換し忘れることが度々あったようであった．

入院後は大量補液と抗菌薬点滴（セファゾリン＋クリンダマイシン）加療して速やかにショックは離脱した．入院5日で退院し，その後は内服加療を行い外来通院とした．退院1週後の外来では手掌と足底の表皮剥脱がみられた（**図2**）．

TSS は月経用タンポン使用に伴うものが有名

表1　toxic shock syndrome〈TSS〉の診断基準

体温：39℃以上
収縮期血圧：90 mmHg 以下
皮疹：紅斑はやがて剥脱する，手掌や足底に表皮剥脱がみられる
臓器障害：以下から3つ以上
・消化器症状…嘔吐，下痢
・筋肉痛…筋痛，CK 上昇
・粘膜障害…腟，結膜，咽頭の発赤
・腎機能障害…BUN，Cr 上昇
・肝障害…ALT，AST，ビリルビン上昇
・末梢血異常…血小板数低下（10万/μL 未満）
・中枢神経症状…見当識障害，意識障害など

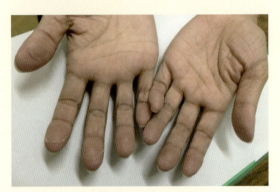

図2　退院1週後の手掌の写真
手指末端からの表皮剥脱がみられる．

であるが，非月経関連 TSS として，術後，分娩後，熱傷，ブロック注射での報告もある．術後の創部感染によるものは"surgical TSS"と呼ばれ，術後の感染症として重要であり男性でも発症しうる疾患である．

わが国においては，20〜40歳台の女性におけるタンポンの使用・購入率は20〜30％である．メーカーのホームページなどでは，8時間以上の連続使用禁止やナプキンとの併用推奨など，TSS 予防について注意喚起されている．

〔畠中成己〕

参考文献

1) Chu VH：Staphylococcal toxic shock syndrome. UpToDate, Wolters Kluwer, last updated Dec 11, 2018
2) 青木　眞：レジデントのための感染症診療マニュアル，第3版．医学書院，2015

問題 134

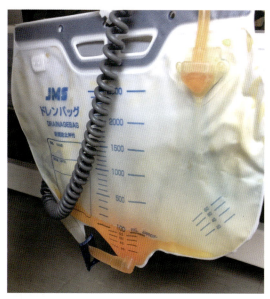

図1 尿の写真

● **症　例**　72歳の男性.
● **主　訴**　低体温.
● **既往歴**　Parkinson病と甲状腺機能低下症とのため外来治療を継続している.
● **生活歴**　要介護4. ADLは介助付きで歩行が可能であるが，食事，着替え，トイレ及び入浴には部分的な介助を要する．週3回のデイサービスを利用し，自宅で妻と2人暮らしである.
● **内服薬**　レボドパ・カルビドパ配合剤4錠/日，エンタカポン300 mg/日，ドロキシドパ300 mg/日，レボチロキシン50 μg/日，プラミペキソール1.5 mg/日.
● **現病歴**　3日前から手足が冷たいことに家族が気付いていた．本人の自覚はなく普段どおりに過ごしていた．本日，デイサービスに出かけ検温をすると腋窩温で34℃と低体温であったため，職員が救急要請し搬入された．救急外来では積極的体外復温が開始され，精査加療目的に入院した．来院後に尿道留置カテーテルが挿入されている.

● **身体所見**　意識レベルはJCS I-3. 体温(直腸温) 32.8℃. 脈拍40/分，整．血圧140/88 mmHg. 呼吸数15/分．腹部は平坦，軟で，圧痛はない．肋骨脊柱角〈CVA〉叩打痛は両側で陰性である．仮面様顔貌を認める．四肢に鉛管様の筋固縮を認める.
● **検査所見**　尿所見：pH 7.5, タンパク(−)，ウロビリノゲン(−)，ケトン体(−)，ビリルビン(−)，潜血(−)，白血球定性(−)，亜硝酸定性(−).
尿の写真を**図1**に示す.

この患者の尿の外観と最も関連のある薬剤はどれか．1つ選べ．

a：レボドパ
b：エンタカポン
c：ドロキシドパ
d：レボチロキシン
e：プラミペキソール

解答 134

b エンタカポン

● 診 断　エンタカポンによる着色尿

　抗Parkinson病薬のエンタカポンは，レボドパの代謝を担う酵素であるカテコール-O-メチルトランスフェラーゼ〈COMT〉を阻害し，末梢でのレボドパの3-O-メチルドパへの変換を遮断し，レボドパの血漿半減期と中枢神経系への到達量を増加させる薬剤である．エンタカポンの投与により，暗黄～赤褐色の着色尿がみられることが知られている．

　エンタカポンによる着色尿は国内臨床試験で341例中49例（14.4％）と報告されている[1]．原因はエンタカポンとその代謝物による着色であり，着色は尿のpHに依存し，アルカリ尿の場合に出現することが報告されている[2]．エンタカポンによる着色尿は無害であるため[3]，着色尿を理由に減量や中止の必要はない．しかし，尿色の変化をみた場合は必ず尿定性検査や尿沈渣検査を行い，血尿や横紋筋融解症など器質的な疾患を鑑別することが重要である．

　抗Parkinson病薬には，このほかにも尿色の変化をきたす薬剤が知られている．代表的な薬剤ではレボドパ製剤による黒色尿がある．レボドパとその代謝物は酸化されやすく，アルカリや光に不安定であり，諸条件下で変化を受けて黒いメラニン重合体を生成し排泄されるためと考えられている[4,5]．

　臨床現場において，Parkinson病患者に遭遇する機会は少なくない．抗Parkinson病薬は継続的な内服が必要なことがほとんどであり，患者のADLを維持するには内服管理がきわめて重要である．内服薬に関連する身体への影響を理解しておく必要がある．エンタカポンやレボドパ製剤を新規処方あるいは継続処方する際には，本人や家族，そして看護師や介護職員に尿色の変化について説明しておくと，過度の心配をかけずにすむ．

　本症例における低体温の原因は，Parkinson病に伴う自律神経障害が原因であった．また来院時に認めていた洞性徐脈は復温により改善が得られ，その他の原因を認めなかったため低体温が原因と考えられた．

〔竹本　聖〕

参考文献

1) コムタン®錠 添付文書（ノバルティスファーマ医療用医薬品サイト）
https://drs-net.novartis.co.jp/siteassets/common/pdf/com/pi/pi_com_201808.pdf（2019年2月閲覧）
2) Gordin S, et al：Clinical pharmacology and therapeutic use of COMT inhibition in Parkinson's disease. J Neurol **254**（Suppl 4）：IV37-IV48, 2007
3) 日本神経学会（監），「パーキンソン病診療ガイドライン」作成委員会（編）：パーキンソン病診療ガイドライン2018．pp 63-64, 医学書院, 2018
4) 日本生化学会（編）：生化学データブックⅡ別冊 代謝マップ—経路と調節. pp 52-53, 東京化学同人, 1980
5) Beeler MF, et al：Melanogenuria-evaluation of several commonly used laboratory procedures. JAMA **176**：136-138, 1961

問題 135

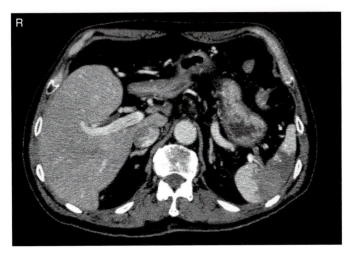

図1 腹部造影CT

- ●症　例　73歳の男性.
- ●主　訴　心窩部痛.
- ●既往歴　認知機能障害.
- ●内服薬　メマンチン（メマリー®）10 mg/日.
- ●生活歴　喫煙歴と飲酒歴とはない.
- ●現病歴　昨日，夕食にカンパチの刺身を食した．本日，午前10時から突然の持続性心窩部痛と悪心とが出現したため，かかりつけ医を受診した．急性胃腸炎の診断で内服薬を処方されたが症状が持続するため来院した．下痢，腰背部痛および放散痛はない.
- ●身体所見　意識は清明．身長172 cm，体重67 kg．体温37.4℃．脈拍80/分，不整．血圧126/88 mmHg．呼吸数20/分．SpO₂ 96%（room air）．眼球結膜に貧血と黄疸とはない．呼吸音に異常はない．心音は不整である．腹部は軟で，心窩部から上腹部にかけて圧痛がある．Murphy徴候は陰性である．その他の部位に異常所見はない.
- ●検査所見　血液所見：Hb 14.1 g/dL，白血球13,400/μL，血小板25万/μL．血液生化学所見：AST 10 U/L，ALT 5 U/L，LD 149 U/L（基準120～245），AMY 89 U/L（基準60～200）．心電図所見：心房細動がある.

腹部造影CTを図1に示す.

考えられるのはどれか．1つ選べ．

- a：脾梗塞
- b：急性膵炎
- c：悪性リンパ腫
- d：胃アニサキス症
- e：伝染性単核球症

解答 135

a 脾梗塞

● **診　断**　脾梗塞〈splenic infarction〉

　心房細動による脾梗塞の症例である．脾梗塞は，脾動脈や脾動脈分枝の血栓，塞栓，感染などによる閉塞で起こる脾臓の梗塞である．比較的稀な疾患であり，ほかの急性腹症と誤診されていることも多く，剖検で確定診断に至ることもある．その頻度は明らかでないが，イスラエルでの研究では入院患者の0.016%が脾梗塞であったとの報告がある[1]．

　原因としては，①心原性塞栓症（心房細動など），②感染症（感染性心内膜炎や伝染性単核球症など），③血液疾患（骨髄増殖性疾患や悪性リンパ腫など），④自己免疫疾患（抗リン脂質抗体症候群など），⑤その他（外傷，医原性など）が挙げられ，心原性塞栓症のなかでも心房細動によるものが最多である[1~3]．

　症状としては，突然発症の左上腹部・側腹部持続痛が特徴的とされるが，過去の報告では50〜75%で左上腹部・側腹部および心窩部の疼痛を認めたが，約20%で腹痛を認めなかったとされる[1~3]．また，腹痛発症から病院受診までは平均4〜6日で，比較的緩徐な経過であったとされる．10〜30%で悪心や発熱といった随伴症状を認める．腹部身体所見上，疼痛部位に圧痛を認めるが，30%程度で圧痛を認めず，脾腫は10〜30%で認めたとされる．

　梗塞の範囲や原因疾患によって症状に多様性がある可能性が考えられる．脾梗塞の古典的三徴とされるWilliam Oslerの三徴（左上腹部痛，左上腹部圧痛，脾腫）を満たす例はごく少数にとどまり，脾臓疾患を疑うポイントといわれる「左肩への放散痛」はレビューされておらず不明である．

　血液検査で白血球数や乳酸脱水素酵素〈LD〉が上昇する場合があるが，いずれも特異的ではない．

　画像所見は，腹部造影CTで脾臓に楔状，帯状の低吸収域を認める．脾腫，脾周囲の腹水，左胸水を認めることもある．約半数で多発梗塞を認め，20〜30%で他部位の梗塞を認める．腹部超音波検査では脾臓の低吸収域を認めるが診断率は低い．

　診断は疑うことが最も重要である．突然発症の左上腹部・側腹部痛および心窩部痛がある場合や，心房細動，血液疾患および自己免疫疾患などの基礎疾患がある患者が，原因不明の左側腹部痛や心窩部痛を訴える場合には脾梗塞の可能性も考え，腹部造影CTを施行すべきだろう．治療は抗凝固療法による再発予防が主体である．生命予後は良好で過去のレビューでも死亡率は非常に低い．脾梗塞を契機に重大な疾患が発見されることがあり，注意深い原因検索が重要である．

〔市來征仁〕

参考文献

1) Schattner A, et al：Acute splenic infarction at an academic general hospital over 10 years. Medicine (Baltimore) **94**：e1363, 2015
2) Lawrence YR, et al：Splenic infarction；An update on William Osler's observations. Isr Med Assoc J **12**：362-365, 2010
3) Antopolsky M, et al：Splenic infarction；10 years of experience. Am J Emerg Med **27**：262-265, 2009

問題 136

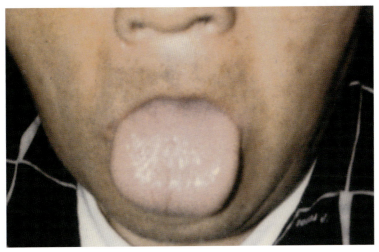

図1 舌の写真

- ●症　例　75歳の男性.
- ●主　訴　味覚障害.
- ●既往歴　特記すべきことはない.
- ●家族歴　特記すべきことはない.
- ●現病歴　3か月前から味を感じなくなり，食事がおいしくないため来院した．食事量が減り3か月で5kgの体重減少を認めた.
- ●身体所見　身長162cm，体重53kg，BMI 20.2．眼瞼結膜に貧血を認める．甲状腺は触知しない．心音と呼吸音とに異常はない．腹部に腫瘤を触知しない．下腿浮腫はない.
- ●検査所見　血液所見：赤血球216万/μL，Hb 9.0g/dL，Ht 26％，白血球3,200/μL（好中球46％，好酸球2％，好塩基球1％，単球5％，リンパ球46％，過分葉好中球を認める），血小板13万/μL．血液生化学所見：Alb 3.2g/dL，Cr 0.9mg/dL，総ビリルビン2.1mg/dL，LD 530U/L（基準120～245）.

舌の写真を図1に示す.

この患者について正しいのはどれか．1つ選べ．

a：匙状爪を呈する.
b：嚥下困難を生ずる.
c：認知機能低下を生ずる.
d：葉酸の投与を併用する.
e：血清フェリチンは低下する.

解答 136

C 認知機能低下を生ずる.

● 診　断　ビタミン B_{12} 欠乏症による Hunter 舌炎

　本症例は，ビタミン B_{12} 欠乏症による Hunter 舌炎のために味覚異常を[1]生じ，食欲低下と体重減少とをきたした症例である.

　日常診療で味覚異常の患者を診療する際，鑑別診断は，口腔内疾患(歯周病を含む)，亜鉛欠乏症，口腔カンジダ症，唾液分泌低下(口腔乾燥症)，舌炎，うつ病，薬剤性など多岐にわたる．これらに関連した病歴聴取に加えて，身体所見では舌乳頭の萎縮に注意する．

　舌乳頭の萎縮は舌炎で生じ，舌表面は平滑でテカテカと光沢がある．舌炎の主な原因には，唾液分泌低下(口腔乾燥症)，ビタミン B_{12} 欠乏症による Hunter 舌炎，鉄欠乏性貧血(血清フェリチンは低下し，匙状爪を呈することがある)による Plummer-Vinson 症候群(嚥下困難を呈する)，萎縮性カンジダ症(紅斑性カンジダ症ともいわれ偽膜を形成しない)などがある．

　本症例において患者は「味がわからなくなったので食欲がわかない」と訴えており，典型的な舌乳頭の萎縮を認め，味覚異常や舌痛を生じたと考えられる．そして，大球性貧血を伴うことからビタミン B_{12} 欠乏症(及び Hunter 舌炎)を疑い，血清ビタミン B_{12} 濃度 80 pg/mL (基準 260〜1,050)，葉酸 15.8 ng/mL (基準 4.4〜13.7) の検査結果によりビタミン B_{12} 欠乏症[2]と診断確定した．

　本症の原因としては，胃切除後，自己免疫性(悪性貧血)，*Helicobacter pylori* 感染症などが考えられる．本症例では，抗胃壁細胞抗体陰性，尿素呼気試験陰性で，偏食によるビタミン B_{12} 摂取不足が考えられた．

　本症の合併症として，亜急性連合性脊髄変性症(脊髄後索障害)や末梢神経障害，認知機能低下がありうるが，本症例でも軽度の認知機能低下が認められた．また，胃癌と萎縮性胃炎とを精査するため上部消化管内視鏡検査は必須であるが，本症例では所見を認めなかった．

　本症の検査所見として，血液所見では大球性貧血と末梢血塗抹検査における過分葉好中球とが特徴で，汎血球減少を認めることもあり，本症例でも認められた．また，ビタミン B_{12} の欠乏により造血系の細胞分裂が障害され無効造血パターンとなるため，間接ビリルビン増加やLD増加も認められる．骨髄検査では，巨赤芽球が認められる(巨赤芽球性貧血)が，本症例では臨床症状と血液検査から診断を確定したため施行しなかった．

　なお，血清ビタミン B_{12} 濃度は細胞内濃度を正確に示さない場合があるため，本症が疑われるにもかかわらず血中ビタミン B_{12} が正常範囲内である場合，総ホモシステインの上昇(ビタミン B_6 値や葉酸値低下の影響を受け本症に特異性が高くない)も参考にする(上昇していれば本症に特異的とされるメチルマロン酸はわが国の一般診療での測定は困難)．

　本症の治療はビタミン B_{12} の補充であり，摂取不足が疑われた本症例では 1,500 μg/日のビタミン B_{12} の経口投与を行った．味覚障害と貧血とは速やかに改善し，食欲は戻り，体重も増加した．なお，ビタミン B_{12} は内因子との結合がなくても，ある程度は吸収されることから，悪性貧血の際もまず経口摂取を行うことも一方法とされる．ビタミン B_{12} は貝類，レバーなどに多く含まれている．本症例は独居であり入念に食事・生活指導も行った．なお，本症に対する葉酸投与は神経症状を悪化させるため禁忌である．

〔木村琢磨〕

参考文献

1) 石川好美：ワークショップ　舌痛への対処　貧血と舌痛—ビタミン B_{12} 欠乏症と鉄欠乏による舌炎. 歯薬療法 **35**：57-61, 2016
2) 伊藤壽記, 他(監訳)：ビタミン B12 (Vitamin B12, Fact Sheet for Health Professionals)：National Institute of Health. 厚生労働省『統合医療に係る情報発信等推進事業』統合医療情報発信サイト http://www.ejim.ncgg.go.jp/pro/overseas/c03/14.html (2019 年 2 月閲覧)

問題 137

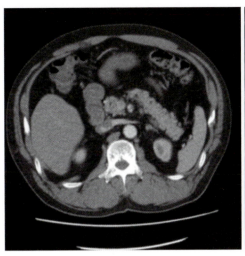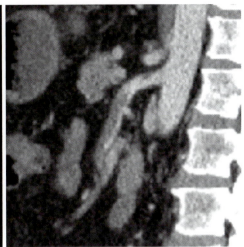

図1 腹部造影CT

● **症　例**　41歳の男性.
● **主　訴**　心窩部痛.
● **既往歴**　高血圧症. 不整脈と腹部手術歴とはない.
● **家族歴**　特記すべきことはない.
● **生活歴**　喫煙歴はない. 機会飲酒.
● **内服薬**　アムロジピン5 mg/日.
● **現病歴**　椅子から立ち上がった際に突然の心窩部痛を自覚した. 痛みは4～5分で最大となり, 改善しないため来院した. 疼痛はピークに達してからの波はない. 放散と痛みの移動とはない.
● **身体所見**　意識は清明. 身長185 cm, 体重116 kg. 体温34.9℃（冷汗を認める）. 脈拍56/分, 整. 血圧168/120 mmHg. 呼吸数18/分. 心音と呼吸音とに異常はない. 心窩部に疼痛を訴えるものの打診・触診による疼痛の増悪はない. その他の部位でも圧痛などの異常所見はない. 腹部筋強直はない. 筋性防御はない. 反跳痛はない. 下腿浮腫はない. 皮疹はない. 神経学所見に異常はない.
● **検査所見**　血液所見：Hb 14.8 g/dL, 白血球6,500/μL, 血小板22万/μL. 凝固・線溶所見：PT 124%（基準80～120）, APTT 27.7秒（基準25～40）, Dダイマー 0.5 μg/mL（基準0.5以下）. 血液生化学所見：空腹時血糖131 mg/dL, TP 7.1 g/dL, Alb 4.5 g/dL, BUN 10.1 mg/dL, Cr 0.9 mg/dL, 総ビリルビン0.8 mg/dL, AST 37 U/L, ALT 42 U/L, LD 157 U/L（基準120～245）, AMY 44 U/L（基準60～200）, CK 434 U/L（基準57～197）, Na 141 mEq/L, K 3.5 mEq/L, Cl 104 mEq/L, Ca 9.5 mg/dL. CRP 0.1 mg/dL.

腹部造影CTを**図1**に示す.

考えられるのはどれか. 1つ選べ.

a：腸閉塞
b：急性膵炎
c：腹部大動脈解離
d：孤立性上腸間膜動脈解離
e：急性上腸間膜動脈塞栓症

解答 137

d 孤立性上腸間膜動脈解離

● 診　断　孤立性上腸間膜動脈解離

　大動脈解離を伴わない孤立性内臓動脈解離〈visceral artery dissection：VAD〉は，大動脈解離と比べると稀な疾患であり，そのほとんどが上腸間膜動脈〈superior mesenteric artery：SMA〉に生じる．その病態は不明な部分が多く，40〜50歳台の男性に好発し，喫煙や高血圧がリスクとなることが知られている．形態学的な分類として，修正 Sakamoto 分類（図2）や Yun 分類などが提案されているが，分類に基づいた治療方針決定や予後についてはいまだ十分に解明されていない．

　一般的に予後は良好であることが多く，治療は無治療から侵襲的治療に至るまでさまざまな報告がある．郷原ら[1]の報告では，孤立性上腸間膜動脈解離 109 症例が検討されており，侵襲的治療 46％，内科的治療 41％，無治療経過観察 13％の治療方針となっていた．死亡症例は2例のみであり，多くは予後良好であった．治療方針に明確なコンセンサスがないなかで，最も予後と関連すると考えられ治療方針に直結するのは「腸管虚血の有無」であり，腸管が虚血状態に陥った症例では，ステント留置や開腹手術などの侵襲的治療を要する．虚血がなく内科的治療を行う場合には一定の見解がなく，抗凝固療法，抗血小板療法，血栓溶解療法，降圧療法などさまざまであった．

　本症例は，「突然発症」「腹部所見がはっきりとしない」腹痛であったことから腹部血管病変を疑い，造影 CT を施行したことで診断に至った（図1）．画像上，末梢 flow が低下しているものの腸管血流は保たれていたため，侵襲的治療は選択しなかった．解離腔は SMA 根部 3 cm の部分から約 10 cm に及んでいるが，偽腔は閉塞しており真腔狭窄が強かった．降圧による完全閉塞を懸念し降圧療法はあえて施行せず，文献を参考に抗凝固療法を選択して絶食管理とし保存的に治療を行った．入院4日目には疼痛は改善し，入院7日目に施行した造影 CT で腸管血流も保たれていたため食事開始とした．経過良好のため，入院11日目に退院した．

　画像診断技術の発達に伴い，VAD は今後報告例が増えることが予想される．これまで心臓神経痛や胃炎と診断されてきた症例のなかにも，VAD が存在する可能性がある．比較的予後良好な疾患ではあるが侵襲的治療を要する場合もあるため，心窩部痛の鑑別診断の一つとして念頭に置く必要がある．VAD の内科的治療については一定の見解がなく，いつでも造影 CT が施行でき，いつでも侵襲的治療に移ることができる環境で厳密に経過観察することが重要となる．

〔佐藤克哉〕

参考文献
1）郷原正臣：突然発症の心窩部痛で来院した孤立性上腸間膜動脈解離の1例—孤立性上腸間膜動脈解離 109 例の検討．日心臓病会誌 7：108-117, 2012

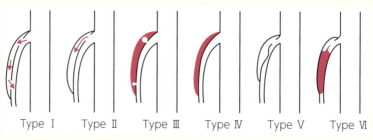

図2　上腸間膜動脈（SMA）解離の修正 Sakamoto 分類

問題 138

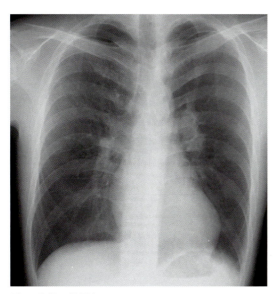

図1　胸部X線写真

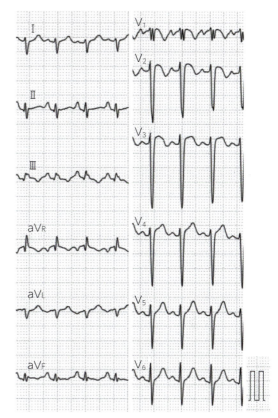

図2　12誘導心電図

- **症　例**　37歳の男性.
- **主　訴**　労作時呼吸困難.
- **既往歴・家族歴**　特記すべきことはない.
- **現病歴**　職場健康診断の胸部X線写真で異常を指摘されていた. 3週前から特に誘因なく労作時呼吸困難が出現し, 同時に左胸の吸気時疼痛と咳嗽とが出現した. 徐々に症状が増悪し, 歩行時も休むことが多くなり, 来院した.
- **身体所見**　身長182 cm, 体重65 kg. 体温36.7℃. 脈拍120/分, 整. 血圧112/62 mmHg. 眼球結膜に貧血はない. 眼瞼結膜に黄染はない. 頸部リンパ節腫脹はない. 甲状腺腫大はない. 頸静脈に怒張がある. 肝頸静脈逆流がある. 呼吸音に異常はない. 心音はⅡpの亢進を認める. 明らかな心雑音は聴取しない. 腹部は平坦, 軟で, 圧痛はない. 下腿浮腫はない.
- **検査所見**　血液所見：赤血球495万/μL, Hb 14.8 g/dL, Ht 42.5％, 白血球11,300/μL, 血小板27万/μL. 凝固・線溶所見：PT-INR 1.25（基準0.9〜1.1）, APTT＞150秒（基準25〜40）, Dダイマー8.8 μg/mL（基準0.5以下）. 血液生化学所見：TP 6.7 g/dL, BUN 13.6 mg/dL, Cr 0.9 mg/dL, AST 20 U/L, ALT 16 U/L, LD 235 U/L（基準120〜245）, CK 80 U/L（基準57〜197）, CK-MB 11 ng/mL（基準5以下）, Na 143 mEq/L, K 4.9 mEq/L, Cl 105 mEq/L. ホルモン検査所見：BNP 223.7 pg/mL（基準18.4以下）, 心筋トロポニンT＜0.1 ng/mL（基準0.1未満）. CRP 5.5 mg/dL.

胸部X線写真を**図1**に, 12誘導心電図を**図2**に示す.

次に行う検査として適切なのはどれか. 2つ選べ.

- a：心エコー
- b：心臓MRI
- c：冠動脈造影
- d：胸部造影CT
- e：肺換気血流シンチグラフィ

解答 138

a 心エコー

d 胸部造影CT

● 診　断　急性肺血栓塞栓症

　急性肺血栓塞栓症は静脈内，右心系で形成された血栓が肺動脈を閉塞することによって発症する．その多くは，下肢静脈，骨盤内静脈で形成された血栓である．臨床症状の程度は，閉塞する血栓の大きさ，急性か慢性発症か，患者の心肺予備能，肺梗塞の合併に影響を受ける．主な病態は，急速に出現する肺高血圧と低酸素血症である．重症度は，早期に死亡に影響する血行動態と右心負荷所見によって判断され，広範型〈massive〉，亜広範型〈submassive〉，及び非広範型〈non-massive〉に分類される[1]．広範型は血行動態不安定(ほかに原因のないショックあるいは収縮期血圧90 mmHg未満，または40 mmHg以上の低下15分以上持続)で，右心負荷を認めるもの，亜広範型，非広範型はともに血圧が安定しているが，前者は右心負荷あり，後者はなしで分類される．

　本症例の12誘導心電図(**図2**)では，本疾患に特徴的な洞性頻脈，右心負荷所見(右軸偏位，時計回転軸，不完全右脚ブロック，前胸部誘導のT波陰転化，Ⅲ誘導のQ波とT波陰転化)を認める[2]．胸部X線写真(**図1**)では，急性肺血栓塞栓症を示唆する，肺動脈中枢部の拡張〈Fleischner sign〉，肺動脈の拡張と急速な狭小化〈knuckle sign〉を認める[3]．

　本疾患は身体所見，心電図所見，胸部X線所見から急性肺血栓塞栓症を疑うことができるかが重要である．引き続き画像診断として，心エコーにて右心負荷所見の有無，心臓内血栓の検索，心筋梗塞の鑑別を行う必要がある．本症例でも，著明な右心系の拡大，左室圧排所見を認めた．また造影CTで肺動脈内血栓の存在，同時に静脈内血栓，肺梗塞の有無を検索する．本症例では左右の肺動脈内血栓のほか，肺梗塞の合併，下大静脈内に停滞する9 cm大の血栓を認めた．治療として，一時的下大静脈フィルターを留置し，血栓溶解療法，抗凝固療法を行い，症状の改善を認めた．　　　　　〔西山崇比古〕

参考文献

1) Konstantinides SV, et al：2014 ESC guidelines on the diagnosis and management of acute pulmonary embolism. Eur Heart J **35**：3033-3069, 2014
2) Zhang J, et al：The electrocardiographic characteristics of an acute embolism in the pulmonary trunk and the main pulmonary arteries. Am J Emerg Med **34**：212-217, 2016
3) Elliott CG, et al：Chest radiographs in acute pulmonary embolism. Results from the International Cooperative Pulmonary Embolism Registry. Chest **118**：33-38, 2000

問題 139

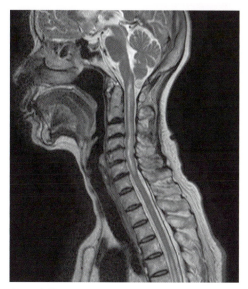

図1 脊髄 MRI

- **症　例**　67歳の女性.
- **主　訴**　右上下肢のしびれ.
- **既往歴**　特記すべきことはない.
- **現病歴**　1か月前から右上下肢のしびれを自覚していた．様子をみていたが改善がないため，1週前にかかりつけ医を受診した．頭部単純MRIを撮影したが異常所見はなく，経過観察の方針となった．しかし，その後も徐々に症状が増悪していった．当日未明，トイレに行こうとした際に右上下肢のしびれ感が強く歩行が難しくなったため，来院した．
- **身体所見**　意識は清明．バイタルサインと一般身体所見とに異常はない．左視力が指数弁である（診察時に初めて気が付いたようである）．ほかの脳神経学的所見に異常はない．右上肢遠位筋にわずかな筋力低下を認める．右上下肢全体のしびれを自覚しているが，他覚的には温痛覚にてC5〜T3，T10〜S1レベルで両側性（やや右に優位）の低下が認められる．腱反射の亢進・減弱は認めない．病的反射はない．来院時に尿閉があり，尿道バルーンが留置されている．
- **検査所見**　尿所見，血液所見および血液生化学所見に異常はない．脳脊髄液所見：外観は微濁，細胞数46/μL（単核球41/μL，多核球5/μL），タンパク79 mg/dL（基準15〜45），糖67 mg/dL（血糖107 mg/dL），オリゴクローナルバンド陰性，ミエリンベーシックタンパク84.1 pg/mL（基準102以下）．頭部単純MRIでは視神経含め異常を認めない．

脊髄MRI（図1）を示す．

次に測定する免疫血清学検査項目はどれか．1つ選べ．

- a：抗核抗体
- b：抗SS-A Ro/EIA抗体
- c：抗アクアポリン4抗体
- d：抗カルジオリピン抗体
- e：抗ガングリオシド抗体

解答 139

C 抗アクアポリン 4 抗体

● 診 断　視神経脊髄炎〈neuromyelitis optica：NMO〉スペクトラム

2004 年に NMO に特異的な自己抗体 NMO-IgG〔後の抗アクアポリン 4 抗体〈抗 AQP4 抗体〉〕が発見されるまで，NMO の診断には視神経炎と急性脊髄炎との両者が必須であった．しかし抗 AQP4 抗体陽性症例のなかには，脳症候群にて発症する例も稀ではないことがわかり，2015 年の国際診断基準において，抗 AQP4 抗体陽性である場合には，主要徴候(①視神経炎，②急性脊髄炎，③脳症候群)のうち 1 つあれば，NMO スペクトラムと診断可能となっている(他疾患除外は必要)．抗 AQP4 抗体は，中枢神経のアストロサイトの障害を引き起こすことが病因となっており，脱髄が主体の多発性硬化症とは異なる疾患である．

抗 AQP4 抗体陽性症例では，約 9 割を女性が占め，発症年齢は平均で 40 歳である[1]．多発性硬化症は 50 歳以上の発症は稀であるが，本疾患は 60 歳以降の発症もしばしばみられることに留意する．

MRI では，長軸方向に長い脊髄中央部を占める T2 高信号病変，また，視神経や視交叉病変がみられる．脳病変は，比較的 AQP4 タンパクの発現量の多い，第 3・4 脳室周囲，中脳水道周囲，間脳・視床下部などで頻度が高い(皮質近傍や深部白質，基底核，脳梁にも病変を認めうる)．特に，延髄背側の最後野は特徴的な病変であり，難治性の吃逆や嘔吐をきたす．本疾患では 40％ の延髄病変を認める．

脳脊髄液所見では，多発性硬化症と異なり，好中球増加を伴う細胞増多($50/\mu L$ 以上)を伴うことがある．オリゴクローナルバンドは中枢神経内での抗体産生を意味し，脱髄疾患以外の髄膜炎などでも上昇することが知られている．多発性硬化症では陽性率は 60〜70％(日本)であるが，視神経脊髄炎では 10〜20％と低い．

本症例では，MRI にて C1〜C7 椎体上縁レベル，また Th5〜Th8 椎体レベルにて後索〜右側索優位の T1，T2 延長所見が認められた(図1)．また，MRI 上は視神経病変を確認できなかったが，左眼の中心暗点と視力低下に加え，左視神経乳頭の蒼白化と萎縮が認められ，視神経炎の存在が示唆された．血清抗 AQP4 抗体 17.6 U/mL(基準 3.0 未満)が陽性であり，NMO スペクトラムと診断した．

抗 AQP4 抗体は保険適用されており，先述の主要徴候が 1 つでも認められる場合は，積極的に検査を提出すべきだろう．　　　　〔十倉　満〕

参考文献
1) 日本神経学会(監)：多発性硬化症・視神経脊髄炎診療ガイドライン 2017. 医学書院, 2017
2) Jacob A, et al：Current concept of neuromyelitis optica (NMO) and NMO spectrum disorders. J Neurol Neurosurg Psychiatry **84**：922-930, 2013

問題 140

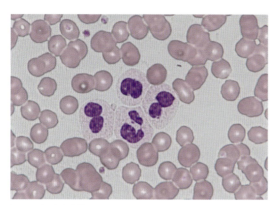

図1　末梢血塗抹 May-Giemsa 染色標本

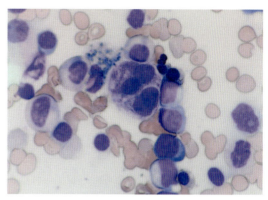

図2　骨髄血塗抹 May-Giemsa 染色標本

- **症　例**　58歳の男性.
- **主　訴**　発熱, 動悸および息切れ.
- **既往歴**　特記すべきことはない.
- **現病歴**　3か月前から階段を上るときに息切れがするようになった. 1週前から咳, 痰および喉の痛みが出現し, 37〜38℃台前半の発熱が続いたため, 市販の風邪薬を服用したが改善しなかったため来院した.
- **身体所見**　意識は清明. 眼瞼結膜は中等度の貧血を認める. 咽頭発赤があり, 咽頭扁桃の軽度の腫大があるものの膿の付着はない. 心音はⅠ→Ⅱ, Ⅲ(−), Ⅳ(+). 呼吸音は左下肺で吸気時に coarse crackles を聴取する. 下腿に圧痕浮腫を認める. 皮疹はないが, 四肢に数か所の薄い紫斑を認める.
- **検査所見**　血液所見：赤血球230万/μL, Hb 6.8 g/dL, Ht 24％, 白血球2,100/μL (骨髄芽球1％, 骨髄球0.5％, 桿状核好中球22％, 分葉核好中球25％, 好酸球3％, 好塩基球0.5％, 単球15％, リンパ球33％), 血小板8.5万/μL. LD 288 U/L (基準120〜245). CRP 2.3 mg/dL. 骨髄穿刺所見：骨髄芽球6％, 3つの複雑な染色体異常を認めた.

末梢血塗抹 May-Giemsa 染色標本を**図1**に骨髄血塗抹 May-Giemsa 染色標本を**図2**に示す.

> この疾患について正しいのはどれか. 2つ選べ.

- **a**：生存期間中央値は約5年である.
- **b**：同種造血幹細胞移植の適応になる.
- **c**：ビタミン B_{12} は低値であることが多い.
- **d**：高齢者ではアザシチジンが適応になる.
- **e**：本疾患の貧血にエリスロポエチンは無効である.

解答 140

b 同種造血幹細胞移植の適応になる．

d 高齢者ではアザシチジンが適応になる．

● **診　断**　骨髄異形成症候群〈myelodysplastic syndrome：MDS〉with excess blast〈MDS-EB-1〉

本症例は気道症状が長引いており，診察所見から肺炎をきたしていると思われる．背景には汎血球減少があり，計算上の好中球数(桿状核好中球＋分葉核好中球)は987/μLで1,000以下である．おそらく，入院での抗菌薬投与の適応であろう．

鑑別診断としては以下のとおりである．血球減少をきたす疾患として，感染性疾患(結核，HIV感染症などウイルス疾患，感染性心内膜炎など)，炎症性疾患(全身性エリテマトーデス，サルコイドーシスなど)，栄養障害(葉酸欠乏，ビタミンB_{12}欠乏，ビタミンB_6欠乏，銅欠乏など)，薬剤性血球減少，再生不良性貧血，転移性腫瘍があり，その他に先天性造血障害などがある．

本症例では，末梢血中の好中球に典型的なpseudo-Pelger-Huët異常を認めており，骨髄では巨核球に円形の分離核を認めるなど明らかな形態異常があることから，MDSが考えられる．白血球，赤血球および血小板の3系統の血球のうち，1系統以上(本症例では3系統)の血球減少があり，末梢血に1％(＞1％)，骨髄に6％(＞5％)の芽球と，1系統以上の血球に異形成を認めることから，MDS-EB-1と診断できる[1]．

疫学的には，MDSは中高年に好発する．厚生労働省特定疾患特発性造血障害調査研究班の調査によると，発症年齢中央値は64歳であった．今後，わが国の高齢化が進むにつれ，本疾患の有病率は増加するものと考えられる．なお，血清中ビタミンB_{12}は正常もしくは増加していることが多い．

予後については，骨髄中の芽球比率，血球減少の系統数，Hb濃度，血小板数，好中球数および染色体異常のリスク区分[正常核型，−Y，del(5q)は予後良好，7番染色体欠失，複雑核型は予後不良など]によって，リスク分類(International Prognostic Scoring System〈IPSS〉および2012年改訂のrevised IPSS〈IPSS-R〉)が行われる．本症例は，IPSSではInt-2[生存期間中央値1.1年，25％急性骨髄性白血病〈acute myeloid leukemia：AML〉移行期間1.1年]，IPSS-RではVery High(生存期間中央値0.8年，25％AML移行期間0.73年)になる．よって，きわめて予後不良と考えるべきである[2,3]．

治療は原疾患による血球減少に対する対症療法と，AML移行を防ぎ生命予後を延長させることの2つが主な目的である．貧血と血小板減少とに対する輸血が行われるが，エリスロポエチン濃度が500 mU/mL以下(基準8～30)の症例では，エリスロポエチン製剤(ダルベポエチンアルファ)の投与を考慮する．また，低形成性MDSや発作性夜間ヘモグロビン尿症〈paroxysmal nocturnal hemogrobinuria：PNH〉血球を認める例，ヒト白血球抗原〈human leukocyte antigen：HLA〉-DR15陽性などでは，シクロスポリンなど免疫抑制療法が有効な場合がある．del(5q)関連MDSでは，レナリドミドが奏効する．DNA脱メチル化剤であるアザシチジンは，血球の回復とAML移行の抑制から生存期間の延長が期待できる．予後不良因子をもつ若年の患者に対しては，同種造血幹細胞移植が考慮される．

〔萩原將太郎〕

参考文献

1) Arber DA, et al：The 2016 revision to the World Health Organization classification of myeloid neoplasms and acute leukemia. Blood **127**：2391-2405, 2016
2) Greenberg P, et al：International scoring system for evaluating prognosis in myelodysplastic syndromes. Blood **89**：2079-2088, 1997
3) Greenberg PL, et al：Revised international prognostic scoring system for myelodysplastic syndromes. Blood **120**：2454-2465, 2012

問題 141

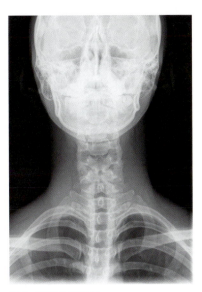

図1 胸部X線写真

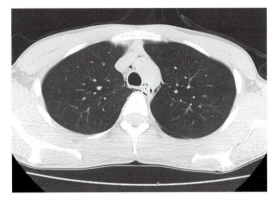

図2 胸部単純CT

- **症　例**　21歳の男性.
- **主　訴**　胸痛と咽頭痛.
- **既往歴**　小児期に気管支喘息.
- **現病歴**　前日にバドミントンを3時間練習した後，胸痛と胸部圧迫感とが出現し，咽頭痛も伴った．就寝したが横になると胸が詰まるようで眠れず，体動でも痛みが増悪し，頸部にも痛みが広がっているように感じて来院した．
- **身体所見**　意識は清明．身長172.0 cm，体重55.0 kg．体温36.4℃．脈拍88/分，整．血圧126/76 mmHg．呼吸数18/分．冷汗はない．頸部に腫脹，握雪感および圧痛はない．前胸部に握雪感はない．呼吸音に異常はない．胸部打診で左右差はない．下肢に浮腫はない．
- **検査所見**　血液所見：赤血球489万/μL，Hb 14.3 g/dL，Ht 41%，白血球10,300/μL，血小板20万/μL．Dダイマー0.2 μg/mL（基準0.5以下）．血液生化学所見：TP 7.3 g/dL，BUN 15.3 mg/dL，Cr 0.9 mg/dL，CK 150 U/L（基準57～197），Na 141 mEq/L，K 3.9 mEq/L，Cl 105 mEq/L．心筋トロポニンI 12.1 pg/mL（基準26.2以下），BNP 5.8 pg/mL以下（基準18.4以下）．心電図所見：特記すべき異常はない．

胸部X線写真を**図1**に，胸部単純CTを**図2**に示す．

この疾患について正しいのはどれか．1つ選べ．

- a：機序として食道由来と考えられる．
- b：本症例の体型は非典型例と考えられる．
- c：特発性食道破裂との鑑別が必要である．
- d：胸部X線写真で診断がつくことが多い．
- e：予後良好であり，重症化することはない．

解答 141

C 特発性食道破裂との鑑別が必要である．

● 診　断　　特発性縦隔気腫

　縦隔気腫は何らかの原因で縦隔に遊離ガス像がみられる病態であり，胸部X線写真，胸部CTにて発見される．原因として，食道損傷，気道損傷およびガス産生菌感染症などがある．一方で，明らかな原因のないものを特発性縦隔気腫とする．かつては，誘因なく縦隔気腫に至ったものとの定義があったが，ほとんどは，何らかの誘因がみられることから，生来健康な人に突然発症するものを含めている．

　発症機序は，何らかの誘因から肺胞内圧が上昇し肺胞が破綻し，漏れた空気が肺血管鞘の被膜を剥離し，肺血管に沿って肺門部に達した結果，縦隔気腫を引き起こすとされるMacklinの説が有力である．

　誘因としては，運動，咳嗽，喘息発作，吹奏楽器の演奏，嘔吐，激しい発声（号令，合唱など），重い荷物を持つなどがあり，いずれも一過性の気道内圧の上昇が原因と考えられる．発症年齢や男女比・体型などが自然気胸好発例と共通するが，自然気胸に縦隔気腫が合併しやすいとする報告はない．

　頸部に皮下気腫を認めることが多い（8割以上[1]と報告される）ため，胸痛に加え，咽頭痛や頸部痛といった症状がみられることがある．身体所見としては頸部の握雪感を確認する必要がある．また，心収縮期に一致し胸骨左縁に聴取する捻髪音〈Hamman's sign〉がみられることがある．

　縦隔気腫のairの検出としては，胸部X線写真と比べ胸部CTがはるかに有用[2]であるが，本症例のように放射線量を変えることでX線写真にて確認することも可能である．

　特に鑑別すべきは，特発性食道破裂である．症状が激烈で炎症反応も高度であることが多いものの，早期には鑑別が困難なこともある．十分鑑別できない場合は，絶飲食による管理と広域抗菌薬投与とを行い，食道造影検査を早期に施行する必要がある．気管・気管支断裂による気道損傷を鑑別する必要がある場合は，気管支内視鏡検査を行う．

　ほとんどは経過観察で気腫は自然に吸収され予後良好であるが，気腫が進行して縦隔内圧が上昇して循環不全を起こす例や縦隔炎も報告されており，入院のうえ十分な経過観察が望ましい[2]と考えられる．

〔井上賀元〕

参考文献

1) Bodey GP：Medical mediastinal emphysema. Ann Intern Med **54**：44-56, 1961
2) 小林花神, 他：特発性縦隔気腫の3例. 日呼吸会誌 **44**：350-353, 2006

問題 142

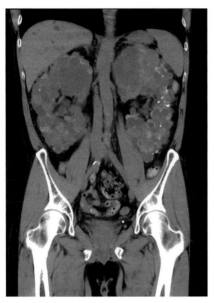

図1 腹部単純CT

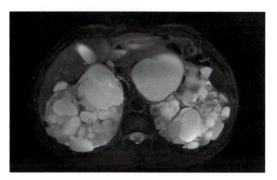

図2 腹部単純MRI T2強調画像

- **症　例**　50歳の男性.
- **主　訴**　腰痛.
- **既往歴**　30歳から高血圧症で内服加療, 44歳時に尿路感染症で抗菌薬治療.
- **内服薬**　アジルサルタン(アジルバ®) 10 mg.
- **生活歴**　喫煙歴はない. 機会飲酒.
- **家族歴**　父が腎疾患で死去, 叔父が血液透析中, 叔母が腎不全で加療中.
- **現病歴**　かかりつけ医で診断された高血圧は, 治療にて至適範囲内に管理されている. 今回, 健康診断で血糖値異常と腎機能障害を指摘され, ここ数年の持続する腰痛を自覚するため来院した.
- **身体所見**　意識は清明. 身長176 cm, 体重57.8 kg, BMI 18.7. 体温36.3℃. 脈拍56/分, 整. 血圧124/70 mmHg, 難聴はない. 心音と呼吸音とに異常はない. 腹部に反跳痛はない. 左側腹部に圧痛を伴わない硬結を触知する. 腰背部叩打痛はない. 顔面四肢体幹に皮疹はない. 下腿浮腫はない.
- **検査所見**　尿所見：pH 6.0, タンパク(−), 糖(−), 潜血(±), 尿沈渣；赤血球1〜4/1視野, 白血球<1/1視野, 尿タンパク0.41 g/gCr(基準0.15未満). 血液所見：赤血球450万/μL, Hb 14.0 g/dL, Ht 40%, 白血球6,800/μL, 血小板25万/μL. 血液生化学所見：空腹時血糖103 mg/dL, HbA1c 5.8%, TP 7.7 g/dL, Alb 4.2 g/dL, BUN 20 mg/dL, Cr 1.5 mg/dL, UA 6.5 mg/dL, eGFR 41 mL/分/1.73 m^2(基準90以上), TG 256 mg/dL, HDL-C 39 mg/dL, LDL-C 85 mg/dL, 総ビリルビン0.5 mg/dL, AST 18 U/L, ALT 12 U/L, LD 141 U/L(基準120〜245), ALP 285 U/L(基準80〜260), γ-GTP 31 U/L(基準10〜50), Na 136 mEq/L, K 4.3 mEq/L, Cl 101 mEq/L, Ca 8.8 mg/dL, P 3.4 mg/dL. CRP 0.1 mg/dL. 動脈血ガス分析(room air)：pH 7.4, PaCO$_2$ 37.8 Torr, PaO$_2$ 98.6 Torr, HCO$_3^-$ 22.9 mEq/L. 胸部X線：両側横隔膜挙上・心胸郭比51.8%, 肺野透過性に亢進と減弱とはない. 心電図：明らかな異常はない.

他院での腹部単純CTで異常を指摘されていたことが後日明らかになった. 初診外来受診時に単純MRIを実施した.

腹部単純CTを**図1**に, 腹部単純MRI T2強調画像を**図2**に示す.

治療法として適切なのはどれか. 1つ選べ.

a：水制限
b：血液透析
c：副腎皮質ステロイド
d：トルバプタン(サムスカ®)
e：ペムブロリズマブ(キイトルーダ®)

解答 142

d トルバプタン(サムスカ®)

●診 断　常染色体優性多発性囊胞腎
〈autosomal dominant polycystic kidney disease：ADPKD〉

本症例は家族歴に多発性囊胞腎を有していた．健康診断での異常を契機として検査が行われ，CTとMRIとで両腎に多発する囊胞病変が診断された．多発性囊胞腎の診断においては家族歴が重要であるが，家族歴が確認できない症例も少なくない．最も頻度の高い遺伝性囊胞性疾患であり，加齢とともに進行性に腎機能が低下し，高齢になると半数が末期腎不全に至るとされる．原因遺伝子として *PKD1*(16p13.3)と*PKD2*(4q21)の変異が知られている．常染色体優性遺伝であり，変異アレルを有する場合には，男女ともに発症する．一般診療として遺伝子診断が行われることは稀である．わが国でのADPKDの診断基準は厚生労働省進行性腎障害調査研究班により策定されたものが用いられており，家族内発症の確認やCT，MRIの基準を示していることが特徴であるが，年齢による分類は明確ではない(**表1**)．

ADPKDは30～40歳代まで無症候性に進行することが多いが，腹痛，腰痛，肉眼的血尿および腹部膨満などを初発症状とすることがある．難治性の囊胞感染や心血管疾患により死亡する頻度が高いが，透析に至ったADPKD患者の生命予後は，その他の疾患によるものと比べて良好である[1]．脳動脈瘤破裂は高血圧や腎不全と無関係に起こるため，診断時にスクリーニングが必要である．

表1　ADPKD診断基準

1. 家族内発生が確認されている場合
    1) 超音波断層像で両腎に各々3個以上確認されているもの
    2) CT，MRIでは両腎に囊胞が各々5個以上確認されているもの
2. 家族内発生が確認されていない場合
    1) 15歳以下ではCT，MRIまたは超音波断層像で両腎に各々3個以上囊胞が確認され，以下の疾患が除外される場合
    2) 16歳以上ではCT，MRIまたは超音波断層像で両腎に各々5個以上囊胞が確認され，以下の疾患が除外される場合

除外すべき疾患：多発性単純性腎囊胞，尿細管性アシドーシス，多囊胞腎，多房性腎囊胞，髄質囊胞性疾患，多囊胞化萎縮腎，常染色体劣性多発性囊胞腎．

若年性の高血圧の発症頻度が高く，腎機能障害進行抑制のためCKDに準じた降圧療法が推奨される．ADPKDの尿細管細胞ではバソプレシン受容体を介したcAMPのシグナル異常から細胞増殖をきたすとされており，飲水によるバソプレシン抑制の有効性が検討されている．近年上市されたバソプレシンV_2受容体拮抗薬であるトルバプタンは，選択的な受容体阻害作用によりcAMP産生を抑制し，腎容積の増加と腎機能低下とを抑制する[2]．腎機能が良好で腎容積が750 mL以上の症例において本治療が選択される．

〔金井厳太〕

参考文献

1) Perrone RD, et al：Survival after end-stage renal disease in autosomal dominant polycystic kidney disease：contribution of extrarenal complications to mortality. Am J Kidney Dis **38**：777-784, 2001
2) Higashihara E, et al：Tolvaptan in autosomal dominant polycystic kidney disease：three years' experience. Clin J Am Soc Nephrol **10**：2499-2507, 2011

問題 143

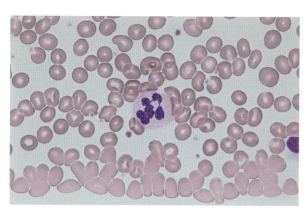

図1　末梢血塗抹 May-Giemsa 染色標本

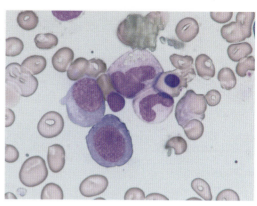

図2　骨髄血塗抹 May-Giemsa 染色標本

●**症　例**　69歳の男性．
●**主　訴**　洗顔時のふらつき．
●**既往歴**　特記すべきことはない．
●**現病歴**　半年前から体がだるい，食欲がない，両手足のしびれなどの症状があった．2か月前からシャツのボタンをかけることが難しくなってきた．3週前から朝に顔を洗う際，ふらふらして前のめりに倒れそうになるようになったため来院した．
●**身体所見**　意識は清明．眼瞼結膜に中等度の貧血を認める．四肢の筋力低下はないが，腱反射の中等度亢進を認める．触覚と痛覚とに明らかな異常を認めないが，両側外踝の振動覚が低下している．

●**検査所見**　血液所見：赤血球190万/μL，Hb 7.7 g/dL，Ht 24％，白血球 3,100/μL，血小板 15万/μL．LD 320 U/L（基準 120～245）．
　末梢血塗抹 May-Giemsa 染色標本を**図1**に，骨髄血塗抹 May-Giemsa 染色標本を**図2**に示す．

この疾患でみられないのはどれか．2つ選べ．

a：萎縮性胃炎
b：抗内因子抗体陽性
c：Romberg 徴候陽性
d：尿中メチルマロン酸低下
e：血清中ビタミン B_{12} 高値

解答 143

d 尿中メチルマロン酸低下

e 血清中ビタミン B_{12} 高値

● **診 断** 亜急性連合性脊髄変性症を伴うビタミン B_{12} 欠乏症（悪性貧血）

本症例は，倦怠感から始まり，手足のしびれ，洗顔の際に閉眼したとたんに体が動揺して前のめりに倒れそうになるという症状（洗顔徴候）が特徴的である．Romberg 徴候は陽性であり，亜急性連合性脊髄変性症が疑われる．

血液生化学検査では血中ビタミン B_{12} が著明に低下しており，抗内因子抗体陽性であった．上部消化管内視鏡検査では高度の萎縮性胃炎を認めた．

悪性貧血は頻度の低い疾患であるが，ビタミン B_{12} 欠乏は稀ではなく，欧米での潜在的なビタミン B_{12} 欠乏は一般集団の 2.5〜26% 程度とされている[1]．菜食主義者の多いインドなどでは高頻度にビタミン B_{12} 欠乏がみられるため，世界的には重要な問題である．発症は若年から高齢者に及ぶが，高齢になるほど頻度は高くなる．

また，悪性貧血では胃癌の合併率が高いため注意が必要である．

症状としては倦怠感や労作時息切れなどの貧血症状，Hunter 舌炎を伴う場合には，味覚低下と苦みや舌の灼熱感・痛みなどが出現する．血液検査では大球性貧血のみでなく，白血球や血小板も低下し，汎血球減少をしばしば認める．また，ビタミン B_{12} 欠乏による亜急性連合性脊髄変性症の症状のみで貧血を伴わない症例もある．

ビタミン B_{12} 欠乏では DNA 合成が障害されるため造血能が低下し，過分葉や巨大桿状核をもつ好中球や，細胞質に比して核の成熟が遅延した巨赤芽球が増加する．そのため無効造血が起き，大球性貧血をはじめとする汎血球減少が生じる．

ビタミン B_{12} が欠乏すると脂質合成に必要なメチルマロニル CoA からサクシニル CoA の変換ができなくなるため，ビタミン B_{12} 欠乏ではメチルマロン酸の増加が起こる．また，テトラヒドロ葉酸合成低下に伴う核酸代謝障害によってオリゴデンドロサイトの成長が阻害される．これらの機序により，ミエリン合成が抑制されるため亜急性連合性脊髄変性症を発症する．

典型的な悪性貧血では，自己免疫機序によって抗内因子抗体が出現するため，胃壁細胞からの内因子分泌が低下してビタミン B_{12} の吸収が低下することが原因となる．この場合には，type A 萎縮性胃炎をきたす．ほかにも胃切除後，Zollinger-Ellison 症候群，広節裂頭条虫などでビタミン B_{12} 欠乏をきたすことが知られている．また，*Helicobacter pylori* 感染による type B 萎縮性胃炎でもビタミン B_{12} 欠乏が起こりうることが知られている．

治療はビタミン B_{12} 製剤の筋注（処方例：ビタミン B_{12} 製剤 500〜1,000 μg 筋注週 3 回を 5〜6 週間，その後 3 か月ごとに 1 回）を行う．

〔萩原將太郎〕

参考文献

1) Green R, et al：Vitamin B_{12} deficiency from the perspective of a practicing hematologist. Blood **129**：2603-2611, 2017

問題 144

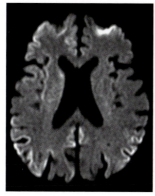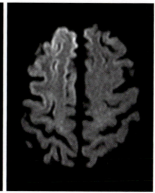

図1　頭部単純MRI 拡散強調像

- **症　例**　87歳の男性.
- **主　訴**　著しい物忘れ.
- **既往歴**　膀胱癌, 高血圧症および慢性腎不全.
- **内服薬**　ロサルタン, 抑肝散およびクエチアピン.
- **家族歴**　特記すべきことはない.
- **現病歴**　1年前から徐々に物忘れを自覚するようになってきていたが, 気にするほどではなかった. 2か月前から手の震えが出るようになった. その後, 夜中に水道を流しっぱなしにしたり, パジャマの裏表を逆に着るようになった. 1か月前から徘徊や室内での異常行動が目立つようになり, かかりつけ医を受診した. 認知症の診断を受け, 抑肝散やクエチアピンが処方されたが改善しなかった. 1週前から徘徊が増悪し, コミュニケーションも若干困難となってきたため来院した.
- **身体所見**　意識レベルはJCS I-3. 身長180 cm, 体重78 kg. 体温35.5℃. 脈拍64/分, 整. 血圧182/98 mmHg. 呼吸数16/分. 頭頸部と胸腹部とに特記すべき異常はない. 神経学所見: 脳神経系と運動系とに異常はない. 手掌頷反射と強制把握とを認める. 筋トーヌスは上下肢ともに筋強剛を認め, 左上肢に間欠的にミオクローヌス様の不随意運動をわずかに認める.
- **検査所見**　脳脊髄液所見: 初圧150 mmH₂O, 外観 水様透明, 細胞数2/μL(単核球2), タンパク42 mg/dL, 糖72 mg/dL, 神経特異エノラーゼ〈NSE〉74 ng/mL(基準10未満). 血液所見: 赤血球351万/μL, Hb 10.1 g/dL, Ht 31%, 白血球4,800/μL, 血小板16.7万/μL. 血液生化学所見: 空腹時血糖136 mg/dL, TP 6.7 g/dL, Alb 3.8 g/dL, BUN 41 mg/dL, Cr 2.5 mg/dL, アンモニア31 μg/dL(基準40〜80), 総ビリルビン0.3 mg/dL, AST 26 U/L, ALT 12 U/L, Na 140 mEq/L, K 4.5 mEq/L, Cl 106 mEq/L, ビタミンB₁ 30 ng/mL(基準20〜50), ビタミンB₁₂ 386 pg/mL(基準260〜1,050), 葉酸3.7 ng/mL(基準2〜10). ホルモン検査所見: TSH 4.7 μU/mL(基準0.5〜5.00), FT₄ 1.2 ng/dL(基準0.9〜1.8).

頭部単純MRI 拡散強調像を**図1**に示す.

この疾患について正しいのはどれか. 1つ選べ.

- **a**: 遺伝性の頻度が多い.
- **b**: 頭部単純CTで特徴的な所見を呈する.
- **c**: 疾患の頻度は孤発性で10万人に1人である.
- **d**: 認知機能の低下は緩徐で, 数年単位の経過である.
- **e**: MRIではDWI〈拡散強調像〉の撮影条件が有用である.

解答 144

e MRIではDWI〈拡散強調像〉の撮影条件が有用である．

●診断　孤発性 Creutzfeldt-Jakob 病〈sCJD〉

本症例は高齢発症の sCJD である．プリオン病は，sCJD，家族性 CJD（Gerstmann-Sträussler-Scheinker 病，致死性家族性不眠症），感染による獲得性（クールー病，医原性，変異型）に分類される．なかでも sCJD は日本では CJD 全体の70%を占め，100万人に1人の発症である．好発年齢は50〜60歳台で，本症例は高齢発症で珍しい症例である[1]．病期は3つに分かれ，1期では倦怠感，ふらつき，めまい，活動性の低下，物忘れ，失調などを認め，2期には認知症が急速に進行し，発語困難，意思疎通不可，ミオクローヌスが出現し，3期は無動無言状態から除皮質硬直状態となる．本症例は2期の時点で当院を受診した．

鑑別疾患には，Alzheimer 型認知症，前頭側頭型認知症，自己免疫性脳炎，多発性硬化症，中枢性血管炎，サルコイドーシス，真菌性・結核性髄膜炎，HIV 感染，脳腫瘍，代謝性疾患（低酸素脳症，アルコール症関連，代謝性脳症，低血糖，高アンモニア血症など），ミトコンドリア脳筋症などが挙げられる．重要なのは「疾患の経過」であり，経過1〜2か月で急激に進行する認知症を診察したときは，sCJD を鑑別疾患に入れる必要がある[2]．

検査で必要なものは，頭部単純 MRI（DWI，FLAIR を含む撮影），脳波検査，髄液検査である．頭部 MRI では DWI や FLAIR で cortical ribboning〈大脳皮質リボン状高信号〉を認め（図1），血管支配に一致しない大脳皮質や，大脳皮質＋線条体に異常信号を認めることが多い[3]．DWI のほうが FLAIR より感度が高く，初期から陽性となる確率が高い．また，treatable dementia の精査のために MRI を最初に施行することもある．その場合，撮影条件に DWI と FLAIR を入

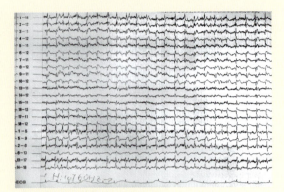

図2　本症例の脳波
周期性同期性放電〈PSD〉を認める．

れないと CJD を見逃す可能性が高くなるため注意が必要である．脳波では周期性同期性放電〈PSD〉を認める（図2）が，疾患初期には陰性となる可能性もあり再検査も考慮する．髄液検査は，14-3-3 タンパクが有名であり，感度92%・特異度80%である[4]．

すべての診断に重要なのは，「病歴をしっかり聴取すること」である．検査だけでは偽陽性の結果に引っ張られて他の疾患を鑑別しきれず誤診することもある．

本症例は，髄液タウタンパク，14-3-3 タンパク，プリオンタンパク遺伝子をすべて検索し，sCJD の診断となった．しっかりとした病歴聴取と診察，そして頭部 MRI（DWI，FLAIR を含む）で短期間に診断に至った症例である．〔難波雄亮〕

参考文献
1) 三篠伸夫，他：プリオン病―本邦の特徴と診断のポイント．臨神経 50：287-300, 2010
2) Josephs KA, et al：Rapidly progressive neurodegenerative dementias. Arch Neurol 66：201-207, 2009
3) 藤田浩司：画像によるプリオン病の診断と鑑別．臨神経 53：1249-1251, 2013
4) Muayqil T, et al：Evidence based guideline；diagnostic accuracy of CSF 14-3-3 protein in sporadic Creutzfeldt-Jakob disease；report of the guideline development subcommittee of the American Academy of Neurology. Neurology 79：1499-1506, 2012

問題 145

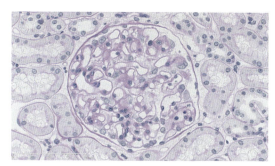

図1　腎生検のPAS染色標本

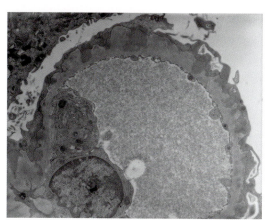

図2　腎生検の電子顕微鏡標本

- ●症　例　62歳の男性.
- ●主　訴　体重増加と下腿浮腫.
- ●既往歴・家族歴　特記すべきことはない.
- ●生活歴　機会飲酒.
- ●現病歴　7年前に高血圧と糖尿病とを指摘され，かかりつけ医で降圧薬と経口血糖降下薬とによる加療を開始し，血圧は130/80 mmHg前後，HbA1cは6％前後とコントロール良好であった. 2か月前から5 kgの体重増加と下腿浮腫とを自覚し，かかりつけ医を受診した. タンパク尿(3+)と低タンパク血症を認め，ネフローゼ症候群に対する精査目的で紹介され入院した.
- ●身体所見　身長178 cm，体重75 kg. 脈拍68/分，整. 血圧168/86 mmHg. 眼瞼は浮腫状である. 眼瞼結膜に貧血がある. 眼球結膜に黄疸はない. 頸部リンパ節腫脹はない. 心音と呼吸音とに異常はない. 腹部は膨満，軟で，圧痛はない. 下腿浮腫を認める. アキレス腱反射は消失している. 振動覚の低下を認める.
- ●検査所見　尿所見：タンパク4+，糖2+，潜血(+)，ケトン体(−)，沈渣；脂肪円柱1〜4/1視野，顆粒円柱1未満/1視野，タンパク10.7 g/gCr (基準0.15未満)，尿中β₂-ミクログロブリン6.4 μg/L (基準16〜518)，尿中NAG 35.2 U/L (基準1〜4.2). 血液所見：赤血球264万/μL，Hb 9.1 g/dL，Ht 27％，白血球8,300/μL，血小板21万/μL. 血液生化学所見：HbA1c 6.3％，TP 5.3 g/dL，Alb 2.6 g/dL，IgG 638 mg/dL (基準739〜1,649)，IgA 272 mg/dL (基準107〜363)，IgM 79 mg/dL (基準46〜260)，BUN 20.4 mg/dL，Cr 1.2 mg/dL，UA 4.6 mg/dL，eGFR 28.7 mL/分/1.73 m² (基準90以上)，TC 239 mg/dL，TG 155 mg/dL，LDL-C 146 mg/dL，総ビリルビン0.4 mg/dL，AST 19 U/L，ALT 12 U/L，LD 226 U/L (基準120〜245)，ALP 162 U/L (基準80〜260)，γ-GTP 46 U/L (基準10〜50)，Na 145 mEq/L，K 3.2 mEq/L，Cl 113 mEq/L. 免疫血清学所見：CRP 0.15 mg/dL，RF 4.2 U/mL (基準15以下)，抗核抗体40倍未満，C3 147 mg/dL (基準86〜160)，C4 49 mg/dL (基準14〜49)，PR3-ANCA 0.5 EU未満 (基準10未満)，MPO-ANCA 0.5 EU未満 (基準10未満). 胸部X線所見に異常はない. 心電図所見に異常はない. 眼科検査にて糖尿病網膜症を認める.

　超音波ガイド下経皮的腎生検を施行した. PAS染色標本を**図1**に，電子顕微鏡標本を**図2**に示す.

考えられるのはどれか. 1つ選べ.

- a：膜性腎症
- b：微小変化群
- c：糖尿病腎症
- d：膜性増殖性糸球体腎炎
- e：ANCA関連糸球体腎炎

解答 145

a 膜性腎症

● 診 断　膜性腎症

　少なくとも 7 年間の糖尿病歴と糖尿病網膜症とを有し，さらに高度のタンパク尿を認めていることから糖尿病腎症によるネフローゼ症候群を強く疑うが，2 か月前と比較的最近発症したネフローゼ症候群であり，他の腎炎の鑑別のため腎生検を行った．

　腎生検組織の光学顕微鏡検査所見では，糸球体は 16 個採取された．PAM 染色で基底膜の肥厚，スパイク及び虫食い像を認めたが，PAS 染色(図1)ではメサンギウム基質の軽度増加を認める程度で基底膜の肥厚所見は明確ではない．糖尿病腎症に特徴的な結節性硬化病変と滲出性病変とは認めず，糸球体係蹄の分葉化や半月体形成所見も認めなかった．蛍光抗体法では IgG，C3 で基底膜に沿って顆粒状の沈着を認めた．IgG のサブクラスは IgG1 と IgG4 とが陽性であった．電子顕微鏡所見(図2)では上皮細胞の消失と癒合とを認め，上皮下に高電子密度沈着物を多数認めた．

　本症例は 2 か月前に発症した高度のネフローゼ症候群で，上記の腎生検組織の結果から一次性膜性腎症と診断した．

　膜性腎症は糸球体基底膜上皮下への免疫複合体沈着により生じる疾患で，中高年者においてネフローゼ症候群を呈する疾患のなかで最も頻度が高い．一次性と二次性とがあり，後者の原因としては悪性腫瘍，自己免疫性疾患，薬剤および感染症などが挙げられる．腎生検組織においては PAM 染色のスパイク形成，蛍光抗体法の IgG や C3 の基底膜に沿った顆粒状沈着，電子顕微鏡の上皮下の高電子密度沈着が膜性腎症に特徴的な所見であるが，症例では特に電子顕微鏡の光電子密度沈着所見を読めるかどうかがポイントとなる．IgG サブクラスについて，一次性では IgG4 が主体である一方で腫瘍に起因する膜性腎症では IgG1 と IgG2 とが主体であることが報告されている．主な症状はタンパク尿で，約 70％がネフローゼ症候群を呈する[1]．自然にタンパク尿が消失する自然寛解の経過をとることが約 20〜30％存在する[2]．治療については二次性の場合では，基礎にある疾患の治療が重要となる．非ネフローゼ症候群症例では，予後は良好であり経過観察あるいは対症療法となる．一方，ネフローゼ症候群症例に対する治療は，①食事療法，②薬物療法(副腎皮質ステロイドや免疫抑制薬)，③補助療法(レニン・アンジオテンシン系抑制薬や HMG-CoA 還元酵素阻害薬，抗凝固薬など)となっている．本症例のように糖尿病を合併した患者に副腎皮質ステロイドを投与する場合は血糖管理が困難になりやすく，合併症予防のためには厳格な血糖管理を必要とする．

〔柴田　了〕

参考文献

1) Yokoyama H, et al：Membranous nephropathy in Japan：analysis of the Japan Renal Biopsy Registry (J-RBR)．Clin Exp Nephrol 16：557-563, 2012
2) Ponticelli C, et al：Glomerular diseases：membranous nephropathy — a modern view．Clin J Am Soc Nephrol 9：609-616, 2014

問題 146

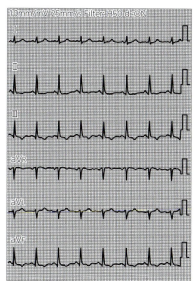
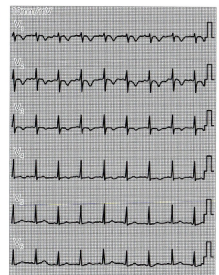

図1 12誘導心電図
a：四肢誘導，b：胸部誘導

- ● **症　例**　37歳の女性．
- ● **主　訴**　倦怠感と下腿浮腫．
- ● **既往歴**　特記すべきことはない．
- ● **現病歴**　現在妊娠24週であり，妊娠がわかってからも下腿浮腫を自覚していた．1週前から徐々に進行する全身の倦怠感を自覚するようになった．少し動くと息が切れて疲れるとのことであった．妊娠の経過は順調であったが，健康診断では時折，尿タンパク定性が陽性になることがあった．かかりつけ医を受診し，原因検索目的に紹介され来院した．
- ● **身体所見**　意識は清明．脈拍96/分，整．血圧118/80 mmHgで左右差はない．SpO₂ 94％（room air）．胸部聴診ではⅡp音亢進，胸骨第2～3肋間に最強点を有するⅡ/Ⅵの駆出性収縮期雑音を聴取する．両側の下腿浮腫を認める．圧痛はない．

12誘導心電図を**図1**に示す．

> 考えられるのはどれか．1つ選べ．

- **a**：心不全
- **b**：急性冠症候群
- **c**：肺血栓塞栓症
- **d**：肺動脈弁狭窄症
- **e**：甲状腺機能低下症

解答 146

C 肺血栓塞栓症

● **診　断**　急性肺血栓塞栓症

本症例は，妊娠中期に合併した急性肺血栓塞栓症である．下肢の浮腫は，深部静脈血栓症が原因となった可能性もある．

急性肺血栓塞栓症は臨床病型により4タイプに分類されるが，cardiac collapse タイプや massive タイプは重篤であり，予後も不良である．ショックを合併した場合は死亡率は30％近くにのぼるとされている．また，診断されず未治療の場合の死亡率は30％と高いが，早期に診断され治療が開始されれば死亡率は2〜8％まで低下することも報告されている[1,2]．ただし，肺血栓塞栓症は臨床症状が不明瞭であることも多く，本症例のように sub massive タイプ(図2)では全身倦怠感や疲労感(労作時の呼吸困難のため，十分な運動ができずに疲労感として自覚する)といった，一見わかりにくい症状を訴えることも稀ではないため，注意が必要である．

診断の手がかりは「いかに疑えるか」であり，妊娠中期で血液凝固能の亢進や下肢の浮腫から疾患背景を捉え，身体所見で心音Ⅱ音肺動脈成分の亢進を捉えられるかが鍵となる．

12誘導心電図(図1)は比較的典型的な所見であり，洞性頻脈，Ⅰ誘導でS波およびⅢ誘導でq波と陰性T波とが認められる．また，胸部誘導 V_1〜V_3(右側胸部誘導)で陰性T波も認める．急性肺血栓塞栓症では四肢誘導の異常の出現頻度は30％程度であり，右側胸部誘導の陰性T波の感度が高いとされる．陰性T波は急性の右室圧負荷により出現するが，圧負荷が高度になれば V_4 まで認めることもある．

左冠動脈前下行枝起因の急性冠症候群との鑑別がしばしば問題となるが，虚血に曝されやす

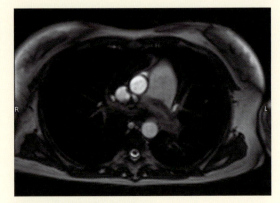

図2　本症例の胸部単純MRI

い心尖部の変化は主に V_4，V_5 であり，右側胸部誘導に限局して陰性T波が認められた場合には，第1に急性肺血栓塞栓症を考える．

本症例では，両側下肢に中枢性(膝窩静脈よりも近位側まで)静脈血栓が認められたため，未分画ヘパリンの持続投与とともに，回収可能な下大静脈フィルターを挿入した．通常は腎静脈合流部下に留置するが，本症例では胎児発育に伴うリスクを抑えるため，腎静脈上に留置した．妊娠中は血液凝固能亢進のため，ヘパリン持続投与でも容易には血栓は溶解しにくく，かつ肺血栓塞栓症による低酸素血症や血行動態不良のため胎児発育に悪影響をきたす可能性もあり管理が難しい．広範囲な肺血栓塞栓症を併発している場合には，血行動態の推移に注意しながら，内科，産科，麻酔科と連携をとって慎重に経過をみることが重要である．　　〔武井康悦〕

参考文献

1) 肺血栓塞栓症および深部静脈血栓症の診断，治療，予防に関するガイドライン(2017年改訂版)．2018 http://www.j-circ.or.jp/guideline/pdf/JCS2017_ito_h.pdf (2019年2月閲覧)
2) Konstantinides SV, et al：2014 ESC guidelines on the diagnosis and management of acute pulmonary embolism. Eur Heart J **35**：3033-3069, 2014

資料

索引

資料

問題 034

表1 先天性QT延長症候群(LQT1～3)の特徴と治療

	LQT1	LQT2	LQT3
頻度	40%	30〜40%	10%
遺伝子	*KCNQ1*	*KCNH2*	*SCN5A*
心電図(T波形状)	幅広，高振幅	平低，二相性	遅れて出現
発作の誘因	運動，興奮，水泳	急激な交感神経刺激，電話や目覚まし時計の音，妊娠で増悪	夜間，睡眠中，徐脈が増悪因子
治療	運動制限，β遮断薬，交感神経切除，ICD	β遮断薬，カリウム補給，スピロノラクトン，ICD	メキシレチン，ペースメーカ，ICD

ICD：implantable cardioverter defibrillator（植込み型除細動器）

索引

あ
亜急性連合性脊髄変性症 142, 306
　―― を伴うビタミン B₁₂ 欠乏症（悪性貧血） 306
悪性貧血 142, 150, 306
アミロイドーシス 48
アメーバ性大腸炎 22

い・う
胃癌 10
　――（未分化型癌） 10
インスリン 78

え・お
延髄外側症候群 160
エンタカポン 288
黄色ブドウ球菌 52

か
海綿静脈洞症候群，転移性腫瘍による 282
潰瘍性大腸炎〈UC〉 28
可逆性後部白質脳症〈PRES〉 168
可逆性脳血管攣縮症候群〈RCVS〉 166
家族性高コレステロール血症（ヘテロ接合体）〈FH〉 100
下大静脈〈IVC〉フィルター 126
褐色細胞腫 94
化膿性滑液包炎，左肘頭 248
過敏性肺炎 136
眼窩隔膜前蜂窩織炎 250
肝癌 36
環軸椎亜脱臼 176
関節リウマチ〈RA〉 210
感染性心内膜炎 52
感染性腎嚢胞 104
肝転移 36
顔面神経麻痺 196
顔面丹毒 242
冠攣縮性狭心症 42

き
偽腔開存型大動脈解離 60
器質化肺炎〈OP〉 130
気腫性腎盂腎炎 110
偽性腸閉塞 14
　――，限局皮膚硬化型全身性強皮症に伴う 14
機能性ディスペプシア〈FD〉 8
急性間質性腎炎 116
急性硬膜外血腫 184
急性出血性直腸潰瘍〈AHRU〉 34
急性腎傷害 116
急性大動脈解離 60
急性肺血栓塞栓症 126, 296, 312
狭心症 42
強直性脊椎炎 212
　―― の診断基準 212
虚血性大腸炎 30
巨細胞性動脈炎 224
巨赤芽球性貧血 142
筋強直性ジストロフィー〈DM〉 204

く
くも膜下出血〈SAH〉 174
クラミジア直腸炎 32
クリーゼ 88

け
結核性リンパ節炎 238
血管性浮腫（アレルギー性疑い） 276
血管内大細胞型 B 細胞リンパ腫 148
結晶誘発性関節炎 214
血清セントロメア抗体 14
結節性硬化症〈TSC〉 138
　―― に伴ったリンパ脈管筋腫症 138
ケトプロフェンによる光線過敏症 278
限局皮膚硬化型全身性強皮症に伴う偽性腸閉塞 14
原発性アルドステロン症 90
原発性副甲状腺機能亢進症 98
顕微鏡的多発血管炎 220

こ
高カルシウム血症 98
高血糖高浸透圧症候群〈HHS〉 110
高コレステロール血症 100
好酸球性肺炎 134
抗菌薬感染症 124
後縦靱帯骨化症〈OPLL〉 178
甲状腺機能亢進症 82
甲状腺機能低下症 266
甲状腺クリーゼ 88
甲状腺結節 92
甲状腺腫大 84
甲状腺中毒症 88
甲状腺乳頭癌 92
甲状腺未分化癌 84
口唇ヘルペス 234
　―― に合併した MRSA 皮下膿瘍 234
光線過敏症 278
後天性（二次性）QT 延長症候群 64
後天性免疫不全症候群〈AIDS〉 236
後腹膜出血 260
硬膜外血腫 184
硬膜下血腫 182
骨髄異形成症候群〈MDS〉 146, 300
骨髄腫 144
骨盤放線菌症，IUD 長期留置に伴う 264
孤発性 Creutzfeldt-Jakob 病〈sCJD〉 308
こむら返り 90
孤立性上腸間膜動脈解離〈VAD〉 54, 294

さ
サイトメガロウイルス〈CMV〉感染症 26
再発性多発軟骨炎〈RP〉 284
　――，潰瘍性大腸炎に合併した 284

サルコイドーシス ……………………………… 50
し
視床出血 ……………………………………… 170
視神経脊髄炎〈NMO〉 ………………………… 198
視神経脊髄炎〈NMO〉スペクトラム …………… 298
シミター(scimitar)症候群 …………………… 56
シャント関連脳室炎 …………………………… 188
縦隔気腫 ………………………………… 120, 302
縦隔原発精上皮腫〈セミノーマ〉 ……………… 122
修正大血管転位症〈ccTGA〉 ………………… 58
手掌黄染, 糖尿病による ……………………… 280
上矢状静脈洞血栓症 ………………………… 158
───, 脳静脈洞血栓症 ……………………… 158
常染色体優性多発性嚢胞腎〈ADPKD〉… 106, 256, 304
─── における肝嚢胞感染 ………………… 256
小腸潰瘍(NSAIDs 起因性) …………………… 12
上腸間膜動脈解離 ………………………… 54, 294
食道癌 …………………………………………… 4
心アミロイドーシス …………………………… 48
心原性脳塞栓症 ……………………………… 164
人工弁感染性心内膜炎〈PVE〉 ……………… 254
心サルコイドーシス …………………………… 50
心室頻拍〈VT〉 ………………………………… 68
侵襲性肺炎球菌感染症〈IPD〉 ……………… 252
腎嚢胞 ………………………………………… 104
す・せ
膵管内乳頭粘液性腫瘍〈IPMN〉 ……………… 38
水痘・帯状疱疹ウイルス〈VZV〉 ……………… 200
正常圧水頭症〈NPH〉 ………………………… 180
青色強膜 ……………………………………… 274
脊髄小脳変性症〈SCD〉 ……………………… 194
脊椎炎 ………………………………………… 212
舌炎 …………………………………………… 292
接触皮膚炎(ケトプロフェンによる光線過敏症) … 278
舌乳頭の萎縮 ………………………………… 292
セミノーマ …………………………………… 122
センシング不全 ………………………………… 74
全身性エリテマトーデス〈SLE〉 ……………… 216
全身性強皮症 …………………………………… 14
先天性 QT 延長症候群 ……………………… 72
─── の特徴と治療 ………………………… 314
た
帯状疱疹後運動麻痺 ………………………… 200
大腸炎 ………………………………………… 22
───, アメーバ性 …………………………… 22
大動脈解離 …………………………………… 60
大網の腸間膜脂肪織炎 ……………………… 18
たこつぼ型心筋症(たこつぼ症候群) ………… 44
多発血管炎性肉芽腫症〈Wegener 肉芽腫症〉… 222
多発性筋炎・皮膚筋炎〈PM/DM〉 …………… 218
多発性骨髄腫 …………………………… 144, 152
多発性嚢胞腎 …………………………… 106, 304

ダビガトラン …………………………………… 6
ダビガトラン起因性食道炎〈DIE〉 …………… 6
丹毒 …………………………………………… 242
単麻痺 ………………………………………… 156
ち
着色尿, エンタカポンによる ………………… 288
虫垂炎, バリウム ……………………………… 16
腸間膜脂肪織炎 ……………………………… 18
─── , 大網の ………………………………… 18
て
低カリウム血症 ………………………………… 90
ディスペプシア ……………………………… 6, 8
─── , 機能性 ………………………………… 8
鉄欠乏性貧血 ………………………………… 274
─── による青色強膜 ……………………… 274
転移性肝癌 …………………………………… 36
デング熱 ……………………………………… 230
伝染性単核球 ………………………………… 232
と
糖尿病腎症 …………………………………… 108
糖尿病性足壊疽 ………………………………… 80
トキシックショック症候群〈TSS〉 ……………… 286
特発性後腹膜出血(ワルファリン導入後早期の出血性合併症)
……………………………………………… 260
特発性縦隔気腫 ………………………… 120, 302
特発性心室頻拍に伴う心不全 ………………… 68
特発性肺線維症〈IPF〉 ……………………… 132
特発性膜性腎症 ……………………………… 114
特発性末梢性顔面神経麻痺(Bell 麻痺) ……… 196
な・に・ね
夏型過敏性肺炎 ……………………………… 136
二次性 QT 延長症候群 ……………………… 64
ネフローゼ症候群 ………………………… 114, 310
粘液水腫性昏睡(甲状腺機能低下症) ……… 266
の
膿胸 …………………………………………… 128
脳梗塞 ………………………………………… 164
脳室炎 ………………………………………… 188
脳出血(皮質下出血) ………………………… 162
脳静脈洞血栓症 ……………………………… 158
─── , 上矢状静脈洞血栓症 ……………… 158
嚢胞感染症 …………………………………… 256
嚢胞内出血 …………………………………… 104
は
パーキンソニズム ……………………………… 190
肺炎, 夏型過敏性 …………………………… 136
肺結核 ………………………………………… 124
肺血栓塞栓症〈PTE〉 …………… 126, 296, 312
肺抗酸菌症 …………………………………… 124
梅毒 …………………………………………… 244
バリウム虫垂炎 ………………………………… 16

ひ

- 非外傷性ガス壊疽 …………………………………… 246
- 被殻出血 …………………………………………… 172
- 肥厚性硬膜炎 ……………………………………… 224
- 脾梗塞 ……………………………………………… 290
- 皮質下出血 ………………………………………… 162
- ──，脳出血 ……………………………………… 162
- ビスホスホネート関連顎骨壊死〈BRONJ〉 ……… 96
- 肥大型心筋症 ………………………………………… 46
- ビタミン B_{12} ………………………………… 142, 150
- ビタミン B_{12} 欠乏症 ……………………… 292, 306
- ── による Hunter 舌炎 …………………………… 292
- ヒトパルボウイルス B19〈PVB19〉感染症 ……… 228
- 皮膚黄染 …………………………………………… 280
- 貧血 ………………………………………… 142, 150, 306

ふ

- 副甲状腺機能亢進症 ………………………………… 98
- 腹膜垂炎 …………………………………………… 20
- 部分肺静脈還流異常症 ……………………………… 56
- プリオン病 ………………………………………… 186

へ・ほ

- 閉塞性肥大型心筋症〈HOCM〉 …………………… 46
- ペーシング不全 ……………………………………… 74
- ペースメーカ不全（ペーシング不全とセンシング不全） … 74
- ベラパミル感受性 VT ……………………………… 68
- 片頭痛 ……………………………………………… 206
- 房室ブロック ………………………………………… 70

- 放射線照射後の器質化肺炎 ………………………… 130

ま

- 膜性腎症 ……………………………………… 114, 310
- 末梢性顔面神経麻痺 ………………………………… 196
- 慢性硬膜下血腫 …………………………………… 182

み

- 味覚異常 …………………………………………… 292
- 右中心前回（precentral knob）梗塞 ……………… 156
- ミノサイクリン …………………………………… 134
- ── による薬剤性好酸球性肺炎 …………………… 134

む・め

- 無筋症性皮膚筋炎 ………………………………… 218
- 無痛性甲状腺炎 ……………………………………… 82
- メサラジンアレルギー ……………………………… 28
- 免疫再構築症候群〈IRIS〉 ………………………… 240
- ── による PCP の悪化 …………………………… 240

や

- 薬剤性過敏症症候群，アロプリノールによる …… 268
- 薬剤性好酸球性肺炎 ……………………………… 134
- 薬剤性肺障害 ……………………………………… 134

り

- リンゴ病 …………………………………………… 228
- リンパ節炎 ………………………………………… 238
- リンパ脈管筋腫症〈LAM〉 ………………………… 138

わ

- ワルファリン ……………………………………… 260

数字

1 型糖尿病 ·· 78
2：1 房室ブロック ··· 70

A

acute hemorrhagic rectal ulcer〈AHRU〉············· 34
AIDS ··· 236
AIDS〈後天性免疫不全症候群〉関連 Kaposi 肉腫 ······· 236
autosomal dominant polycystic kidney disease〈ADPKD〉
 ··· 106, 256, 304
── の診断基準 ·· 304

B

B 細胞リンパ腫 ··· 148
Basedow 病 ··· 88
Basedow 病眼症 ·· 86
Bell 麻痺 ··· 196
BP 関連顎骨壊死（bisphosphonate-related osteonecrosis of the jaw〈BRONJ〉）·· 96
Brugada 症候群 ·· 66

C

CADM ··· 218
ccTGA ·· 58
Clostridium difficile 腸炎 ··· 24
Clostridium septicum ··· 246
── による非外傷性ガス壊疽 ······························ 246
CMV 感染症 ·· 26
collagenous colitis ··· 272
congenitally corrected transition of the great arteries〈ccTGA〉··· 58
Corynebacterium jeikeium ···································· 254
Creutzfeldt-Jakob 病〈CJD〉·························· 186, 308

D・E・F

dabigatran-induced esophagitis〈DIE〉················ 6
dementia with Lewy bodies〈DLB〉················· 192
ESD/EMR ガイドライン，胃癌に対する ············ 10
familial hypercholesterolemia〈FH〉················· 100
FBN1 遺伝子 ·· 62
functional dyspepsia〈FD〉······································ 8

H

H. pylori ·· 8
H. pylori 関連ディスペプシア ································· 8
H. pylori 除菌 ·· 8
HIV 感染症 ··· 238
HIV 感染に由来する結核性リンパ節炎 ············· 238
Hunter 舌炎 ··· 292
hyperosmolar hyperglycemic syndrome〈HHS〉······ 110
hypertrophic obstructive cardiomyopathy〈HOCM〉····· 46

I

idiopathic pulmonary fibrosis〈IPF〉················· 132
IgA 腎症 ··· 112
IgG4 関連後腹膜線維症 ·· 270
immune reconstitution inflammatory syndrome〈IRIS〉······ 240

intraductal papillary mucinous neoplasm〈IPMN〉······· 38
intravascular large B-cell lymphoma〈IVLBCL〉···· 148
invasive pneumococcal disease〈IPD〉············· 252
IUD ·· 264
IVC フィルター ·· 126

K・L

Kaposi 肉腫 ··· 236
lateral medullary syndrome ······························· 160
Lewy 小体型認知症〈DLB〉··································· 192
lymphangioleiomyomatosis〈LAM〉·················· 138

M

Marfan 症候群〈MFS〉··· 62
MDS-EB-1 ·· 300
MRSA 皮下膿瘍 ·· 234
myelodysplastic syndrome〈MDS〉············· 146, 300
myotonic dystrophy〈DM〉···································· 204

N

neuromyelitis optica〈NMO〉·························· 198, 298
normal pressure hydrocephalus〈NPH〉·········· 180
NSAIDs ··· 20
NSAIDs 起因性小腸潰瘍 ·· 12

O・P

organizing pneumonia〈OP〉······························· 130
ossification of posterior longitudinal ligament〈OPLL〉······ 178
Parkinson 病 ·· 190
PCP ··· 240
polymyositis/dermatomyositis〈PM/DM〉········ 218
posterior reversible encephalopathy syndrome〈PRES〉····· 168
precentral knob ·· 156
prosthetic valve endocarditis〈PVE〉················ 254
pulmonary thromboembolism〈PTE〉······ 126, 296, 312
PVB19 ··· 228

Q・R

QT 延長症候群 ·· 64, 72
relapsing polychondritis〈RP〉····························· 284
reversible cerebral vasoconstriction syndrome〈RCVS〉······ 166
rheumatoid arthritis〈RA〉··································· 210
Rome 基準 ·· 8

S

sCJD ·· 308
scimitar 症候群 ··· 56
spinocerebellar degeneration〈SCD〉················ 194
Stanford B 型急性大動脈解離 ································ 60
subarachnoid hemorrhage〈SAH〉···················· 174
systemic lupus erythematosus〈SLE〉··············· 216

T・U

toxic shock syndrome〈TSS〉······························ 286
tuberous sclerosis complex〈TSC〉····················· 138
ulcerative colitis〈UC〉··· 28

V・W

varicella zoster virus〈VZV〉································ 200
visceral artery dissection〈VAD〉·················· 54, 294

VT …… 68	Wernicke 脳症 …… 202
Wallenberg 症候群 …… 160	**Z**
Wegener 肉芽腫症 …… 222	Zenker 憩室 …… 262